ナラティブ・ベイスト・メディスン

臨床における物語りと対話

編集
トリシャ・グリーンハル，ブライアン・ハーウィッツ

監訳
斎藤清二，山本和利，岸本寛史

Ψ
金剛出版

私達の患者さんとその家族，そして介護者の皆さんへ本書を捧げます．
あなた方の病い，癒し，取り組み，そして死についての物語が本書に魂を吹き込んでくれました．

Narrative Based Medicine
Dialogue and discourse in clinical practice

Edited by

Trisha Greenhalgh and Brian Hurwitz

Copyright©BMJ Books 1998

Japanese translation rights arranged with BMJ Books
through Japan UNI Agency, Inc., Tokyo.

推薦の辞

　本書は最近まで強調されてきた evidence based medicine（EBM）に対して，それへの反省を促し，補完的な意味をもつ考えとして，narrative based medicine（NBM）の意味とその重要性を提示する，画期的な書物である。

　私は以前より心理療法における「物語」の重要性を主張し，「精神療法」第27巻第1号（2001）においても，その特集の編集を担当した。そのような点においても，本書の出版を非常に意義深いものと考え，嬉しく思っている。

　本書は，general practieioner や primary care に当たる医者によって企画されたもので，いわば医療の第一線において活躍する医者から，このような主張が生まれてきたのも，当然と言えば当然と言えるであろう。本書は心理療法に従事している精神科医，臨床心理士にとっても大切なことはもちろんであるが，医療に関連する多くの人にぜひ読んでいただきたい書物である。

　人間はそれぞれ，自分の「物語」を生きている，と言うことができる。「病気」もその物語の一部としての意味をもっているのだが，一般の医者はそれを無視してしまって，「疾患名」を与えることで満足する。しかし時にそれは，その人の物語の破壊につながってしまう。それでも，その疾患が医学的に治療可能な場合，まだ救いがあるが，治療が不可能な場合や，高齢者のケアのようなときは，それらの事実を踏まえて，患者がどのような「物語」を生きようとするのか，それを助けることが医療のなかの重要な仕事になる。

　ここで大切なのは，そのような「物語」を医者や医療スタッフが見つけ出すのではなく，患者が自ら生み出してくるのを受けいれる態度が必要なことである。このような態度を養うためには教育が必要であり，医学教育も，そうした視点から見直さねばならない。そのためには，NBM を学ぶのに適切と思われる文学作品などが考えられるが，そのようなものとしてはどんな作品があるか，という紹介もなされていて興味深い。

　診断を下すときに EBM が重要であることが強調されてきたが，純粋の EBM というのはあり得ないわけで，evidence を見出すときに，医者は半意識的に何

らかの narrative を心にもっていることが認められる。つまり，EBM と NBM とは相容れぬものではなく，むしろ互いに補完し合うものなのである。診断にも NBM は必要なのだ。

　以上のような論点について述べるために，医者以外に，心理療法家，人類学者，文学者など多彩な執筆陣をそろえて，説得的な論を展開している。

　この書物を医者，臨床心理士はもちろん，対人援助の仕事をしている人たちにひろく推薦したい。

京都文教大学学術顧問

河合隼雄

日本語版への序

　このたび,『ナラティブ・ベイスト・メディスン：日本語版』が出版されることは，私達にとって大きな喜びであるとともに，この上ない名誉でもある。本書が日本の臨床家と研究者の双方にとって,有用な資源となることを期待している。西洋医学においては，疾患の病態を理解し，治療法を理論的に支える妥当で確実な根拠(エビデンス)を求めることに対して，この上もないほどの熱心な努力がなされて来た。しかしそれに比べると，臨床において患者自身の体験を理解することや，患者と良好なコミュニケーションを保つことはあまり注目されてこなかった。私達が物語り(ナラティブ)に注目するようになったのは，西洋医学におけるこのような不均衡を強く感じていたためである。

　英国では，患者が医師に話すことを記録するプロセスを，臨床病歴聴取と呼ぶ。この技術は，臨床家によって常に医療の芸術(アート)として褒め称えられてきたし，どのような状況においても,診断の強力な手がかりをもたらすものと考えられてきた。病院の病棟回診や医学教科書には，選び抜かれた患者の物語が詳しく，かつくり返し述べられている。しかしこのような，定型的に構造化された形式に従って再構築され，医学的に念入りに作り上げられた物語は，医師と患者の間で実際に交わされる，生きた言葉の対話ではない。さらにまた，英国における診療の大部分が，診断学的なパズルをうまく解いてみせることにすぎないと考えられるべきでもない。むしろ，臨床医にとって大部分の診療とは，複雑であいまいな挑戦に直接対面することであり，そこでは間主観的な解釈が必要とされる。臨床の現場では，物語り(ナラティブ)の尊重と解読こそが，未だ十分に解明されてはいないとはいえ，重要な臨床技術なのである。

　家庭医と一般診療医は，暗黙の内に，日々の診療において物語り(ナラティブ)を聴取することとそれを解釈することの重要さに気づいている。しかし，私達が英国において第一線の医療を担い，一般診療医として日常の実践を行っているからといって，それが全人的な医療を保証するという訳ではない。一般診療医の仕事の大きな部分は，断片的な患者との対話や接触からなるモザイクから，継続的な患者の物語り(ナラティブ)を構築し，刻々と展開するこのような物語とのつながりを保ち続けることである。タイムズ紙のジャーナリストであったジョン・ダイアモンドが，専門病院の上級医師へ紹介されたときの経験も決してその例外ではない。

　「私（ジョン・ダイアモンド）は彼（紹介された病院の専門医）に，もう一度最

初からそれまでの話しをした。それは，痛みのこと，リンパ節を触れたこと，血液検査の結果，腫れ物についてなどである。それらを全て話しているうちに，私はだんだん心配になってきた。かかりつけ医にその都度部分的に報告してきた医学情報としては，それはぼんやりとした断片的な症状のカタログ以上のものではなかった。しかし一連の物語として語られてみると，それは今までとは全く違って，単なるリンパ節の腫脹といったものを遙かに越えた，ある可能性をもった物語り（ナラティブ）となったのである」(*Because Cowards Get Cancer Too*. London: Vermillion Books, 1998)

専門医への紹介は，時に患者と医師にとって，新しい状況でよく考えなおしてみる新たなチャンスとなる。それは出来事や感覚や知覚の連鎖を，もう一度筋書きとして新たに書き直すことであったり，前医との短い診療の森の中で見逃されたかもしれない，物語りの意味の糸とその繋がりに焦点を当て直すことであったりする。

西洋における物語り（ナラティブ）の研究は，臨床医学の内部よりも，その周辺領域においてより発展してきた。それゆえに私達は，『ナラティブ・ベイスト・メディスン』を編集するにあたって，幅広い学際的な観点を提供することと，物語り（ナラティブ）の研究と理解が臨床実践にどのように役立つのかの実例に焦点をあてること，の二つを大きな目標とした。1998年に原書が発行されてから，この分野の研究と教育の方法論に関するカンファレンスが，ロンドンとケンブリッジにおいて開催されてきた。

私達は，日本の読者の方々に心からの挨拶を届けたい。本書の原稿が準備される間，監訳者の斎藤清二，山本和利，岸本寛史氏をはじめとする，日本の編集者と翻訳者諸氏と連絡を取り合うことは，私達にとっても大きな楽しみであり，新しい挑戦でもあった。彼らの熱意と勤勉な働きぶりと真摯な努力は，とても印象的であり，感動さえ覚えた。英語表現についての明確化や，説明や，言い換えなどについて問い合わせる，数え切れない丁寧なEメールに対して，私達はできる限り答えるように勤めた。

私達はこの日本語版が，今後の討論や議論の刺激となり，物語り（ナラティブ）の理解が，全世界の患者に対する医療的援助にいかに役立つかを明らかにする，さらなる探求への道程として役立つものと期待している。

2001年8月

ブライアン・ハーウィッツ
トリシャ・グリーンハル

序　文

　なぜ，医療従事者は本書の内容に目を向けなければならないのか。物語り(ナラティブ)が医療において重要なのは，物語り(ナラティブ)は「橋をかける」働きをたくさん持っているからである。
　まず第1に，どんな状況であれ，物語り(ナラティブ)を語ることは「橋をかける＝関係づける」行為である。最も分かりやすいのは，「語る」ことは「語り手」と「聴き手」をつなぐということである。語り手は，（目に見えなくとも）聴き手を思い浮かべなければ，物語り(ナラティブ)を頭の中で組み立て始めることさえできない。物語りを研究すればするほど，この語り手と聴き手をつなぐ架け橋が，実際にはたいへん複雑なものであるということが分かってくる。例えば，あるお話(ストーリー)を語り聴かせようとする時，その語るという行為そのものが，お話自身を変化させてしまう。ちょうど，同じ川の流れには二度と入れないように，語り手は「全く同じ」物語り(ナラティブ)を二度繰り返して語ることはできない。「お話を語ること」と「お話を繰り返すこと」とは，微妙にではあるが異なる行為なのである。聴き手の立場から言えば，語り手によって語られたお話を，そのまま正確に「聞き取る」ことは誰にもできない。どんなお話にも，その表面に現れる意味と意図された深い意味との間には，ギャップが必ずある。聴き手は，世界の有り様を想像し，語り手の意図を想像しながら，これらのギャップを埋めていくのである。このように，より正確に言えば，私達はお話を聞いているのではなく，聞いていると思っていることについてのお話を自分自身で作り上げているのである。お話の語り手と聴き手を結ぶ「橋」は，結局のところ，双方向の交通を担うだけではなく，重層的な交通をも担っているのである。
　第2に，アン・ハドソン・ジョーンズ Anne Hudson Jones が，本書の9章で引用しているように，「いかにして，医師たちは橋の上を行ったり来たりしながら……患者の病(やま)いの物語を，『病歴』という形式に変えてしまうか」という問題がある。ここでは，橋という単純な喩えでは，医療現場において最も難しくかつ複雑ないくつかの問題をぼやけさせてしまうおそれがある。この問題の核心は，本書の1章で引用されているように，プラット Platt R が見事に要約している。「医学教育には，唖然とするようなことがある。その最たるものは，2年半にわたって，全ての人は同一であるという前提に基づく教育をたたき込まれた後で，今度は全ての人はそれぞれ異なっているという赤ちゃんの時から経験的にわかっ

ていたはずのことを，医学生は自力で再発見しなければならないということである」。医療には，人間を全て同一のものとして扱う，まさにそのことによって，素晴らしい効果を発揮するものもあれば，人間をそれぞれが全く異なっているとして扱うことによって，その効果を発揮するものもある。医師は，この患者に対する二つの全く異なった見方を，いつも巧みに使い分けなければならない。

　全ての人を同じとみなす医学を使いこなすためには，患者から物語り(ナラティブ)を抽出して，それを「病歴」という医学化された物語に変換しなければならない。もしそうしなければ，疑いなく有益な現代の「医科学」を患者のために役立てることはできない。しかし，もしそれだけしかしないとしたら，患者は人間として扱われず，個人として尊重されることもなく，結局のところ患者の苦しみは増すことになってしまう。ジョーンズが強調するように，私達は「病歴」を向こう岸から橋を渡って運び戻し，患者が構築しようとしている「実際に生きられた体験としての物語り(ナラティブ)」に，それをうまく結びつけることができるように助けることが必要である。この「生きた体験としての物語り(ナラティブ)」を通じて，患者は自身の「病い(やまい)」に意味を見いだすことができるのである。臨床現場における医師と患者の出会いというものは，それがどのようなものであっても，単純な2段階の過程であることは滅多にない。医師と患者の交流の全経過をとおして，物語り(ナラティブ)は橋を渡って行ったり戻ったりしながら，一方の岸では，医学的な観点から「病歴」となり，反対の岸では「生きた体験としての物語り(ナラティブ)」として語られることを繰り返す。それは，たとえとしては単純すぎるが，中近東において平和をもたらすことが期待されている，一種のシャトル外交のようなものである。

　この橋の一方の岸である現代の生物学的医学は，患者自身，あるいは患者の生きた体験であるもう一方の岸を無視する傾向を，近年ますます強めて来た。その結果，その不均衡を是正するために，「医学を人間化すること」の必要性が叫ばれるようになってきた。しかし，このことは，医師としての立場を無視してよいということではない。キャサリン・モンゴメリー・ハンター Kathryn Montgomery Hunter は，*Doctors' stories*（医師の物語）という独創的な著書によって，この分野の研究に大きな影響を与えたが，その著書の中で「医学的思考は基本的に物語り(ナラティブ)の形式をとる」ということを明らかにした。本書の各章をじっくりと読むことによって，読者は橋の両岸の情景を同じくらい鮮明に目の当たりにすることができるだろう。

　最後に，本書に明らかに示されているように，物語り(ナラティブ)を研究することは，医学の実践や研究，教育にとって興味深くかつ重要な色々な学問分野の間に橋をかけ

るということを強調したい。1980年代の半ばに，医療における物語り(ナラティブ)が注目されるようになってから，医師，看護婦，文芸評論家，社会科学者，言語分析学者，情報理論科学者，哲学者などをはじめとする多くの学者や専門家が，「物語りの研究」というテーマを通じて対話を交わす機会が生じてきた。「物語」は，多くの異なった専門分野間に，生き生きとした交流の場を提供したのである。そして，医療は物語り(ナラティブ)なしには存在し得ないということが認識されるにつれて，医療は他の専門分野から有益な贈り物を受け取ることができるようになってきた。現代は，医療の実践とその機構にとって，不確実性と混乱の時代であるが，このような時代にこそ，学際的な幅広い対話の基盤が必要不可欠である。

本書では，すでに建築された，あるいは現在建築中の，たくさんの「橋」について述べられている。そして将来，どこにもっと多くのより良い橋を架けることが必要なのかについても示されている。わずか10数年前の1982年頃には，「『物語』などというものは，医療において役に立たないし，つまらないものにすぎない」と言う人がほとんどであったことを考えると，本書に示されているような進歩には驚きを禁じ得ない。

米国ミシガン州立大学，生命科学倫理人間学センター

ハワード・ブロデイ*

---

*Howard Brody：ミシガン州立大学，医療倫理学教授で，開業医。*Stories of sickness and the healer's power*（病いの物語りと癒し人の力）の著者であり，物語りによる倫理（narrative ethics）に関する多数の論文がある。

謝　辞

　本書には，病いと苦しみの個人的な深い体験を開示することを快く承諾してくれた多くの患者さんの文章と，絵と，詳しい病歴が載せられている．私達は，これらの患者さんたちに心から感謝したい．そしてまた，彼らの個人的な物語（ストーリー）が，病むことがどのような意味を持つのかということについて一般の人々と専門家の理解を深める助けとなり，そのことによって医療従事者が患者さんに提供するケアの質が向上することを，患者さんたちと共に願いたい．

　編者，各章の著者，批評者，そして出版者にとって，分担執筆による教科書を制作することは，多数の協力を必要とする大きな冒険的試みである．私達は，本書の 27 名の共同執筆者に心から感謝申し上げる．彼らは，本書に多岐にわたる内容の執筆をしてくれたばかりではなく，編者が加筆や変更を要求した場合にも，辛抱強く忍耐をもってそれに応じてくれた．編者自身の考えに対する反響板の役割を担ってくれ，また他の章に対する無名の相互批評者の役割を果たしてくれた執筆者には，特に感謝したい．

　BMJ 出版社の Mary Banks と彼女のチームは，本書が長い間生みの苦しみにあえいでいた間，巧みに我々を励まし，援助を与えてくれた．また，Judith Ockenden は，原稿の編集実務を担当してくれた．私達はまた，再録を快く許可してくれた，Kluwer Academic Publications, Picador Books, Penguin Books, The Lancet, the British Journal of General Practice, the British Medical Journal, the Society for the Social History of Medicine, Journal of Medical Ethics に感謝申し上げる．初出掲載誌等の詳細については各章のしかるべき箇所に示してある．

　医療における物語り（ナラティブ）に関する先駆的な業績により，本書のために道を開いてくれた，Marshal Marinker, Howard Brody 両教授は，本書の企画の最初の段階から個人的な励ましを与えてくださった．最後に，私達が本書の仕事に没頭することを許してくれた，私達のパートナーである，Fraser Macfarlane と Ruth Richardson, そして，私達の息子と娘たち，Robert and Alastair Macfarlane と，Joshua Richardson に特別な感謝を捧げたい．

　1998 年 9 月

トリシャ・グリーンハル
ブライアン・ハーウィッツ

目　次

推薦の辞　河合隼雄　iii
日本語版への序　ブライアン・ハーウィッツ，トリシャ・グリーンハル　v
序文　ハワード・ブロディ　vii
謝辞　トリシャ・グリーンハル，ブライアン・ハーウィッツ　x

第1部　概　説

第1章　なぜ物語り(ナラティブ)を学ぶのか？
　　　　　　　　　　　トリシャ・グリーンハル，ブライアン・ハーウィッツ　3
第2章　世界としての物語り(ナラティブ)　アンナ・ドナルド　18

第2部　病(やま)いの物語(ストーリー)

第3章　中央値(メディアン)は何も語らない　スティーブン・ジェイ・グールド　31
第4章　私の人生が変わった晩　ロバート・マックラム　37
第5章　血友病サバイバルガイド　ドナルド・ベイトマン　42
第6章　死に逝く人々の物語——ホスピスケアにおける記述療法
　　　　　　　　　　　ギリー・ボルトン　50
第7章　小児てんかんの物語り(ナラティブ)——「わたし，てんかん？　それともてんかんがわたし？」ヘンリエッタ・ワインバーン，パラミット・ジル　61
栃(とちのき)　　　　　　　トリシャ・グリーンハル　77

第3部　医療における物語り(ナラティブ)

第8章　痛みの物語り(ナラティブ)　リチャード・ベイリス卿　81
第9章　物語(ストーリー)に寄り添って——一般診療におけるケアの継続性
　　　　　　　　　　　イオナ・ヒース　90
第10章　実地医療(プライマリ・ケア)における精神保健(メンタル・ヘルス)と物語り(ナラティブ)　ジョン・ローナー　100
第11章　セイレーンと迷い犬とヒルダ・トムソンの物語り(ナラティブ)
　　　　　　　　　　　マーシャル・マリンカー　110
第12章　外科と物語り(ナラティブ)　ジェームズ・オーエン・ドライフ　117
トムへ　　　　　　　　トリシャ・グリーンハル　125

xii 目次

第4部　物語り（ナラティブ）の学習と教育

第13章　医学における文学　　　　　　　　スティーブン・ラックマン　129
第14章　医学部教育で人文学を教えること
　　　　　　　　　　　　　　　　　　　　ハリエット・A・スキアー　135
第15章　英国医療における「黄金の語り（ナラティブ）」
　　　　　　　　　　　　　　　スチュアート・ホガース，ララ・マークス　146
第16章　看護，物語り（ナラティブ）と道徳的想像力（モラル・イマジネーション）　　　P・アン・スコット　155
死者の記録──一般診療における瞑想と調査
　　　　　　　　　　　　　　　　　　　　ブライアン・ハーウィッツ　165

第5部　ヘルス・ケアにおける物語り（ナラティブ）の理解

第17章　聴く物語と語る物語──臨床現場における会話の分析
　　　　　　　　　　　　　　　グリン・エルウィン，リチャード・グイン　171
第18章　心理療法における物語り（ナラティブ）　　　　　　ジェレミー・ホームズ　183
第19章　電子診療記録と「物語りの素材（ナラティブ・スタッフ）」──ナラティブ学のモデル
　　　　　　　　　　　　　　　スティーブン・ケイ，イアン・パーブ　193
第20章　臨床における逸話　　　　　　　　ジェイン・マクノートン　208
患者の個人的体験のデータベース　　　　　トリシャ・グリーンハル　217

第6部　ヘルス・ケアにおける物語り（ナラティブ）の展開

第21章　医療倫理における物語り（ナラティブ）　　　　アン・ハドソン・ジョーンズ　221
第22章　人類学と語り（ナラティブ）　　　　　　　　　　　ヴィーダ・スカルタン　230
第23章　傷ついた語り手──医療過誤における物語り（ナラティブ）の織り糸
　　　　　　　　　　　　　　　　　　　　ブライアン・ハーウィッツ　240
第24章　根拠に基づく世界（エビデンス・ベイスト・ワールド）における物語りに基づく医療（ナラティブ・ベイスト・メディスン）
　　　　　　　　　　　　　　　　　　　　トリシャ・グリーンハル　252
第25章　臓器（オルガン）が奏でる音楽　　　　　　　　　　ルース・リチャードソン　270
付録　推薦図書　トリシャ・グリーンハル，ブライアン・ハーウィッツ　278

監訳者あとがき　285
項目索引　290
人名索引　294
訳者一覧　298
監訳者略歴　299

第1部
概　　説

第1章

なぜ物語(ナラティブ)りを学ぶのか？

トリシャ・グリーンハル*, ブライアン・ハーウィッツ**

物語(ナラティブ)りとは何か？

　ある日，クマのプーは，ほかになにもすることがないので，なにかしようとおもいました。そこで，コブタはなにをしてるかをみてこようとおもって，コブタの家に出かけました。プーがしろい山道をぱたんぱたんとふんで出かけたころにはまだゆきがふっていましたから，きっとコブタは炉ばたで足の先をあぶっていることだろうとかんがえながらいったのですが，どうでしょう，コブタの家のげんかんはあけっぱなしになっていて，のぞいても，のぞいてもコブタはいませんでした。[訳注1]

　これは，時代を超えて子ども達に愛読されているお話しの一つである「クマのプーさん」の，最初の章からの抜粋である[1]。ここには，一種の言語形式としての物語(ナラティブ)りの特徴が，たいへん良く示されている。第1に，物語(ナラティブ)りは，限定されたある期間にわたる時間の流れという構造を持っている。つまり物語(ナラティブ)りには，「始まり」，「次々と展開する出来事の連鎖」，そして（予想される）「終わり」が含まれている。第2に，物語(ナラティブ)りは「語り手」と「聴き手」の存在を前提としており，この両者のものの見方によって，お話しがどう語られるかは変わってくる。別の

---

*Trisha Greenhalgh：北ロンドンのパートタイム開業医，ロイヤル・フリー病院とロンドン医科大学，プライマリ・ケア教室の上級講師を兼任。根拠に基づく医療（EBM）の理論と実践ユニット主任を勤める（原著発刊時）。2001年8月現在，ロンドン大学プライマリ・ヘルス・ケア学講座教授。主たる研究領域は，患者と医療従事者の教育における物語りの利用，およびEBMの理論的基礎など。

**Brian Hurwitz：中央ロンドンのパートタイム開業医，西ロンドンの王立医科大学，プライマリ・ケアと一般医療学教室の教授を兼任（原著発刊時）。2001年8月現在，ロンドン王立科学技術医科大学プライマリ・ヘルス・ケアおよび一般診療学講座教授。研究領域は，慢性疾患者における一般医療の改善，医療倫理，法律，物語りなど。著書に Clinical guidelines and the law（臨床ガイドラインと法律）(Radcliffe Medical Press, 1998) がある。

人が別の聴衆に向かって話した場合，同じ出来事の連鎖がかなり違うふうに話されることはよくある。しかしその場合，だからと言ってその語りが正しくないというわけではない。

　第3に，物語り(ナラティブ)は個人というものを大切にする。さらに言えば，物語り(ナラティブ)は，個人が単に何をするか，他の人々がその人に対して何をするかということよりも，むしろ，その個人がどう感じているか，他の人々がその人をどう感じているかということを，さらに大切にする。雪の中をコブタに会えると期待しながら，てくてく歩いているクマのプーも，いつもの暖炉のそばから不思議なことに姿を消してしまったコブタも，すでに物語の重要な主人公なのであって，お話しの中の単なる事物ではない。第4に，物語り(ナラティブ)は，連続して起きる出来事に直接には付随していない，色々な情報をも伝えてくれる。これは重要なポイントである。つまり，測定値のリストや実験結果の記述の場合とは全く違って，ある特定の物語り(ナラティブ)においては，何が関係があって何が無関係なのかは，あらかじめはっきり決まってはいないのである。何を話し，何を省略するかは，完全に語り手しだいである。そのうえ，聴き手からの熱心な質問などがあれば，話しは自由に変えられたりもする。

　最後に，そしてこの本の目的から言えばこれがおそらく最も重要なことであるが，物語り(ナラティブ)とは，わくわくするほど面白いものである。それは聴き手を惹きつけ，聴き手は今聞いたばかりの話をどうしても解釈したくなる。先ほどのクマのプーさんのお話しを読んだ時，「プーはコブタを探しにでかけるのだろうか？」，あるいは「暖炉のそばに腰を下ろしてコブタが帰るのを待つのだろうか？」と，あなたはいつのまにか考えていたのではないだろうか。もしあなたが「プーは友人のコブタが無事かどうか心配なのだ」と考えたとしても，それがあたっているかどうかは分からない。さらにお話しの続きを聞いたならば，プーとコブタがどんな状況にいて，どんな気持ちなのかということについてのさっきまでのあなたの解釈は，かんたんに変わってしまうだろう。要するに，この抜粋が私達にもたらしてくれるものは，「お話しの登場人物をとおして生きる」体験であり，単なる「登場人物についての知識」ではないのである[2]。

　もし，クマのプーさんが，自分で自身のお話しを語れるとしたら，彼の「自伝的な物語り(ナラティブ)」は，第三者によって語られたものとは大いに異なったものになるだろう。プー自身は，ミルン Milne AA (訳注：『クマのプーさん』の作者) が記録したものとは別の，出来事や思い出について語るかもしれない。人生の体験とは「実演された物語り(ナラティブ)」であり，「実行に移された」その人特有の個人的なお話し(ストーリー)である。このことこそが，医療従事者が物語り(ナラティブ)の分析を通じて得る洞察の中心的な焦点である。

臨床現場で興味を持たれる物語り(ナラティブ)は，より基本的な語り(ナラティブ)である単純な「お話し」(ストーリー)よりは，むしろ「筋書き」(プロット)の構造をとる傾向がある。フォースター Forster, EM は，彼の著書である *Aspects of the Novel*（小説の観点）において，このふたつのジャンル，ストーリーとプロット，の違いについて以下のように説明している。「ストーリーにおいて，我々は『それから？……それからどうなったの？』と尋ねる。プロットにおいては，我々は『なぜそうなったの？』と尋ねる」。医療の現場での「なぜ？」という質問とは，「その患者が体験している出来事の連鎖を最もうまく説明するものは何か？」ということである。その質問に対する解答にたどり着こうとして，患者の臨床病歴や検査データやその他もろもろの多様なストーリーを何とかまとめて「診断」を下そうとする時，患者の物語り(ナラティブ)に因果論という影が投げかけられることになる。フォースターは以下のように説明している。「『王様が亡くなりました。そして王妃様も亡くなりました』はストーリーである。しかし，『王様が亡くなりました，そして悲しみのあまり，王妃様も亡くなりました』はプロットである。なぜならば，後者の語り方は，出来事の連鎖の中により深い意味を提示し，物事がなぜそのように起こったのかということの理解を助けるからである」[3]。

　2章において，アンナ・ドナルド Anna Donald が説得力をもって述べているように，人生の意味は，それについて語られる物語に全面的に依拠している。これはもちろん，「語られるもののみが意味を持つ」という文字どおりの意味において正しい。しかし，さらに，語る(ナレーション)という行為は，行為と出来事を描写する外向的な行動であると同時に，自己反省と自己理解を可能にする内省的な行為でもある（それゆえに物語ることは人生に意味を与えうる），という意味でも真実なのである[4]。

　例えば，あなたは，先週1週間の間に実行した行動の目録を作ることができるだろう。しかし，もしそれが単なる「事実報告」の羅列であれば，それは何も意味を持たないかもしれない。しかし，もしあなたが，先週実行したことを私達に語ってくれるならば，そこで起こることは，あなたの話が意味を獲得するということにとどまらない。それを語ることをとおして，語り手であるあなたと聴き手である私達は，先週起こったことをもっと深く理解するために一緒によく考えてみよう，ということになるかもしれない。あなたが先週の自分の行動を意味づけた考え方をそのまま利用すれば，私達はすぐにでも一緒に考え始めることができる。あなたの体験が語られ，反省され，理解されれば，何か特定の出来事についての疑念や不安を解消することができるかもしれない。さらには，将来の行動を計画することもできるようになるだろう。歴史とは自然に存在するものではなく，語られることによって

初めて創出されるものである。それと全く同じように，自伝や臨床病歴(ケース・ヒストリー)は，交流と対話の中から生まれ出てくる。それゆえに，自伝や病歴は，そのケースの「事実以下」であると同時に「事実以上」でもあり得る。フォースターは以下のように述べている。「物語り(ナラティブ)は，歴史よりさらに真実に近い。なぜならば，物語り(ナラティブ)は証明された事実(エビデンス)を超えるからである。そして，私達は誰でも自分自身の経験から，エビデンスを超える何かが存在するということを知っている」[3]。

病いと癒しにおける物語り(ナラティブ)

　ハーデイ Hardy B は，「私達は，物語り(ナラティブ)の中で夢見，物語り(ナラティブ)の中で空想し，物語り(ナラティブ)によって，記憶し，期待し，望み，絶望し，信じ，疑い，計画し，改良し，批判し，構成し，噂話をし，学び，憎み，そして物語り(ナラティブ)によって愛する」と述べている[5]。臨床の現場における医療従事者の体験から言えることは，(イオナ・ヒース Iona Heath が9章で主張しているように，おそらく，プライマリ・ケアにおいては特にそうであると言えるが)，病気というエピソードは，それだけでも，患者の人生で実演される物語り(ナラティブ)における重要な里程標だということである。このようにして，私達は物語り(ナラティブ)によって生きているというだけではなく，物語り(ナラティブ)によって病気になり，回復し，悪化し，小康状態を保ち，そして結局は物語り(ナラティブ)によって死ぬのである。医師や看護婦は，しばしばこのような人生の節目の出来事における，立会人の役割を担う[6]。

　同じような観点を基礎において，ジョン・バーガー John Berger は，医師は刻々と展開し続ける患者の物語に介入し，その物語中で役割を果たそうと努力することによって，多くの家庭にその名誉構成員として迎えられる，と主張している。その結果として生ずる特別な親密さによって，医師は，本当の家族構成員ならば必ず担わなければならない束縛や障害からは自由な立場を確保しつつ，人々の人生に介入して行くことができるのである。いずれにせよ，医療従事者は，非常に多くの人々の物語り(ナラティブ)の流れと融合したり離れたりする。これは，医師－患者関係における「距離と親密さの弁証法」[4]と呼ぶことができる。しかし，家族との関係の中でこのような関係を完全に再現することは難しい。もし，医師と患者との関係が家族関係と区別のつかないものになってしまったら，医療行為はあまりにもストレスの多いものになってしまうだろう。医師は，以前自分が世話をし，今は故人となってしまった多くの患者を，全て思い出すことはなかなかできない。このことは，医師－患者関係は家族関係とは異なっているということを示してい

る。ブライアン・ハーウィッツ Brian Hurwits が「死者の記録」（165頁）において述べているように，亡くなった親族を家族が忘れてしまうようなことはほとんどないからである。

　時代遅れで進歩とは無縁の，横暴極まりない医師中心の医療（doctor-centred medicine）においてさえも，患者は情報の担い手としての独自の立場を常に尊重されて来た。また，いばり散らすしか能のない石頭の教授でさえ，「患者の言葉に耳を傾けなさい。患者が君に診断を告げているのだ」と言って，医学生を叱ることは知っていた。医師がより洗練されたものの見方を保とうとするならば，病歴を聴取するときには，生物学的，身体的な現象だけではなく，患者の個性，人格，心理社会的な機能などの側面をも理解することが必要になる。このためには，必然的に医師は，民俗学者，歴史学者そして伝記作家のようにもふるまうことになるだろう[7]。

　このように，患者の物語り（ナラティブ）は，単なる事実に関する情報を遥かに超えるものを我々に提供する。患者が自身の完全な「全病歴」が記録された小さな電子記録カードを持ち歩くような時代には，そういった種類の情報をより効率的に得ることができるようになるだろう。事実，本書の何人かの著者は（10章，11章，18章，24章を参照のこと），診療現場において「純粋な」事実に関する情報だけを得ようとすることは，「偽の聖杯探求物語」に陥ることになると示唆している。また，19章において，スティーブン・ケイ Steve Kay とイアン・パーブ Ian Purves は，コンピュータ化された医学記録は，「物語りの素材（ストーリー・スタッフ）」を記録するために極めて有用であると主張している。

　物語り（ナラティブ）は，患者の置かれている状況を意味づけ，文脈を明らかにし，展望をもたらす。物語り（ナラティブ）は，患者がどのように，どんな理由で，どんなふうに病んでいるのかを明らかにする。物語り（ナラティブ）は，手短に言えば，他の手段によっては決して到達し得ない**理解**への可能性を提供する。それゆえに，医師と心理療法家はともに，しばしば自身の役割を「患者自身にとって意味を持つ新たなの物語への書き換えを促進すること」とみなすのである。事実，ジェレミー・ホームズ Jeremy Holmes は，18章において，さらに論を進めて，「心理療法家の役割とは，患者自身の**無意識**においてすでに半ば書きかけられている個人的な物語を，患者自身が徐々に再構築していく作業を援助することである」と示唆している。

　ベンジャミン・ウオルフ Benjamin Whorf は，言語，思考と現実の間の関係性に関する著作の中で，以下のように述べている。

いかにして……私達は生まれ育った母国の言語で規定された分割線にそって世界を分節しているのだろうか。私達は現象世界から範疇(カテゴリー)や類型(タイプ)を抽出するが、範疇や類型そのものを現象世界の中に見いだすことはできない。なぜなら、それらは観察者にとって明白過ぎるものだからである。それとは反対に……世界は私達の精神によって組織化されるのである。そしてこの組織化は、ほとんど精神の言語システムによって行われる。私達は世界を切り分け、それを概念として組織化し、それに意味を与えるのである[10]。

Box 1.1 にまとめられているように、また Box 1.2 と 1.3 に示されている例が示すように、病いの物語り(ナラティブ)の文脈を理解することは、患者が抱える問題に全人的にアプローチするための枠組みを提供する。また、同時に診断あるいは治療上の可能な選択肢をも示してくれる。往々にしてこのような選択肢は、患者の緊急事態において無視されやすいものである。そればかりか、病いの物語り(ナラティブ)は、患者や医療従事者の教育媒体としても利用することができる。さらに、研究の計画を拡大し豊かにもする。キャサリン・モンゴメリー・ハンター Kathryn Montgomery Hunter が、印象的なタイトルをもつ論文 Don't think zebras(シマウマ探しをやめよう)[11] において述べているように、医学生は、症例の経過を予測し、硬直した思考パターンを打ち破り、刻々と展開する病状に応じた適切な対応ができるような医学的な基本能力を高めるためには、めったにお目にかからない非典型的な症例の逸話(事例報告)を勉強することが一番役に立つと信じている。

Box 1.2 に示された対話は、著者の 1 人(BH)と、一般医療の糖尿病クリニッ

Box1.1 なぜ物語り(ナラティブ)を学ぶのか？

「診断的面接」において、物語り(ナラティブ)は；
・患者が自身の病い(やま)を体験する、現象学的な言語形式である。
・医師と患者間の共感と理解を促進する。
・意味の構築を助ける。
・有益な分析の手がかりや、診断カテゴリーを提供する可能性がある。

「治療の過程」において、物語り(ナラティブ)は；
・患者のマネージメントにおける全人的なアプローチを促進する。
・それ自体が本質的に治療的あるいは緩和的である。
・治療上の新しい選択を示唆したり生み出したりする可能性がある。

患者や医療従事者に対する「教育」において、物語り(ナラティブ)は；
・多くの場合、印象深く忘れ難い。
・体験に根拠をおく。
・内省を強く促す。

「研究」において、物語り(ナラティブ)は；
・患者中心の計画を設定する。
・一般に容認されている知恵に挑戦する。
・新しい仮説を生み出す。

Box.1.2：ロバートの物語

BH：あなたはいつから糖尿病を患っているのですか？
RG：1969年の9月からです。
BH：あなた自身が初めて糖尿病だと分かった時のことを話して下さい。
RG：えーっと。まず，舌がとても，とても，ひどく乾くようになりました。そして，たくさん水を飲むようになり，同時に胃の調子が悪くなりました。そこで，かかりつけ医の診療所へ行って，以上のことを全部話したんです。だけど，彼が私に言ったのは，「私は消化不良だ」ということだけでした。そこで，「私は糖尿病だと思う」と言ってみたんですが，彼は，私の言うことはすべてたわごとだと言いました。
BH：あなたの症状が糖尿病だろうと，どうして分かったのですか？
RG：それは，私には，もう死んでしまいましたが，糖尿病の友人がいたからです。彼とは9歳の時からの知り合いでした。私の症状は，以前私に話してくれた彼の症状とおなじだったんです。だから，私は自分が糖尿病だと分かったんです。そこで，私は別の医師の診療所へ行ってみました。しかし，その医師も私に全く同じことを言いました。私は消化不良だって。そこで，私は我慢して，我慢して，じっと我慢し続けました。そして，私の小便が結晶化し始めた時，またもとのかかりつけ医のところへ行きました。そしたら彼は，私が性病だと言うんです。
BH：「小便が結晶化し始めた時」とはどういう意味ですか？ どうして，小便が結晶化したのが分かったのですか？
RG：小便をする時，ペニスの先が真っ白になったのと，時々，便器に小便が当たった時に，そこが真っ白になったんです。
BH：その後，どうなりました？
RG：えーっと。ロンドンの性病科へ行くことを決心しました。そして，金曜日の夜にそこへ行き，医師に紹介状を手渡しました。彼はそれを読んでから私に尋ねました。「あなたは自分の病気をなんだと思いますか？」。私は「私は糖尿病にかかっていると思います」と言いました。すると彼は，「どこのまぬけが，あなたをここに送ってよこしたのだろう？ あなたをここに送る前に，これくらい分かっているべきだったのに」と言いました。そして彼は「いいですか。今晩できることは何もありません。明朝，病院へ行って下さい（それは土曜日の午前ということでした）」と私に言いました。そこで，私は家へ帰り，土曜の朝になりました。しかし，金曜の夜と土曜の朝は，普段なら5分しかかからない，家からバス停留所まで歩くのに，35分もかかりました。
BH：どうしてですか？
RG：私はとても身体がだるくて，動くのがやっとだったからです。それでも何とか出かけて，病院へたどりついて，玄関を入り，受付係のシスターに「私は糖尿病科の医師に診て貰いたいんだ」と告げました。彼女は紹介状を読むと，私に「2週間後まで予約はいっぱいです」と言いました。ここに来て，私はついに本当に頭に来てしまい，彼女に向かって怒鳴り始めました。私が怒鳴り始めると，詰め所から看護婦が飛び出して来て，私の持ってきた紹介状を読みました。その看護婦は紹介状を読むや否や，別の看護婦に車椅子を持って来るようにと大声で叫びました。そして，私を車椅子に積み込んで，まっすぐ2階の糖尿病科へ私を連れていきました。私がそこで車椅子から降りると，彼らは私の服を脱がせ，パンツ一つにして，診察し始めました。そこには2人の医師と，3人の看護婦がいました。私を裸にして，診察が全て終わると，彼らは私を即座に入院させました。看護婦が紹介状を読んでから，入院させられるまで，わずか22分の出来事でした。
BH：病院の病棟に到着した時，あなたの血糖値がいくらだったか，医師から教えてもらいましたか？
RG：いいえ。彼らは，血糖値が，とても，とても高いと言っただけでした。それから，看護婦が2ガロンの水が入った水差しを持ってきて，できるだけ早くそれを飲むようにと私に言いました。

　　BH：ブライアン・ハーウィッツ医師
　　RG：患者

クを訪れたある患者との間で交わされたものである。その患者は，もともとはグラスゴーの出身であるが，今はロンドンに住んでいる。会話はテープに記録され，患者の了解を得た上で，ほぼ逐語的に再現されている。この話には重要な点がいくつもある。第1に，患者の生々しい声の調子や，独特の説明のしかたなどは，聴き手や読者にとって無視できないものである。しかし，もしこの話が標準的な医学的な病歴という形で語り直された時には，それらは分からなくなってしまう。第2に，この男の病気の発症経過は，手がつけられないほど混乱した形で，物語り(ナラティブ)の構造の中に表現されている。彼は，自分の症状が次々と起こるさまを，まるでバレエの振り付けの記述なみの几帳面さで詳しく語っている。彼はまた，それを医療従事者に伝えようとしていかに努力したかについても，同様に詳しく語っている。

30年もの間かかりつけ医を受診していたにも関わらず，彼が徹底的に救いようのない状態にあったという事実には寒気さえ覚える。それは，単に彼のかかりつけ医が彼の話をよく聴かなかったということだけではない。この患者は明らかに緊急を要する状態にあったにもかかわらず，その医師は全く見当はずれの物語に則って誤った指導をし，必要なことは一切しなかったのである。リチャード・アッシャー Richard Asher は，臨床医というものは，自分が期待するものにしか目を向けず，無意識に，例外的なことは考えないようにする危険な傾向を持つ，という鮮明な例を示して私達の注意をひいている。さらに彼は「私達はこの抑圧する能力に気をつけなければならない。それは選択的な難聴，選択的な盲目，そしてその他の感覚遮断を創り出すことによって，意味のあること，重要なことを簡単に抑圧してしまうのである」と述べている[12]。

ロバートの症例 (Box 1.2) では，あきらかに消化器系の症状ばかりが注目されていた。また，患者が糖尿病に対する十分な知識を持っていたことや，個々の症状に適切に意味付けをする能力を持っていたことは過小評価されていた。患者が自分で「これは緊急性がある状態だ」と判断していたのは適切であった。実際のところ，まともな臨床医であれば，革靴の上の白いブドウ糖のしみは糖尿病アトラスに載せられる価値がある[13]ということを知っていたはずであり，尿糖が結晶を生じて便器に白い尿線の跡がついたと聞けば，椅子から飛び上がって彼の話をもう一度確かめたであろう。

患者が語る病いの物語り(ナラティブ)には，高い信頼性，個別性と深い文脈的な意味が含まれているという事実が，Box 1.2の例に明瞭に示されている。そして，スティーブン・ジェイ・グールド Stephen Jay Gould，ロバート・マックラム Robert McCrum，

> **Box.1.3　意味のある治療計画**
>
> その40代半ばの男性が「私は煙草を止めたいんだが」と言って，ここ3年の間に何度も私の診療所に相談に訪れた。私は彼に煙草をやめさせるために，いくつかの方法を試みた。例えば，アドバイスを与えたり，彼の意志の力を発揮させようとして彼の罪悪感を刺激してみたり，時にはおだててみたり，また彼の子ども達が彼の喫煙習慣をひどく嫌っていることに焦点をあててみたりした。禁煙指導のための小雑誌も使ったし，ニコチン補充療法も試みた。しかし，それらは結局何の助けにもならなかった。彼は1週間以上禁煙を続けることはできなかった。彼はついに，代替医療の治療者のところへ行くことになった。その治療者は，彼に，自分自身と法律上の契約を結ぶことを勧めた。その契約書は，禁煙実行の期日を記して，証人の立ち会いのもとで署名するというものだった。その日から，彼は二度と喫煙することはなかったのである。

ドナルド・ベイトマン Donald Bateman らが，3章，4章，5章でそれぞれ述べている，個人的な病いの記述においても，それと全く同様のことが見て取れる。また，ギリー・ボルトン Gillie Bolton の「死に逝く人々の物語り」（6章），ヘンリエッタ・ワインバーン Henrietta Weinbren とパラミット・ジル Paramjit Gill による「わたし，てんかん？　それともてんかんがわたし？」（7章）における，匿名者による記述においても，同様の内容が明瞭に示されている。これらの記述は全て，広い意味での「逸話（事例報告）」である。すなわち，それらは全て，多数例の集積された経験というよりは，語り手の個人的な経験を反映している。ジェイン・マクノートン Jane Macnaughton は，20章で，「逸話」は，「先入観」を助長するという広く知られている問題点を持ってはいるけれども，それ以上にたくさんの長所を持っていることを示している。「逸話」すなわち「病いの脚本（イルネス・スクリプト）」は，他のどの形式よりも，私達が医学的あるいは看護学的な知識をそこに集積しやすい形式なのである[14,15]。

　Box 1.3の症例は，患者がもともと持っている理性の力を，いかにして治療に役立てることができるかという実例である。患者の禁煙を成功させる戦略として，患者の持っていた価値観——法律的な契約は遵守しなければならない——をうまく役に立てたのである。禁煙のための一般的な医学的介入の有効性は実証されているにもかかわらず，医師（著者らの1人）は，この患者の禁煙指導に失敗した。ところが，代替医療の治療者は，患者の物語に介入するチャンスを逃すことなく，物語り（ナラティブ）の要素をうまくてなずけて有効に働かせることに成功したのである。

「意味」を学ぶ

解釈，すなわち「意味の洞察」という概念は，哲学者や言語学者にとっては中

心的な関心事であるが，医師や科学者にとっては，しばしばなじみが薄く，それゆえに不愉快な概念でもある．私達は，使い慣れた科学的な道具によって「意味」を解明することはできない．私達が認識する「意味」とは，物語り(ナラティブ)によって出来事の連鎖に付与されるものであり，原因とその結果起こる出来事を，通常分かりやすく関連づけるものであり，象徴的にであれ，個人史的にであれ，生物学的にであれ，特定の人間にとって何が重要であるかを声高に主張するものである[4]．意味への理解をさらに進めるためには，科学よりもむしろ文学の方が役に立つ．スティーブン・ラックマン Stephen Rachman は，13章で，入門的ないくつかの古典的な文献を示している．また，ハリエット・スキアー Hariet Squier は，14章において，伝統的な医学教育を充実させるために，文学や人文学の文献をどのように役に立てることができるかを示している．さらに，本書の末尾には，推薦図書を付録として載せてある．

　文学の教授であり，医学教育に強い関心を持っていたハンターは，「臨床医学における『ものごとを知る』ための方法論は，歴史学，法律学，経済学，人類学などの人間科学との共通点が多い．これらの人間科学は，物理科学に比べれば，客観性，再現性には乏しいが，『意味』により深く関わる科学であると言える．しかし，それらの人間科学とは異なって臨床医学は，それ自身の解釈学的な性格や，意味と関わるために用いる法則について，はっきりと自己認識をしてはいない」と書いている[11]．彼女は「医療の専門家が，臨床実践において，科学を金科玉条として信仰していることに当惑させられている」と正直に述べている．また彼女は，医学は「倫理に基づく，物語的で，解釈学的で，実践的な判断学」と定義されることがむしろ適切であると信じており[16,17]，この主張は24章においてさらに深く検討されている．

　この上なく殺伐としたものになってしまった現代医学には，内なる傷つき（innner hurt）や，絶望，希望，悲しみ，倫理的な痛み（moral pain）などの，実存的な深い感情を測る基準が欠けている．これらの実存的な感情は，人々が罹患する病いに頻繁に随伴するばかりでなく，しばしば，実際に病いそのものを構成することさえある．生命の質（QOL）の測定は，このような基準への一つのアプローチではあるが，ほとんどの場合，質を量へと還元してしまい，ある個人やグループの価値観を他者に押しつけてしまうことになる．マーシャル・マリンカー Marshal Marinker による，「ヒルダ・トムソンの物語り」（11章）は，この重要なポイントを描き出している．マリンカーによって描写されている患者の病像は極めて複雑であり，その「実存」には重みがある．米国では，病歴記載にお

ける「主訴」や「愁訴」の欄を，「実存的な訴え」という記述形式に変えるべきだという主張がある。それによって，患者の個人的な世界と苦しみをより深く知ることができるからである。

　ワインバーンは，自分の病気（てんかん）について語ってくれたり，それを絵に描いてくれたりした子ども達についての質的研究を，7章で報告している。そこでは，てんかんによって損なわれた人生を生きることの**意味**についての洞察が，ありのままに示されている。彼女の研究からの引用が示すように，物語り(ナラティブ)は，通常因果論的な様相をとりがちである。これは，私達が自分自身の人生を，物語り(ナラティブ)によって意味づけしようとする試みの反映であると思われる。実際に，哲学者ウイリアム・ジェイムズ William James は「因果論的な観念とは，まさに……出来事の連鎖が，単にたまたま続いて起こった偶然の現象に過ぎないのではなく，いつの日か，ある出来事と他の出来事とのより深い帰属関係が明らかになるであろう，という思いこみに名付けられた空虚な名前に過ぎない」と信じていた[20]。患者は，彼らにとって最も重要な体験である，誕生や死，悲しみ，病気などを，ほとんど例外なく，医師とは全く異なった物語り(ナラティブ)の流れの中に位置づける傾向がある。その結果，医師と患者は，しばしば同じ出来事を全く違った意味に解釈したり，全く異なった因果関係によってそれを理解したりすることになる。

　医療における「真実」とは，医師と患者の関係性に基づく交流の中で「生まれ出る」ものであるから，医療従事者は「患者というテクスト」の読者であると同時に，それを著述する者としての役割をも担っているということを理解しておかなければならない。それゆえに，私達が文学を読むときの関心事――どの声が語り手の声なのか？　そもそも何のせいでこうなったのか？　誰を信じればよいのか？――が，ひっきりなしに，患者と医療従事者との会話の中に生じてくることは驚くには当たらない[16]。10章で，ジョン・ローナー John Launer は，患者が診療室に持ち込んで来る複雑な物語り(ナラティブ)と，何が**実際**に起こっているのかという医師の論述との間の緊張が，精神科診療においては特別に重大な問題であると述べている。彼によれば，精神医学とは「伝統的な医科学と，政治的，宗教的な領域へと拡がる『意味の探求』との間に位置する，居心地の悪い中間地帯」であるばかりでなく，「話すことと聴くことが，明確に治療的であると理解されている，唯一の医学専門領域」でもあるからである。

　一つのテクストに幾通りもの読み方が可能であるということが，物語り(ナラティブ)をこれほど魅力的なものにしている要因の一つであることはまちがいない。この内容については，アン・ハドソン・ジョーンズ Anne Hudson Jones による「医療倫理に

おける物語り」(21章)と、ブライアン・ハーウィッツによる「傷ついた語り手」(23章)において詳しく述べられている。また「看護・物語りと道徳的想像力」(16章)において、アンナ・スコット P. Anne Scott は、「患者が話す未完結の物語の多様な『読み方』にはっきりと気付くことによって、私達は医療における『道徳的な選択』を十分に尊重することができる」と述べている。

失われた伝統

　私達が本で読む物語りは、印刷された頁の上にすでに形式が定められているので、「口承伝統」と呼ばれる耳から聴く物語りに比べれば、ある意味では面白さに欠けるものである[21]。口述によって世代間に語り継がれている神話や伝説は、西欧以外の多くの社会においては、未だに物語の主役を演じており、健康と病いの体験に、深い影響をあたえている（これは、ヴィーダ・スカルタン Vieda Skultans が22章で取り上げているテーマである）。

　患者の語る物語を傾聴し、尊重し、解釈する技術は、医療における臨床技能の中核であるが、このことは、医学教育カリキュラムの中では、ほとんど認識されていない[23]。その理由は、おそらく、西洋文明が、口承伝統に対する理解力を失ってしまったためである。事実、近年の医学教育では、構造化され標準化された形式によって患者の問題を表現する能力を医学生に獲得させることが重視されている。この形式は、英国では「医学的病歴」(medical history) と呼ばれ、米国では「臨床病歴」(clinical clerking) と呼ばれている。医学生は、医学教育の初年度から最終年度までのどこかで、患者の語る物語りを引き出してそれを味わうという生得的な能力をいつのまにか失ってしまい、代わりに医学的病歴を構築するという、専門的な技術を教え込まれるのである。

　スチュアート・ホガース Stuart Hogarth とララ・マークス Lara Marks が15章で説明しているように、過去200年以上にわたって、患者の物語りは、医療の中ではますます抑圧されるようになってきた。しかし、リチャード・ベイリス卿 Sir Richard Bayliss が8章において詳述しているように、物語りは、現代の一般的な診療現場ですら、断片的な形ではあるがしばしば姿を表すのである。ある種の症状の描写が、複雑な物語から切り取られた断片として姿を表したり、まるで特別な天啓のように、臨床家によって偶然に見つけ出されたりすることがある。例えば以下のような例である。「私の息切れは横になると必ずひどくなるんですが、おかしなことに、痛みが来るのは階段を昇る時だけなんです」。あるいは

「ちょうど皿を洗っていた時，目の前が真っ暗になったんです。まるでカーテンが突然降りてきたみたいでした」。めったに経験したことのない症状は，患者にとって重要であるというだけではない。臨床所見の解読者としての医師にとって，このような古典的な症状の価値は「自然を映す鏡」のようなものである。すなわち，このような物語の断片は，特定の生物学的な失調を言語表現によって正確に描写し，その症候と生理学的あるいは病理学的なメカニズムとの関連を明瞭に示すのである。

　基本的には言語的で，共感的で，解釈学的な技能を教えるはずの教育コースが，いつのまにか医師としての修練を積む間に，測定可能という点では優れているが，還元主義を避けられない，一見「科学的」と思えるような方法に容赦なくとって換わられてしまったのは，現代の教育カリキュラムの成果に他ならない。30年以上前に，当時の王立医科大学の学長はこう嘆いたものだった。「医学教育には，唖然とするようなことがある。その最たるものは，2年半にわたって，全ての人は同一であるという前提に基づく教育をたたき込まれた後で，今度は全ての人はそれぞれ異なっているという赤ちゃんの時から経験的に分かっていたはずのことを，医学生は自力で再発見しなければならないということである」[25]。最近，キャンベル・マードック J Campbell Murdoch は，講演 Macheknzie's puzzle-the cornerstone of teaching and research in general practice（マッケンジーの謎：一般臨床における教育と研究の基礎）[26]において，同じように慨嘆している。

　従来の臨床病歴とは，患者の物語り(ナラティブ)から，医師と医学生が「病いの体験」の一部を選び出し，それを標準化された形式で述べたものである。それは，せいぜい，特定の患者の世界と，患者にとってはほとんど理解できない医学知識の抽象世界とが交差する部分を示しているに過ぎない。傾聴や質問，叙述，要約，説明，解釈などの中核的な臨床技能を駆使することによって，医療従事者は，この二つの異なった世界を仲介することができる可能性がある。さらに，マイケル・バリント Michael Balint が指摘したように，これらの仕事がうまくなされるか否かは，科学的で技術的な診断と治療と同じくらいに，患者の観点からみた病気の転帰に大きな影響を与えるのである[27,28]。

　マイケル・バリントは，後にバリント・グループと呼ばれるようになった，一般診療医との症例研究会を定期的に行った。これらの一般診療医の多くは，長期間の患者との関係に巻き込まれ，それに悩まされていた。長年にわたり，保護された状況での彼らとの議論の機会を持ち続けた結果，バリントは，物語り(ナラティブ)のもつれがいかに日常診療に重大な影響を与えるかということを認識したのである。

1950年代のバリントの業績以前は，臨床における物語は，ほとんどある一種類の物語り形式(ナラティブ)によって席巻されていた。18世紀末に向かう頃からみられるようになったこの形式は，バリント・グループの医師たちとは全く異なる医師－患者関係から生じてきたもので（15章を参照のこと），ほとんど医学技術的な用語のみを用いて患者の物語を描写する臨床病歴であった[29]。その記載のほとんどは，症状と所見の変化や特定の医療手技や臨床検査の結果によって示される，診断に関する考察と病気の進展の「自然経過」の記載によって占められ，臨床病歴は患者には判断できないねじ曲げられた非人間的な記述になってしまった。そして，このような傾向は今日においても変わっていない。このような病歴記載法は，臨床病理学的所見との相関に焦点を当てているために，複雑な臨床上の現象についての医学的な理解を促進した一方で，医師－患者関係を一面的に統御することに絶大な影響力を発揮した。

1970年代に，ヒルダ・トムソンの物語から新たな認識をもたらすような教訓（11章に再掲されている）を引き出したマーシャル・マリンカーは，バリント・グループの勉強会の最初からの構成メンバーの一人であった。このことは，決して偶然ではない。1950年代から60年代にかけて，一般診療医が参加したバリントグループのアプローチはその後も継承され，日常診療と継続的なケアにおいて物語り(ナラティブ)を重視するバリントの教えを保ち，普及させることに著しく貢献した。医学教育，特に一般診療医の訓練において，この伝統は多大な影響を与えた。しかし，それ以外のほとんどの領域においては，医療がどのように実行されるべきか，医療とはどのように認識されるべきかということに関して，はっきりとした変化を引き起こすことはできなかった。また，診療において物語り(ナラティブ)を治療的に用いたり分析したりするための，組織だった研究法を確立することもできなかった。

17章の「聴く物語と語る物語」において，グリン・ジョーンズ・エルウィン Glyn Jones Elwyn とリチャード・グイン Rechard Gwyn は，健康管理という分野で，物語り分析法(ナラティブ・アナリシス)という，新しい研究分野の創出を期待させる方法論を示してくれている。同時に私達は，患者が話してくれることの，ごくわずかしか理解していないことも，改めて認識させられる。私達は，この本がこのような不足を補うことに，少しでも役に立ってほしいと願っている。

《文献と注》
1 Milne AA. *The house at Pooh corner*. London: Methuen & Co, 1974 (first published 1928).
2 Rosenblatt LM. Literature as exploration. New York: MLA, 1983. Quoted in Anderson C. Literature and medicine: why should the physician read … or write? In: Peterfreund S. ed. *Literature and science*. Boston,

USA: Northeastern University Press, 1990.
3 Forster EM. *Aspects of the novel*. Harmondsworth, Middlesex: Penguin Books, 1971, p. 70.
4 Churchill LR, Churchill SW. Storytelling in medical arenas: the art of self-determination. *Lit Med* 1982; **1**: 73-9.
5 Hardy B. Towards a poetics of fiction: an approach through narrative. *Novel* 1986; 5-14. Quoted in: Widdershoven G. The story of life: hermeneutic perspectives on the relationship between narrative and life history. In Josselson R, Lieblich A eds. *The narrative study of lives*. London: Sage Publications, 1993.
6 Berger J, Mohr J. *A fortunate man: the story of a country doctor*. Harmondsworth, Middlesex: Penguin Books, 1967.
7 Epstein J. *Altered conditions: disease, medicine and storytelling*. New York and London: Routledge, 1995.
8 Launer J, Lindsey C. Training for systemic general practice: a new approach from the Tavistock Clinic. *Br J Gen Pract* 1997; **47**: 453-6.
9 Brody H. My story is broken; can you help me fix it? *Lit Med* 1994; **13**: 79-92.
10 Benjamin Lee Whorf. Science and linguistics. In: Carroll JB. ed. *Language, thought, and reality: selected writings of Benjamin Lee Whorf*. Quoted in Peterfreund S ed. *Literature and science*. Boston, USA: Northeastern University Press, 1990.
11 Hunter K. "Don't think zebras": uncertainty, interpretation, and the place of paradox in clinical education. *Theoret Med* 1996; **17**: 225-41.
12 Asher R. *Clinical sense*. The 1959 Lettsomian Lectures. In: Avery Jones F ed. *Richard Asher talking sense*. London: Pitman Books Ltd, 1972, p. 3.
13 Bloom A and Ireland R? *A colour atlas of diabetes*. London: Wolfe Medical Publications, 1980, p. 17.
14 Schmidt HG, Norman GR, Boshuizen HPA. A cognitive perspective on medical expertise: theory and implications. *Academ Med* 1990; **65**: 611-21.
15 Custers EJ, Boshuizen HP, Schmidt HG. The influence of medical expertise, case typicality, and illness script component on case processing and disease probability estimates. *Mem Cognit* 1996; **24**: 384-99.
16 Hunter KM. Narrative, literature, and the clinical exercise of practical reason. *J Med Phil* 1996; **21**: 303-20.
17 Hunter KM. *Doctors' stories*. Princeton, USA: Princeton University Press, 1991, p. 12.
18 Kleinman A. *The illness narratives*. New York, USA: Basic Books, 1988.
19 Hopkins A. *Measures of the quality of life and the uses to which such measures may be put*. London: Royal College of Physicians, 1992.
20 James W. The dilemma of determinism. In: James W. *The Will to Believe and Other Essays in Popular Philosophy*. New York: Dover, 1956 (first published 1897).
21 Ratzan RM. Winged words and chief complaints: medical case histories and the Parry-Lord oral-formulaic tradition. *Lit Med* 1992; **11**: 94-114.
22 Helman C. *Culture, Health and Illness*, 3rd edition. London: Butterworth Heinemann, 1994.
23 Lowry S. *Learning Medicine*. London: BMJ Publications, 1995.
24 Preven DW, Kachur EK, Kupfer RB, Walters JA. Interviewing skills of first year medical students. *J Med Educat* 1986; **61**: 842-4.
25 Platt R. Thoughts on teaching medicine. *Br Med J* 1965; **2**: 551-2.
26 Murdoch JC. Mackenzie's puzzle ― the cornerstone of teaching and research in general practice. *Br J Gen Pract* 1997; **47**: 656-8.
27 Balint E and Norrell J eds. *Six minutes for the patient: interactions in general practice consultations*. London: Tavistock Publications, 1973.
28 Balint M. *The doctor, his patient and the illness*. London: Tavistock Publications, 1957.
29 Fissell ME. The disappearance of the patient's narrative and the invention of hospital medicine. In: French R, Wear A eds. *British medicine in an age of reform*. London and New York: Routledge, 1991, pp. 92-109.

訳注1)『クマのプーさん』の引用は，石井桃子訳（岩波書店，1968）によった。

第2章

世界としての物語り（ナラティブ）

アンナ・ドナルド*

　人々は病いを「物語り（ナラティブ）」，あるいは「お話し（ストーリー）」として経験する。物語り（ナラティブ）はその瞬間，瞬間に人々が感じることに形を与え，意味を付与する。そういった実際の例については，本書の他の章で詳しく述べられている。ロバートの糖尿病の物語（1章，Box 1.1）では，命にかかわる重大な病気であったにもかかわらず，誤診され，不適切な治療が行われた経過が述べられている。患者であるロバートが次々と体験した身体症状と多彩な感情体験についての記述は，実に迫力がある。7章における，ハリエットの父親による記述を読むと，色々な専門家の意見を求めたり，仮の診断が提供されたり，治療が試みられたり，辛い検査を我慢させられたりするたびに，患者である子ども本人とその家族にとっての「てんかん」という病いの体験が，いかに大きく変化していったかが分かる。
　病いの物語り（ナラティブ）は，人生の他の体験とは通常異なっているために，人目を引く。しかし，物語り（ナラティブ）は，病いや患者に特有のものというわけではない。過去40年の間に社会科学は大きく変容してきたが，その最も重要なポイントは，人間は「社会的に構成された物語り（ナラティブ）」の中に住み，それを体現することによって生きているのであり，その物語り（ナラティブ）から抜け出すことはできないことが理解されてきたという点である。すなわち，もし私とあなたが，異なった文化や異なった時代に生まれ育ったならば，私達は本質的に異なった人間になるだろうということである。このような世界観を提唱した初期の著者の1人であるクリフォード・ギールツ Clifford Geerts は，1961年にこのことを以下のように説明している[1]。

　　もっと率直に言えば，（この法則によれば）文化から独立した人間の本性などとい

---

*Anna Donald：ロンドン医科大学の疫学・公衆衛生学の臨床講師。貧困の健康に与える影響についての研究に従事するとともに，疫学と健康学を医学生と大学院生に教えている。

うものは存在しない……。私達の中枢神経系——特にその頂上にある，呪われていると同時に栄光に満ちている新皮質——は，その大部分が文化との交流を通じて成長するので，意味のある象徴(シンボル)の体系による導きなしには，行動を制御することも，経験を構造化することもできないのである。……このような象徴は，それゆえに，単なる生物的，心理的，あるいは社会的な存在の表現や，媒介や，相関物であるというばかりでなく，人間にとって必要不可欠なものである。人間がいなければ確かに文化は存在しない。しかし同時に，あるいはそれ以上に重要なことは，文化がなければ人間は存在しないのである。

　いくつかの注目に値する例外はあるが[2]，人間というものがどのような存在であるのかということへのこれらの洞察は，医療従事者の教育訓練や実践にはほとんど浸透していない。それゆえ，本章の内容の大部分は筆者のオリジナルな考察ではないが，以下の2点についてさらに論を進め，描写と考察を試みたい。第1点は，私達自身がその中に住んでいるところの物語り(ナラティブ)（世界としての物語り(ナラティブ)）が形成されるプロセスについてである。第2点は，健康に関連した物語り(ナラティブ)において一般に見られる食い違いが，どちらの物語り(ナラティブ)が優位であるかという問題としてではなく，どちらが**真実**であるかという対立として理解されやすいのはなぜかという問題についてである。その例としては，患者と医師，同種治療者（訳注：ホメオパシーなどの伝統的医療の治療者）と異種治療者（訳注：現代では，同種治療の立場からは，西洋医学がこう呼ばれる）の間の見解の相違などがあげられる。
　私達は人間として，私達自身が創り出した物語り(ナラティブ)（あるいはお話し(ストーリー)）の世界の中で生きている。このことは，多くの哲学者や文化人類学者によって指摘されてきた[3]。網膜がどのように光信号を処理するのかは，私達には意識的には感知できない。私達は結果としての視覚イメージを知覚できるだけである。それと同じように，自分自身の物語り(ナラティブ)をどのように創造しているかというプロセスを，私達は全く意識化できない。私達は，創り出されたイメージを，誤って**実在**のものであるかのように見てしまうのである。例えば「青い空」「ピカピカの自動車」「お金持ちの女性」「疲れはてた聖ペテロ」などがその例である。物理学は，空，自動車，女性，ペテロは，なにがしかの電子の存在可能性を含んだ，真空の空間に過ぎないと示唆している。しかし，私達の「物語を語る能力」は，この素粒子レベルの混沌(カオス)に，秩序と予測可能性を与える何物かを作り出す。そして，私達がこの虚空を横切って，他の人々と意味のある交流をすることを可能にするのである。この能力はまた，私達に「創造」の力を与える。つまり，私達は自分が生きていくための新しい物語りを創作し，それゆえに，自身の創造の行為についてはほと

んど意識していないにもかかわらず，自分のための新しい現実(リアリティ)を創造することができるのである。例えば，コレラのような疾病は，以前は毒気（瘴気）によって生ずると信じられていたが，19世紀に，細菌の侵入という物語り(ナラティブ)に結局書き換えられることになった。この新しい物語り(ナラティブ)は，疾病と衛生に関する新しい概念を組織化するためには，「瘴気物語」より役に立つということが分かった。この「微生物物語り(ナラティブ)」は，今でも完全に確立したというわけではない。近年のプリオンの発見や，ウイルスの遺伝子学的な研究によって，私達は少なくとも将来50年のうちには，新しい感染症の物語りの中で生きることになるだろう。

　私達は，個人としてあるいは集団として，どのように物語り(ナラティブ)を創造するのだろうか？　現在のところ，言語学者と心理学者は以下のように考えている。他の動物とは異なり，私達人間は，言語あるいは他の表現形式による「象徴(シンボル)形成能力」と，文法を創り出すことを含む「物語り(ナラティブ)形成能力」を持って生まれてくると思われる[4]。ほとんどあらゆる文化において，人間は生まれてくると同時に，物語を語る機械として動きだし，新しい言語，もっと広く言えば新しい「象徴」を獲得し，それらを統合しようとする闘争を開始する。私達は，両親をはじめとする年上の人々から，お話しを紡ぐための「言葉」と，その言葉をその中に位置づけるための「物語りの構造(ナラティブ)」を学習する。しかし，私達はこの象徴(シンボル)と物語り(ナラティブ)，例えば「パパ」とか，「ボール」とか，「リンゴジュース」などを獲得するための過程を意識化することはほとんどない。この学習の過程は，ある程度まで，私達が新しい言葉とか，言葉を結びつける新しいやり方，新しい感覚の表現などに出会うたびに一生継続する。例えば，十代の若者が，性的な感情や責任に関する感情が自分に生じたことを表現する仕方を発見する時，両親が孫に話しかけるやり方を発見する時，老人が死についての語り方を発見する時などに，この学習のプロセスは再び必要となる。患者として，私達は自由が失われたことを表現する方法を発見し[5]，医学生として，私達は人体の組織と生理機構についての視覚配列的な表現法，すなわちフーコー Foucault が「まなざし」と読んだ，ものの見方[6]，を発見する。

　さらに筆者は，象徴と物語生成のプロセスは，知性の中のどことか，大脳皮質の白質や灰白質のなかのどことかでだけ進行している抽象的なプロセスではないということをつけ加えておきたい。むしろ，物語り(ナラティブ)は大脳からバトンを受け取って，他の身体領域へと処理され，プログラムされていくと考えられる。ここで言う他の身体領域とは，主として随意筋や自律神経系組織である。筋肉や自律神経系は，一般に情動と呼ばれている，感情，憤怒，痛み，喜びなどの「情報に対す

る反応」を司る領域である。例えば「おばあちゃんが死んだ」という物語り(ナラティブ)に反応するのは，私の神経細胞だけではない。私には，間違いなく，私の筋肉や関節が強く反応するかのように感じられる（その結果，全身の力が抜けて立っていられなくなる）。しかし筆者は，また以下のこともつけ加えておきたい。身体は言葉を話すことはできないが，反応するということだけに関与するのではなく，おそらく物語り(ナラティブ)を創造し，それを身体に組み込むことに深く関わっていると思われる。この「身体化」を通じて，「単なる思考」が「想像された現実」へと変容し，「規範的な分類」が「叙述的な言葉」になるのである。例えば，あそこにある杖と石は，私の骨を砕くかもしれないが，名前そのものは私に傷をつけることはない（訳注：That sticks and stones may break your bones, but names can never hurt you. は，言葉によるいじめを受けている子どもに，いじめに対処する心構えを説くため英国でよく使われる慣用表現）。これはあくまでも，私がこれらの名前を私の筋肉に刻み込まない限りは，ということである。もしそうなれば，それは単なる名前ではなく，現実のものとなる。そして，それらは弾丸となり，単なる無知な連中のあざけりではなく，実際に私をひどく傷つけるのである。そして，この象徴と身体感覚の間に密接なつながりがあるということが，物語り(ナラティブ)が私達の行動にこれほどの強制力を持ち，それを変えることが非常に困難である最大の理由の一つであると思われる。もし私の世界観が，感情を伴わない抽象的な思考の配列よりは，むしろ自律神経系に文字どおり「縛りつけられて」いるのだとすれば，それを変えるためには，論理的な討論以上のものが必要になるのは当然のことであろう。

　物語り(ナラティブ)の構造に保守的な傾向があることは，多くの人が述べている[7-9]。例えば，他国へ移住した家族が新しい環境に「同化」するには，通常一世代以上かかる。たぶん，それは，第1世代移民にとって，祖国の物語り(ナラティブ)から文字どおりその身を引きはがして，新しい国の物語り(ナラティブ)と接することが，物理的に非常に難しいためであろう。それに比べて，子ども達にとって，それはさほど難しいことではない。しかし，新しい世代は，両親の物語り(ナラティブ)と新しい国の物語り(ナラティブ)を和解させるという，両親とは別の難しい課題に直面することになる。同様に，どの世代も，新しい物語り(ナラティブ)を創造し，それを身体に組み込むことにより，古い世代から自分自身を区別する新しい方法を見いだして行く。十代の若者の反抗は，少なくとも一部は，両親から子どもを区別する新しい物語り(ナラティブ)の創造と身体化に関係している。この新しい物語り(ナラティブ)の創造は，それゆえに当然，親と子どものどちらの現実が正しいのかという世代間論争を引き起こす。両親は，彼らの子ども達が新しい物語り(ナラティブ)を現実のものとしないように（すなわち，身体化しないように）あらゆる手段を尽くす。

それは，子ども達が新しい物語り(ナラティブ)を身体化することによって，異なった物語り(ナラティブ)，つまり文字どおり異なった現実の中へと去っていってしまうからである。

物語り(ナラティブ)とは，おそらく身体化されるためになかなか変わりにくいものではあるが，それでも物語り(ナラティブ)は結局のところ人間の創造物であり，それゆえに変え得るものであり，事実変わるのである。物語り(ナラティブ)は，まるで遺伝子のように時代や地域によって変化し，時には，神話や伝説という形で，共通の祖先へと遡ることができる。医師の生活には，昔はそれによって医師らしいふるまいが構成されていた，古い物語り(ナラティブ)の生き残りとでも言える医療行為が，未だにたくさん含まれている。例えば，患者から定期的に採血をする（瀉血により身体から不純なものをとりのぞく），抗凝固剤で血液を薄める（身体を冷やし，落ちつかせる），あるいは丸薬を与える（贈り物を与える儀式）といったことである。こういった行為は，例えばウイルス感染症の患者に抗菌薬を与えるなど，役に立たないことが明らかに分かっているときにさえ，行われているのである[10]。

なぜ私達はこんなにも手軽に，しかも無意識的に物語り(ナラティブ)を創り出すのだろうか。ひとつの可能性は，進化論的な説明である。私達は，物語形成プロセスなしでは，生存することが難しいのではないだろうか。なぜならば，物語り(ナラティブ)によって，私達は感覚を操縦し統御することができるからである。感覚を統御するということは，とりもなおさず，世界を統御するということである。小さな赤ちゃんは，両親を大きな斑点かしみとして見ている。これは赤ん坊の網膜が発達していないからではなく，赤ん坊は「パパ」や「ママ」の物語り(ナラティブ)的な識別，すなわち，それによって赤ん坊の細胞を興奮させる無数の感覚（臭い，視覚映像，音，触覚，感情など）を統合するもの，をまだ一切持っていないからである。斑点やしみだけを知覚していても，両親がいつもそばで世話をしてくれている間は生存の危険はない。しかし，もし幼児が，この偶然が支配する世界のまっただ中に放っておかれる状況になれば，そんなわけにはいかなくなる。ちょうど，赤ん坊の鹿が生き延びるために生まれてすぐに走ることを覚えるように，人間の赤ん坊は，「パパ」「ママ」「おっぱい」「お風呂」といった言葉と，おそらくはそれに伴うたくさんの感覚を識別することを速やかに覚え，そして後にはそれについて話すこともできるようになる。そうすることによって，赤ん坊はしだいに両親への依存の程度を少なくし，識別できない危険に屈服することも少なくなるのである。

物語り(ナラティブ)の構築は，しかしながら，赤ん坊に限られた問題ではない。むしろ，それは生涯を通して，大人が新しい経験に適応するために必要なプロセスである。なぜなら，大人であっても，人生において新しい出来事に遭遇する時には，それ

を識別する出来合いの能力をいつも持っているわけではないからである。例として，ワインの話題を取り上げてみよう。ワイン通は，わずかなバニラの香りや，柑橘類のわずかな匂いや，ほんの少しの鉱物の味など，他の者であれば，まあ白ワインの味としか分からないものを味わい分けて，「ほう！　これはなかなか」とか「ああ！　これはすばらしい」などと言う。しかし，数日ワイン教室へ通って，そこでいくつかのワインの分類を習い，それをどのように「ワイン物語り(ナラティブ)」にはめ込むか，例えば，ある香り／味／色の組み合わせがシナモンであり，他の組み合わせはユーカリであり，「オーストラリア産のブドウのオークはちょっときつい」などということを習えば，私達も最高のワインを飲んだ時に，「ほう！」とか「ああ！」とかすぐに言えるようになる。

　理解可能な物語り(ナラティブ)なしでは，私達は途方にくれてしまう。例えば，言葉を使えるようになるまでは，意識的な記憶を形成することは難しいように思われる。それは，記憶をその中で作り出す「物語り(ナラティブ)の構造」が，まだ形成されていないからである。盲目でかつ耳の聞こえない少女であったヘレン・ケラーは，自分の人生の記憶が始まったのは，5歳の時，初めて**ウオーター**という言葉が分かるようになってからであったと述べている。その時彼女は，手のひらに当たる水のほとばしりの感覚と同時に，家庭教師のサリバン先生が反対の手のひらに**ウオーター**という言葉を書いたことによって，この言葉の意味をつかんだのである[11]。十分なケアがなされていない施設で育った孤児のような，大人との接触が不十分な子ども達は，自分の物語り(ナラティブ)を創り出すプロセスを学習することができない。それゆえに，誰かがそれを教えない限り，彼らは社会人として機能することはできない[12]。そして，人々が世界を航海するための，そして感情を象徴化するための物語り(ナラティブ)が，理解できないものになってしまう時，すなわち，彼らの経験と感情が，彼らが識別し語ることのできる容量を超えてしまう時，人々は通常，身体的または精神的に「病気」になる。例えば，第二次世界大戦時の強制収容所で，狂気に満ちた日々を経験させられた人々がそうであった[13]。また，ベトナムでの無意味なゲリラ戦に従軍させられた米軍兵士からは，戦後多くの自殺者がでた。その数は，戦死者よりも多かったのである。

　物語り(ナラティブ)は私達を社会的に他者と結びつける。物語り(ナラティブ)を共有することなしには，私達は社会的に孤立し，やはり病気に陥ってしまう。独房への幽閉は，長いこと最も重い刑罰とされてきた。一方では，アルコール依存匿名者の会（Alcoholics Anonymous: AA）のような自助グループは，自分の物語の中で孤立し，飲酒によってさらに孤立してしまった人々が，共通の物語り(ナラティブ)のもとに一緒に集うことに

よって苦しみから回復することができるような，物語り(ナラティブ)の構造を創り出そうと努力している。数え切れないほどの研究において，死別，離婚などの，物語り(ナラティブ)の構造を支えてきた人々や物を失う深刻な喪失体験の後に，人々の病気と事故の発生率が劇的に増加することが報告されて来た[14,15]。またこのような深刻な喪失体験は，社会的な共同体，すなわち理解可能な共同体から個人を孤立させてしまうということも，同様に報告されて来た。例えば，ほとんどの文化において，「子ども」は生命，未来，再生，豊饒さ，希望などの象徴である。それゆえに，子どもの死はこれらの文化的な物語り(ナラティブ)と相容れない。子どもを失った遺族には，老人の場合と比較すると，平均して，より高い率で病気や事故が発生することが知られている。それはおそらく，老人の死については，彼らが去っていくことを説明するお話しを，私達がたっぷりと授けられているからであろう。

　物語り(ナラティブ)について大きな問題が生じるのは，以下のような場合である。私達はみな，私個人の，あるいは私達の属する集団による「判断」や「物語り(ナラティブ)」が，自分達にとって，そして他のあらゆる人々にとっての**真実**であると考えたがる傾向がある。「判断」や「物語り(ナラティブ)」とは，感覚の無限の組み合わせに秩序を与え，予測可能にするための，保守的ではあってもあくまでも恣意的な「メタファー」(訳注：隠喩，「～のような」という表現を用いずに「～のような」という意味を伝える表現方法)であるが，それが**真実**と取り違えられた時に問題が起こる。例えば，マホメットではなくイエスが世界を救ったのだとか，ヘルペスはウイルスであるとか，女性は男性より頭が良いなどというたぐいである。ギールツが1960年代にすでに指摘しているように，戦争とは，何が真実であるかということをめぐって戦われるのではなく，「真実に対する自分達の見解」を声高に主張する権利を求めて戦われるのである[16]。

　このような論争は，医療現場においては珍しいことではない。本書の他の章で明らかにされているように，異なった社会集団は，病気を同定しそれに対処するための異なった定義と説明の枠組み，すなわち異なった物語り(ナラティブ)を保持している。例えば，インフルエンザの原因と，その最良の養生法について誰かに相談する場合，相手が呼吸器科医か，心理療法家か，ヨーガの導師(グル)か，鍼灸師か，同種治療者(ホメオパス)か，公衆衛生学の医師か，あるいは実際に最もひどいインフルエンザの症状である高熱や身体の痛みに苦しんでいる人かによって，全く違った答えが返ってくるだろう。スーザン・ソンタグ Susan Sontag が，遥か以前に指摘したように，結核，癌，エイズなどの多くの疾病の原因と適切な治療法は，時代によって，また異なる社会集団によって，著しく異なったものと見なされて来た[17,18]。それらは，例えば，天罰，浄化，聖なる印，美徳，怠惰あるいは貧困などによって身体のバランスが崩れた

結果，あるいは感染症などの，全く異なった「病いの物語りの物語り(メタ・ナラティブ)」によって理解されていた。もちろん，いくつかの説明物語り(ナラティブ)を同時に採用したとしても，それは少しもおかしいことではない。多くの人々は，重い病気にかかると，「病気が治ったらもっと深く信心します」などと，神と取引をする。一方では，西洋医学の細菌医学物語り(ナラティブ)によって定義された疾病の原因を信じて，同時に薬を服用するのである。

特定の病気（例えばインフルエンザ）の本質は何かという論争も，特に異なった文化システムに属する集団の間では，頻繁かつ激烈に行われてきた。例えば，伝統的な中国の医学（中医学）は，身体生理と病因について，西洋医学とは全く異なった説明物語り(ナラティブ)に基づいている。中医学には，西洋医学には概念すらない，たくさんの疾病概念が存在する。しかし一方では，うつ病のように「気」のエネルギーに基づく病態生理論では簡単に説明できない病気や，現代の中国においてさえ社会的に受け入れられないいくつかの病気は，中医学では無視されている[20]。

西洋医学それ自身においても，疾病の概念や原因論や治療論の物語り(ナラティブ)が，新しく起こっては，論争を呼ぶということが繰り返されて来た。新しい提案が「真実」に値するか，あるいは見当違いの仮説としてスクラップ置き場に追いやられるかについて，異なった学派が色々主張するたびに，科学的な「船」は揺り動かされる。この科学的真実のさしあたりの指標は，医学のメタファーとしては成功した目録といえる，**国際疾病分類（ICD）** に含まれるかどうかである。虚血性心疾患が，独立した疾患概念として認められるかどうかが議論されたのは，それほど昔のことではない[21]。一方では，post traumatic stress disorder（PTSD）[22]や，myalgic encephalitis（ME）[23]（訳注：主として英国で提唱されている，慢性疲労症候群（CFS）に近い疾患概念であるが，現在のところ世界的には未承認），そして人間における狂牛病（bovine spongiform encephalopathy: BSE）などの病態については，同様の論戦がいまだに盛んに行われている。おそらく，医学的研究の主な任務は，種々の隠喩的なシステム（提起されている病態の仮説）に対する証拠や反証を提供することによって，人々が彼らの病いの経験に安心して対処できるような，十分安全な物語り(ナラティブ)を確立できるようにすることなのだろう。この「安全な物語り」は必ずしも治癒を含んでいる必要はなく，それどころか症状の緩和さえ含んでいなくともよい（神経疾患の多くは治らないし，症状が緩和されることもない）。しかし，そのような物語り(ナラティブ)は，患者の症状を**社会的に**認めさせるものでなければならず，それによって患者を彼の「理解可能な共同体」に所属せしめるものでなければならない。慢性疼痛に苦しみながら，医学的診断が得られない症例の報告において，アーサ

ー・クラインマン Arthur Kleinman が生き生きと描写しているように，その症状が ICD 分類によって認知されず，そのために最悪の社会的な偏見，すなわち，仮病，嘘つき，あるいは気狂いなどというレッテルを貼られる危険にさらされている患者の苦悩は，並大抵のものではない[24]。

　医療従事者と患者の間には，病い（illness）と疾患（disease）の物語りを巡る葛藤もまた生じてくる。この葛藤のひとつのタイプは，患者が実際にする病いの体験と，医療従事者がそれを疾患へと再構成することの間の，存在論的な食い違いから生じてくるものである。例えば，患者が痛みや熱，咽頭痛を感じている時に，臨床医はインフルエンザAウイルスの増殖を見ている。病いは，病んでいる人がその中で生きている現実である。それに対して疾患の分類は，しばしば，健康と病いの二分法における健康者の側から，医療従事者が病んでいる人の経験を解釈するための，かなりおおざっぱな地図であるに過ぎない。スーザン・ソンタグは，著書『隠喩としての病い』の中で，下記のように述べている。

> 病いとは，人生の夜の側面であり，迷惑なものではあるけれども，市民たる者の義務のひとつである。この世に生まれた者は誰でも，健康の王国と病いの王国と，その両方の住民となる。私達はみな，健康の方のパスポートを使うことを好むのであるが，遅かれ早かれ，少なくともある期間は，もう一方の国の市民でもあることを思い知らされるのである[25]。

　臨床家（健康な人間）と患者（病いの中に住んでいる）との間で，ある程度物語りが異なるのは避けられない。しかし問題なのは，臨床家の疾患カテゴリーの物語りが患者の病いの物語りよりも優先させられてしまったために，患者の物語が無視され，混乱させられ，時に誤診がされてしまうような場合である。オリバー・サックス Oliver Sacks の主治医であった外科医は，成功したはずの手術結果に対する患者の疑念に耳を傾けず，サックスの下肢の重大な神経損傷を見落としてしまった。サックスは彼自身の混乱と絶望を，以下のように記している。

> 私は唖然としてしまった。私が自分の状況に気付いてからというものずっと抱いていた，苦悶に満ちた不安とおそれと，まるで拷問のような苦しみの全て，そして彼（外科医）との会見にわずかにつないでいた希望と期待，それら全ての結果がこれである！　私はこう考えていた。いったいこの医者はなんてやつなんだ。私の話を聞こうとさえしないなんて……[26]。

　最後に，医療従事者が，病気の本質や原因，その結果としての最良の治療法に

ついて，病んでいる人々とは異なった物語り(ナラティブ)を抱いている時にも，問題が起こってくるだろう。例えば，日常診療において，医師か患者のどちらかが，症状は心理的ストレスのせいであると考えているのに，もう一方はそれを「身体的な」疾患のせいであると考えているということはよくあることである。同様に，医療従事者と患者が異なった人種，あるいは異なった世代や社会階級に属している場合，現れている症状に対して異なった病因を想定するということもよくあることである。

健康管理における事実と虚構を見分けるための統計学的方法として，「根拠に基づく医療：evidence based medicine（EBM）」が，西洋医学システムにおいて，近年急速に発展して来た。おそらくEBMの最大の有効性は，それがある種の絶対的真実を予測するということではなく，以前は相いれなかった，原因と効果の物語り(ナラティブ)群同士を和解させ，対立していた学派に休戦をもたらすための，広範囲に渡るスペースを提供することにあると思われる。医学における他のほとんどの認識論的なシステムとは違って，EBMは単独の健康物語り(ナラティブ)を信ずることを全く要求しない。EBMは全ての患者と医療従事者に，「あなたの治療法は有効ですか？」「あなたの病気はどんな具合ですか？」と尋ねるかわりに，「その治療法は，治療しない（あるいは別の治療をした）のと比べて，有効でしたか？」と尋ねる。少なくとも英国では，今日，ありとあらゆる教派の信者，例えば，整形外科医，同種治療者(ホメオパス)，子どものほしい母親などがEBMの恩恵に預かろうとして神殿に殺到している。もちろん，EBMは物語り(ナラティブ)と無関係というわけではない。EBMそれ自身が，イアン・ハッキングIan Hackingによって描写された，現代的な物語り(ナラティブ)の中に存在しているのである[28]。それは，聖職者によるご託宣や，権威ある専門家の見解によってではなく，統計学的な確率を通じての相対的な真実を支持するという物語り(ナラティブ)である。EBMによって信奉されている「真実を告げる者としての専門家の死」という物語り(ナラティブ)は，宗教改革における聖職者への弾劾を回想させる。時代を経た後に，この物語り(ナラティブ)がどの程度その後継者にとって役に立つのか，あるいは失望させるのかを見極めることは，たいへん興味深いことである。

《文献と注》

1　Geertz, C. *The Interpretation of Cultures.* New York: Basic Books, 1973 (reprint), p. 49.

2　例えば，Kleinman A. *Rethinking Psychiatry. From Cultural Category to Personal Experience.* New York: The Free Press, 1988; または Desjarlais R, Eisenberg L, Good B, Kleinman A. *World Mental Health. Problems and Priorities in Low-Income Countries.* Oxford: Oxford University Press, 1995. を参照のこと

3　例えば，Geertz G. *The Interpretation of Cultures.* New York: Basic Books, 1973; MacIntyre A, The Virtues, the Unity of a Human life and the Concept of a Tradition. In Sandel M ed. *Liberalism and Its*

Critics. Oxford: Blackwell, 1984, pp. 125-48; Fish S. *Doing What Comes Naturally. Change, Rhetoric, and the Practice of Theory in Literary and Legal Studies.* Durham: Duke University Press, 1995; Rorty R. *Contingency, Irony, Solidarity.* Cambridge: Cambridge University Press, 1989.
4 Pinker S. *The Language Instinct. How the Mind Creates Language.* New York: Harperperennial Library, 1995.
5 病いにおける自由の喪失の体験についての鮮明な描写に関しては，Sacks O. *A leg to stand on.* New York: Summit Books, 1984. を参照のこと
6 Foucault M. *Birth of the Clinic. An Archaeology of Medical Perception.* London: Tavistock Publications, 1974.
7 Gadamer HG. *Truth and Method.* New York: Seabury Press, 1975.
8 Fish S. Change. *Doing What Comes Naturally. Rhetoric and the Practice of Theory and Legal Studies.* Durham: Duke University Press, 1989, pp. 141-62.
9 Rorty R. The Contingency of Language. In Goodman RB ed. *Pragmatism: A Contemporary Reader.* New York: Routledge, 1995, pp. 104-24.
10 このプロセスに関する最良の説明の一つとして，Good BJ. Semiotics and the study of medical reality. *Medicine, rationality, and experience. An anthropological perspective.* Cambridge: Cambridge University Press, 1994, pp. 88-115. を参照のこと
11 Keller H. *Story of My Life.* New York: Doubleday, 1991.
12 Hodes M. Refugee children. *Br Med J* 1998; **316**: 793-4.
13 Felman S, Laub D. *Testimony. Crises of Witnessing in Literature, Psychoanalysis, and History.* New York: Routledge, 1992.
14 Stanley Fish は「理解可能な共同体」を共通の物語りを担う集団――それゆえに密着した社会集団となる――として描いた。3 も参照のこと
15 英国の新聞 *The Independent* は，ボスニアの争乱からロンドンへ避難して来たある若い女性について報道している。「彼女は，ロンドンでは戦争に関する物語りを彼女と共有できる人がいないため辛い孤独に陥り，結局戦火によって引き裂かれたサラエボへ子ども達と共に帰国する道を選んだ」
16 Geertz G. The Politics of Meaning. *The Interpretation of Cultures.* New York: Basic Books, 1973, pp. 312-26.
17 Sontag S. *Illness As Metaphor and AIDS and Its Metaphors.* New York: Anchor, 1990.
18 Altman D. *AIDS and the New Puritanism.* London: Pluto Press, 1986.
19 例えば，Kübler-Ross E. *On Death and Dying.* Collier Books, 1997. を参照のこと
20 例えば，Kleinman A, Good B. *Culture and Depression. Studies in the Anthropology and Cross-Cultural Psychiatry of Affect and Disorder.* Berkeley: University of California Press, 1985. を参照のこと
21 Lawrence C. Definite and Material: Coronary Thrombosis and Cardiologists in the 1920s. In Rosenberg CE, Golden J eds. *Framing Disease: Studies in Cultural History.* New Brunswick: Rutgers University Press, 1992, pp. 50-84.
22 例として，Young A. *The Harmony of Illusions. Inventing Post-Traumatic Stress Disorder.* Princeton, NJ: Princeton University Press, 1995.
23 Aronowitz RA. From Myalgic Encephalitis to Yuppie Flu: A History of Chronic Fatigue Syndromes. In Rosenberg CE, Golden J eds. *Framing Disease: Studies in Cultural History.* New Brunswick: Rutgers University Press, 1992, pp. 155-84.
24 Kleinman A. *The Illness Narratives. Suffering, Healing & the Human Condition.* New York: Basic Books, 1988.
25 Sontag S. *Illness as Metaphor.* Harmondsworth, Middlesex: Penguin Books, 1983, p. 7.
26 Sacks O. *A leg to stand on.* New York: Summit Books, 1984, p. 81.
27 例えば，Kleinman A. *The Illness Narratives.* New York: Basic Books, 1988.の症例研究を参照のこと
28 Hacking I. *The Taming of Chance.* Cambridge: Cambridge University Press, 1990.

第2部
病いの物語（やまのストーリー）

第3章

中央値(メディアン)は何も語らない

スティーブン・ジェイ・グールド *

　最近の私の人生は，最も私にふさわしいやり方で，マーク・トウェイン Mark Twain の有名な二つの警句と深く関わっている。そのうちの一つは本章の最後に記すことにしよう。もう一つは，しばしばディズレーリ Disraeli（訳注：イギリスの政治家。保守党党首。1874～80年首相）の作であるともされているが，嘘には三種類あるというものである。その三種類は，後のものほど悪質である。それらはすなわち，「単なる嘘」「真っ赤な嘘」，そして「統計学」である。

　数字を用いることで，真実を実際より大きく見せる，標準的な実例について考えてみることにしよう。それは，これから私が話そうとすることに関係がある。統計学には「平均」すなわち「中心」の傾向を測る，複数の測定基準がある。「平均値 (mean)」は，全体の平均について私達が最も普通に用いる概念である。「平均値」を求めるには，事物を合計して，それを持ち主の数で割る。この次のハロウィーンで5人の子どものために100個の棒キャンディを用意したとして，もしこの世界が神によって公平に創られているならば，1人が20個をもらうことになる。中央値 (median) は，中心の傾向を表わす別の測定基準であり，これは文字通り真ん中の点を表す。もし5人の子どもを身長順に並ばせたとすると，中央の子どもは2人より背が低く，他の2人より背が高い子どもになる。この真ん中の子の身長が，5人の子どもの身長の中央値となる。もちろんこの場合，キャンディの平均的な分け前を決めるのには問題があるだろう。権力側にある政治

---

*Stephen Jay Gould：ハーバード大学で動物学と地質学の主任を務め，地質学，生物学および自然史の教鞭をとる。大学の比較動物学博物館の無脊椎動物古生物学部門責任者であり，『ダーウィン以来—進化論への招待』，『パンダの親指—進化論再考』，『ワンダフル・ライフ—バージェス頁岩と生物進化の物語』，Eight little piggies，『人間の測りまちがい—差別の科学史』，『干し草のなかの恐竜—化石証拠と進化論の大展開』，Life's grandeur などを含む進化生物学に関する多くの著述がある。

家は「我が国民の平均年収は 15,000 ドルである」と誇らしげに言うかもしれない。野党の党首は「しかし国民の半分は年収 10,000 ドルに満たない」と反論するだろう。両者共に正しいのだが，どちらも冷静かつ客観的に統計値を引用しているとは言えない。前者は平均値を，後者は中央値を用いている。一人の百万長者が何百人もの貧しい人々より大きな影響を持つような場合，平均値は中央値より大きな値になるが，中央値を求める場合にはそのような金持ちもわずかに一人の貧しい人を埋め合わせるに過ぎないことになる。

　統計学に対して普通一般の人々が不信感を抱いたり，軽蔑したりする原因となっている，さらに困った大きな問題がある。多くの人は，感情と理性，あるいは情緒と知性を分離しようとするが，これは不幸なことであり，妥当でもない。南カリフォルニアを中心にステレオタイプな態度によって喧伝されている，いくつかの現代的な伝統においては，「情緒」は「知性」と比べてより「真実」なものであり，行動の際の唯一の適当な基準として高尚なものであるとされる。一方「知性」は，流行遅れのエリート主義へのこだわりとして，死刑の直前に短い懺悔の時間がかろうじて与えられているといった扱いを受けている。この馬鹿げた2分法において，統計学はしばしば「撲滅すべき敵」のシンボルとなっている。ヒラリー・ベロック Hilaire Belloc が書いたように，「統計学は定量的方法における大勝利であり，定量的方法は不妊症と死における勝利である」のだ。

　もし適切に説明されるならば，これから述べる物語(ストーリー)は，極めて養育的で生命をはぐくむ，統計学に関する私的な物語となるはずである。科学についての，情緒に流されない学術的な知識の有用性を示すささやかなお話をすることで，知性の価値を貶める輩に対して，ここに聖戦の宣戦布告をしたいと思う。心臓（感情）と頭脳（知性）は一つの人間性における二つの焦点である。どちらも人間にとって欠くべからざるものなのだ。

　1982 年 7 月，私は，通常は石綿への曝露が関係する稀な悪性腫瘍である腹膜中皮腫に罹患していることを知った。手術から蘇生した後で，私は最初に，化学療法医でもある私の主治医に「中皮腫について一番良い専門的な文献は何ですか」と質問した。彼女は外交官のような調子で，「医学文献には読む価値のあることは何も書いてありません」と答えた。彼女はいつも率直な態度で接してくれていたのだが，この時が唯一の例外だった。

　もちろん，文献を手に入れないままで知的であり続けようとすることは，最も猥褻な霊長類である**ホモ・サピエンス**に貞操を守ることを勧めるのと同じくらいに難しいことである。歩けるようになるとすぐに，私はハーバード大学のコート

ウェイ医学部図書館に向かい，コンピュータの文献目録検索プログラムに「中皮腫」と打ちこんだ．1時間後，腹膜中皮腫の最新の文献に囲まれて，なぜ私の主治医はあのような人間味に溢れた答え方をしたのか，私は息をのんで実感した．文献から得られた情報は，それ以上残忍にはなれないという類のものだった．中皮腫は完治不可能で，発見後の予後中央値はわずかに8カ月．私は言葉を失い，15分ほどボーッと座っていた．その後，苦笑いしながらこう呟いた．「なるほど，それで文献を手渡してくれなかったのか」．しかしその後で，ありがたいことに，私の頭脳は再び活動を開始した．

「少しばかりの学識は危険である」(訳注：生兵法は大怪我のもと)ということわざがもし正しいとすれば，私はまさにその典型的な実例に出くわしたことになる．癌と闘う際には，患者の闘病姿勢は明らかにその経過に大きな影響を与える．なぜかは分からない．しかし私の古典的な唯物主義的な視点からは，それは精神状態が免疫系にフィードバックされるからだと思われる．しかし同じ癌の患者を年齢，階級，健康度，さらに社会経済的な状況でマッチさせた場合，一般的には前向きな姿勢と，強い意志と生きる目的を持ち，努力することを惜しまず，医師の言うことを何でも受動的に受け入れるのではなく，自分自身の治療に対する自助努力を積極的に行う人の方が，長生きする傾向があるのだ．数カ月後，私にとっての個人的な科学の導師であり，ノーベル賞受賞者でもある免疫学者のピーター・メダワー卿 Sir Peter Medawar に，癌に打ち勝つための最良の処方は何であるかを質問してみた．「楽観的な性格だよ」と彼は答えた．人間というものは，明確な目的に対してであっても，すぐには自分をそれに合わせて変えることは難しいものだ．しかし私は幸運だった．私はどちらかと言えば感情の起伏の少ない性格で，まさにこの楽観的な性格であることには自信があった．

それゆえに，神ならぬ人間である医師にはジレンマが生じる．闘病姿勢は病気の経過に強い影響を与えることが分かっているのに，このような暗澹たる結論を告げてよいものなのか．何らかの陳述が本当は何を意味するかということを評価するには，統計学に対する理解が必須なのだが，その統計学を十分に理解している人がほとんどいないからといって，このような結論が鵜呑みにされてよいのだろうか．バハマ陸カタツムリの微視的進化の定量的研究に何年にもわたって携ったために，私は自分の統計学に関する専門的な知識には自信があった．そしてこの知識が私の命を救うのに重要な役割を果たしたことを確信している．フランシス・ベーコン Francis Bacon が力強く主張したように，本当に知識とは力なのだ．

問題は簡単に言えばこういうことである．「予後の中央値が8カ月」であるこ

とは，私達の常識的な言葉では何を意味するのだろうか。統計学の訓練を受けていない多くの人は，その文章を「私は恐らく8カ月のうちに死ぬだろう」と解釈すると思われる。まさにこの結論こそが，絶対に避けなければいけないものなのだ。その理由は二つある。一つは，このような公式化はそもそも誤りであるからであり，もう一つはこのような結論は闘病の姿勢に悪影響を与えるからである。

　もちろん，私は喜び過ぎはしなかった。しかし私はその文章を，そのような常識的な言葉として読んだのでもなかった。私は専門的なトレーニングを受けていたので，「予後中央値8カ月」を全く違うように解釈したのである。その違いは微妙なものに見えるが，しかし最終的には重大な相違が生じるのである。そればかりでなく，このものの見方は，進化生物学と自然史という，私自身の専門領域における特徴的な考え方を体現しているのである。

　鋭い本質と明確な境界を探求するプラトンの遺産という歴史的な荷物を，依然として私達は背負っている（それゆえに，自然はしばしば他に還元し得ない連続性として我々の目の前に現れるものであるにもかかわらず，私達は曖昧さのない「生命の始まり」とか「死の定義」とかをその中に発見することを期待してしまう）。明確な区別と分離された不変の実在を強調するこのプラトン主義の遺産は，「中心の傾向」の統計的測定基準を誤って理解させ，実際には変動，濃淡，連続性を持つ私達の現実世界を適切に解釈することを妨げるのである。要するに，私達は「平均値」や「中央値」を厳密な意味での「実在（reality）」として見ている。そして同様に私達は，「変動（variation）」を，この隠された実在（すなわち中央値や平均値）を計算する時に生ずる，一過性でかつ不完全な測定値に過ぎないと見なしているのである。もし「中央値」が実在であり，その周りにある「変動」が計算の過程で生ずる実体のない誤差に過ぎないのであるなら，その場合には「私は恐らく8カ月以内に死んでいるだろう」という解釈は妥当なものと言ってよいのかもしれない。

　しかし進化論生物学者であれば誰でも，自然における唯一の他に還元し得ない実在は「変動」そのものであることを知っている。変動こそが厳密な意味での真実であり，それは「中心の傾向」の一連の不完全な測定誤差ではない。平均値や中央値は単なる抽象概念にすぎない。それゆえに，私は中皮腫についての統計を全く異なった観点から理解する。それは私が，穴のあるものを見たらドーナツだと思う傾向のある楽観主義者であるという理由からだけではない。それは，第一に変動それ自体が現実であることを知っているという理由からである。私は私自身を「変動」として位置づける必要があった。

予後中央値8カ月と知った時，私の最初の知的な反応は，「結構じゃないか。半分はそれより長く生きるということだ。私が長い方の半分に入るチャンスがあるとしたら，それは何だ」であった。私は1時間あまりも，闘志を燃やしながら，一方では多少神経質にもなりながら文献を読み続け，最後にほっとしながら結論した。「上等じゃないか」と。私は若いし，比較的早期の段階で病気が見つかり，国内で最高の治療を受けるだろう，とあらゆる点で長く生きる可能性を示唆する特徴を有していた。私には生きがいがあり，データを適切に読む方法を知っており，絶望してもいなかった。

　私は，専門的観点からさらに考え，もう一つの重要なポイントを発見した。そしてそれはさらに私を元気づけるものであった。私はすぐに，中央値8カ月についての変動の分布が，ほぼ確実に統計家が「右偏り型」と呼ぶタイプであることに気がついた。正規分布においては，中心の傾向の左側プロファイルは右側プロファイルの鏡像である。偏りのある分布ではそれは非対称的であり，変動は他方と比較して一方により長く引き延ばされている。もし左に広がっていれば左偏り型，右に広がっていれば右偏り型である。変動の分布は右偏り型に違いないものと私は判断した。結局，分布の左側は変更不可能なゼロが下限境界となる。なぜならば中皮腫は，死亡時か，あるいは死ぬ前にしか発見し得ないからである。それゆえに，分布の下（あるいは左）半分にはほとんど空間がない。それはゼロと8カ月の間に押しつぶされているしかないのである。しかし上（あるいは右）半分は，結局最後には誰も生きていないとしても，何年も，何年にもわたって広がっている。分布は右偏り型に間違いなく，私はどれだけ長く尾が伸びているか知る必要があった。というのはすでに私は自分の好ましいプロファイルによって，私が曲線の右半分の候補者である資格が十分あると結論付けていたからである。

　その分布は，事実強く右に偏っていて，中央値の8カ月の上側に何年もの，小さいながらも長い尾を持つものであった。私がその小さな尾に入らないといういかなる理由もないことが分かった時，私はとても長い安堵のため息をついた。私の専門的な知識が役立った。私はグラフを正確に読んでいた。私は正しい質問をして，そしてその答えを見つけたのであった。私のおかれた状況の中で可能な限りの最も貴重な贈り物である，価値のある残された時間を私は手に入れたのだった。私には立ち止まる必要はなく，イザヤ（訳注：BC720頃のヘブライの預言者）のヘザキア（訳注：ユダ王国第13代の王，在位 BC715-687。宗教改革を行ったことで申命記史家によって賞賛される。新約聖書ではイエスの祖先のひとり）に対する命令「汝の家を整然とせよ。汝は死ぬだろう。生きることはできない」にすぐに従う必要もなかった。私はよく物事を考え，

計画し、そして病気と闘うための十分な時間を持てるだろう。

　最後に、統計的分布についてもう一つ重要な点に触れておこう。この生存の分布はある特定の状況だけにあてはまるのである。今回の場合は、中皮腫に対して通常の治療法が行われた場合だけに適用されるということなのだ。もし状況が変われば、分布も変わるだろう。私は臨床治験のプロトコールに参加していたので、もし幸運の女神が私に微笑むならば、私は、大きな中央値を持ち、高齢による自然死に至る長い尾を持つ新しい分布の最初のコホート（一団）の一員となる可能性がある。

　「死の受容」を、人間に本来備わっている尊厳と同等の価値あるものとみなすことは、私の考えでは、少し流行を追いすぎているように思える。もちろん私は、「愛する時があるように死ぬ時もある」という「伝道の書」の著者の見解には賛成する。そして私の混乱が終わる時、私は静かに自分自身の方法で最期の時を迎えたいと思っている。しかしながら、ほとんどの状況においては、死は究極の敵であるというもっと好戦的な人生観の方を私は好む。だから、光が消え行くことに逆らって、激しく荒れ狂う人々を非難するつもりは全くない。

　病気との闘いの武器はたくさんあるが、なかでもユーモアほど効果的なものはない。私の死は、スコットランドで行われた、私の同僚たちのミーティングにおいてアナウンスされた。そして私は親友の一人が書いた私の死亡記事を読むという、無上の楽しみを味わうことができた。私の親友である某氏は、私が死んだというアナウンスの真偽を疑い、それが本当かどうかの調査までした。彼もまた統計学者で、この時まで私が左の尾の中に入るとは予想していなかったからであった。それにも関わらず、この事件は、中皮腫と診断された後で、はじめての心からの笑いを私に与えてくれた。ちょっと考えて欲しい。私はマーク・トウェインの最も有名な文章「私の死の報告は大いに誇張されている」をほとんどそのまま繰り返すことができたのだから。

　　後記：これを書いて以来、実際に私の死亡記事が、5年の間隔で、欧州の2つの雑誌で報道された。噂は広く知れ渡り、そして長期間続くものなのである。私は2回とも大声で不満を言い、撤回を要求した。私は、自分がマーク・トウェインのような度量を持ち合わせていないだけだと思っている。

第4章

私の人生が変わった晩

ロバート・マックラム*

　3年前の夏の晩，私の頭の中で正確には何が起きたのか，誰も知ることはないだろう．しかし，それは多分こんなふうにして起こったのだ．最初，私の1本の大脳動脈の内側，奥深いところで密かに血栓ができはじめ，身体の中で心臓に次いで貪欲に血液を必要とする一つの器官への血液供給が絶たれた．その結果，おそらく何時間かして，血栓が私の大脳の右側で破裂し，コントロールできない「出血」が大脳組織の不可逆的破壊をもたらしたのである．私はこの大脳の中で進行するドラマに全く気が付かなかった．私が知っているのは，寝ようとした時にひどい頭痛があったことと，次の朝，ほとんど体を動かすことができなかったことだけだ．一晩のうちに私は，専門家が「右半球の出血性梗塞」と呼ぶ，あるいは世間で「脳卒中」と呼ばれる病いを患ってしまったのだ．脳卒中（stroke）とは，古い英語では「打撃」とか「大きな不幸」を意味する．

　毎年数10万人の英国人に脳卒中が起こり，その内の約3分の1はすぐに死亡する．しかしそれが私の身に降りかかった時，私はその不幸に対して全く無知であった．

　北ロンドンにあるアイリントンの自宅で起き上がることもできずに，自分自身がベッドの中にいることに気がついたのは，ある土曜日の朝だった．ジャーナリストである妻のサラ・リアルはサンフランシスコにいた．自分のベッドの上にいることは奇妙だったが，そんなふうにどうすることもできない状態であったのはさらに奇妙なことだった．しかし痛みはなく，今から思い返してみると，その時はかろうじて意識が半分あった．階下では大きな柱時計のチャイムが8時を告げていた．重いえび茶色のカーテン越しに明るい陽光が透けて見えた．その日は，

---

*Robert McCrum：Observer 紙の文芸編集担当重役．彼の著書 *My year off: rediscovering life after stroke*（私の年休：脳卒中後の人生再発見）は 1998 年に Picador 社から発刊された．

ケンブリッジまでドライブして，私の両親を訪問することになっていた。もう起床しなければならない時間だった。しかし私の左半身は，全く動かなかった。私は体重 95kg の動くことのできない身体になってしまったのだ。私は真っ直ぐに座れるようにベッドの中でのたうちまわり，サラが一緒にいてくれたらなあと思った。私は不安ではなかったが，あせりととまどいを感じていた。

　私の人生が「古い人生」と「新しい人生」に二分割されたこの瞬間を，私は何千回もまざまざと思い出したものである。奇妙なことに，私は変化に対する準備はできていると感じていた。しかし，その変化がどんな種類のものなのかは，その時まで分からなかった。私は 42 歳だった。17 年間，Faber & Faber 社の編集担当重役として，心身をすり減らしながら生計を立ててきた。その間，カズオ・イシグロ Kazuo Ishiguro や，ミラン・クンデラ Milan Kundera のような作家と一緒に仕事をして来た。さらに小説も書き，時には世界の紛争地域におけるフリーランスのジャーナリストとして，取材に飛び回ったりもしてきた。

　精神的には，私はヤッピースーツの下に対空砲火ジャケットとジーンズを身に付けていた。そしてシックではあるけれど「ハート」のないロンドンのサロンにいるよりも，地方を回っている時の方がずっと落ち着くと考えることが気に入っていた。実際，私が倒れた日の夕刻には，今では私自身が私の古い人生の典型であると考えているようなことをしていたのである。私はその日，コベントガーデン（訳注：ロンドン中央部の地区）にあるレストラン「アイビー」で，出版社のキャシー・ロビンスと一緒に夕食をとっていた。私は，食事の前に，その日一日中私を苦しめてきた頭痛を減らそうと，ニューロフェンを 2 錠飲んでいた。アイビーでは，私はシャンペンを注文した。あの「古い」生活では，グラス一杯のシャンペンは多くの困難を拭い去ってくれたものだ。しかし，キャシーと私が座ってコーヒーを飲んでいる時にもまだ頭痛は続いていて，説明できないような疲労を感じてあくびが出たことを覚えている。なぜかと思いつつも，たった 2 杯飲んだだけで，私の話し方はぼんやりとした不明瞭なものになってしまった。私のアメリカンエキスプレスの領収書は私が食事の支払いをしたのが 22 時 38 分であったことを示している。私の署名はしっかりしたものだった。しかし何かがおかしかった。キャシーにおやすみを言った後，私はやっとの思いでタクシーを呼び止めて，自分の家に向かった。

　アイリントンに着いた時，私の両足は鉛のように感じられた。歩こうとすると，まるで深海の潜水夫のようなありさまだった。明らかに私の具合は悪かったのだが，症状は馴染みないものだった。そこで私は英国最高の治療法である，一杯の

第4章 私の人生が変わった晩

紅茶に頼ることに決めた。階下の台所で，私はサラの陽気なメッセージを留守番電話で聞いた。それにはダイヤルすべきホテルの電話番号が入っていたが，いつにない疲労を感じていたので，朝まで待つことに決め，2階のベッドまで登って行った。卒中の発作が襲った時，生来の平衡感覚にとてつもない混乱が起こったことを経験した。意識はしっかりしていて清明だった（と私は思っていた）が，手足は応えてくれなかった。その朝の最初の記憶は断片的で，まるで幻覚のようである。

私はやっとのことで，私達の大きな真鍮製ベッドの端まで転がっていった。その次に，私の左半身の重みによって，ベッドの端からひきずり込まれるようにして床の上に激しく落ちた。私は衝撃を受け，狼狽していた。そして最初に考えたのは電話をかけて助けを求めることだった。ベッド脇のテーブル上には電話があったのだが，今となっては手の届かぬところにあった。それで，私は裸のままで，電話をかけることもできず，そこにそのままになっているしかなかった。私は気絶していたのではないかと思う。というのは再び意識を取り戻した時に，通りはさらに騒がしくなっており，交通量も増えているようで，陽は高く昇っていたからである。電話が短く，気を狂わすほどに鳴り，そして鳴り止んだ時，留守番電話のスイッチが入り，録音が始まったのだろうと思った。

しばらくの間，記憶がはっきりしない。時計のチャイムを再び聞いた時，3時だった。床に横たわっていて，両親との待ち合わせの機会を逸したことがひどく気にかかり始めた。時折，無理なことは承知で，右側に力が残っているのだからと自分に言い聞かせて，通りをよろめきながら横切って自分の車まで歩いて行って，何とか片方の腕で運転しているイメージが浮かんだ。私はちょうど輪の上にいるネズミのように，必死の逃走プランをあれこれと考えていた。その時，また電話が鳴った。どういう具合だったのか，私は居間の床に置かれている電話に出なければならないと考えていた。普段は考えられない程の力を振り絞って，階段の最上部までカーペットの上を這いずって行った。

幸運なことに手摺りは自分の右側にあった。そこで手摺りに右手を伸ばし，自分自身を引っ張って階段の一番上まで進んだ。再び私自身の重さにまかせて，私は頭からまっ逆さまにカーペットが敷かれた階段を，苦しみながらもなされるがままに中二階に着地するまで滑り落ちて行った。私の初版本ばかり集めた図書館があるとしたら，そこから本を借用する人は，この時の私と同じようにくっきりとものが見えたと思う。その日の出来事のうちでも，特にこの瞬間を私は鮮明に思い出す。最早，自分が24時間前の自分ではないという事実が，私にははっき

りと分かり始めた。時々，このような私の考えは電話が鳴ることで中断された。微かなヒューという音，留守番電話がカチリという音が聞こえたと思った。そして受話器に手が届けば，サラの声を聞くことができるはずだった。私は恐ろしく悔しい思いをしていた。私はこう叫びたかったのだ。「おーいサラ，僕はここにいるよ。お願いだから助けに来てくれ」

　夕暮れが迫り，居間への降下という最後の飛行を試みることを決心した。今度は，階段の手摺りに置いた右手で体重をコントロールしながら，1インチずつ廊下の真中まで頭から降りていった。そこは薄暗く，そして心地よい冷気が漂っていた。そのチャイムで私の一日に何度も区切りをつけてくれた時計が，近くでカチカチとしっかりと時を刻んでいた。さらに這いずって，やっと居間にたどりつくことができた。そしてそこには，カーペットの向こう側に電話があった。私は，ロッキー山脈を越えてようやくカリフォルニアに到達した開拓者になったような思いだった。英国電信電話局の記録では，私が両親に電話をかけたのは──私はそれまで緊急コールをかけたことがなかったのだ──19時53分だった。心配する母に動けないことを告げた。今や物事は素早く動き出した。電話が再び鳴ったが，それは兄弟のスティーブンからだった。彼と彼の婚約者のエミリーが我が家に向かっていて，警察を呼んでくれていた。外でサイレンが鳴っているのが聞こえ，郵便受けを通して声が聞こえた。やっとのことで「ドアを開けられないんだ」と答えた。別のサイレンと，材木を割る音が聞こた。私は裸であることを心配していたことを思い出したが，疲労の方が恥ずかしさに勝っていた。

　まもなく，私は支えられて救急車の中にいた。エミリーの手を取って彼女が声を絞り出すように答えるのを感じた。家族と一緒で私はとても幸せだった。私は病院へ向かっていた。私は生き延びたのだ。

　私の主治医のアンドルー・リーズ Andrew Lees は私に，出血は打撲傷の一種だと考えるようにアドバイスをし，時間が経てば，掃除屋のマクロファージ細胞が文字通り大脳組織の損傷を食べ尽くし，私の脳のその部分に瘢痕を残すだろうと話してくれた。早期のCTスキャンで，脳の深部に脅すような黒いシミとして出血部位が確認された。不吉な汚点は徐々に小さくなって消えていくものだろうが，この立派な画像にもかかわらず，なぜ脳卒中が起こったのか納得できる説明はなかった。事実，およそ40％の脳卒中の原因は説明できないのだ。これは患者を医師と同様に無気力にするものである。リハビリテーションの専門家であるリチャード・グリーンウッド Richard Greenwood 博士が，医師は脳についてはとんどなにも分かっていないことを話してくれたのが，妙に慰めになった。

私は回復が遅いことに真正面から向きあわなければならなかった。脳卒中の場合には，まるで標的が逃げていくようなものなのだ。それは，気付かれないほどにゆっくりとよくなっていく。また環境に順応することと，待つことも学ばなければならなかった。このことが起こる前には，ワンセンテンスの文章をタイプするくらいの時間があれば，通りを横切って手紙をポストに投函することができた。約1年の間，私は椅子から自分をヨイショと持ち上げ，杖を探して，正面玄関まで足をひきずって行き（約3分間かかる），通りへの階段をうまく切り抜けて，角まで進んで（およそ5分間），そして次にヨタヨタと戻ってきて，ちょうどマラソンを走り終わったかのようにソファに崩れ落ちなければならなかった。私はそれまでは，とても素早く物事をこなすことで知られていたのだ。しかし今では考え方と生活方法の両面で，「遅さ」が私の良き友人となった。時として，脳卒中が私の個人史において取り消すことができない事件であったことを認めることが困難なことがある。恐れ慄きかつ孤独であったことを認めることは，私に対してこの試練を与えた世界に深い怒りを時々感じることを認めるのと同じくらいに，難しいことである。

　私は時として，多分夢を見ているのではないかと考えることがある。時折は「自分は夢を見ているのだろうか？　これは本当に起きたのだろうか？」と大きな声で口に出すことさえある。しかし，違う。夢を見ているのではない。今はずっと回復してはいるが，それでも私は永遠に変わってしまったのである。

　本文は Robert McCrum（London: Picador, 1998）*My year off: rediscovering life after a stroke*（私の年休：脳卒中後の人生再発見）からの抜粋である。掲載を快く許可して下さった著者と出版社に深謝の意を表する。

第5章

血友病サバイバルガイド

ドナルド・ベイトマン*

　1920年頃のことでした。私の息子ドナルドがまだハイハイしているころのことです。息子のうわくちびると歯ぐきの間が切れて，多量に出血しました。私は息子を病院に連れて行き，数針縫ってもらいました。病院では「息子さんは血が止まりにくい子どもだ」と言われました。

　息子は抜歯の時にひどく出血したことが何回かあり，そのたびにリーズ総合病院に行かなければなりませんでした。病院では歯ぐきを繰り返し縫う治療しかしてくれませんでした。そして，「息子さんは歯ぐきがぶわぶわしている」と告げられました。「私の弟も叔父も同じような状況だったんですよ。何かもっとひどい病気ではないでしょうか？」と言ってみましたが，医師は「その人たちも歯ぐきが弱かったんですよ」と言うばかりでした。息子が11歳になるまで血友病という言葉は一切耳にしませんでした。

　あるとき息子は大変具合が悪く，病院に入院していました。医師は出血を止めるのにてこずっていました。私は何度も医師のしている治療を中断させて，「私がガーゼを当てて押さえたほうが先生方よりも上手にできると思いますが……」と申し出ました。医師は大変心配そうでしたが，私にやらせてくれました。よっぽど息子の具合が悪かったんでしょう，さもなければ私が息子のベッドに近づくことなど許してくれなかったはずです。この出来事のあと，看護婦さんが医師に「あの母親は途中でしゃしゃり出てくるから気をつけて」と言っているのが聞こえてきました。これを聞いて，母親としての喜びを感じました。母親なら自分の子が病気で苦しい思いをしているときに心配するのはあたりまえですから。

　もし医師が私に少しでも病気のことを教えてくれたら良かったのに，と思います。医師が何も教えてくれなかったために，医師には血液の病気について知識がないものだと，私は勝手に決めつけてしまったのです。例えば，息子のドナルドがなぜこんなに簡単にしかも多量に出血するのか，私達には全く理解できなかったのです。かなりひどい青あざを診てもらいに息子をかかりつけの医師に連れていったときには，医師

---

*Donald Bateman：14歳でリーズの学校を出，印刷屋に弟子入り。氏の教育はすべて継続教育（訳注：義務教育を修了した大学生でない人々を対象とした英国の教育制度）を通じたものである。退職時，氏はブルーネル・カレッジ学部長。その後，同大学理事長を10年務め，現在は，ブリストル市立大学の理事。印刷コンサルタント。

は「温湿布を当てて打ち身用のエキス薬を塗っておくように」と言うだけでした。医師に診てもらうにはかなりのお金がかかり，気軽にとはいきませんでした。1回行くと薬代も含めて2シリング6ペンス，1回往診に来てもらうと3シリング6ペンスもかかりました。私達は現金で支払いました。その場で払えなかった患者のところには，2ペンスあるいは3ペンスずつ取り立てに人がやって来ました。私達が病院や救急車とうまくやっていたのは，夫がリーズの労働者向け病院基金にお給料から天引きで毎週1ペニーずつ払っていたからです。

1947年頃になって初めて，出血がひどい親戚を「家系図」に書いて欲しいと，ある病院が私に依頼してきました。

もし医師が母親に，この病気について何か少しでも教えてくれていたら，どんなに気が楽になったでしょう。でも，医師はみな自分達が神様のように偉いかのごとく威張っていて，私達には何も話してはくれませんでした。医師が患者に少しでも話をすることは，「出血大サービス」だと考えているかのようでした。

　　　　上記はこの章の著者の母親，エミリー・ベイトマン夫人の口述をそのまま書き起こしたもの。1973年7月7日，80歳の時に録音されたものである。

医学の正式な歴史は，一般診療医や医学研究者によって記録されるものであり，患者によって記録されるものではない。病める者は，貧しい者と同様に，ほとんど記録をあとに残せないのである。

臨床の医師が無知であったために，歴史的な過ちが起きた分野もある。第二次世界大戦以前は医師がエリートであったために，批判されることがなかった。いったん一般開業医がその資格を得ると，大部分の者は退職するまで勉強しなくていいと思われていた。臨床医はエリートであったがために，患者診察の時に目にする新しい知見を受け入れることができなかったのである。

慢性の病気を持った患者というものは，（主観的には）主治医よりもその病いに関する知識を多く持っているかもしれない。血友病が最良の例であろう。私は英国に5,000人いる血友病患者の1人である。私は1919年に生まれ，全くの無知と誤った治療から始まって，安全な（と思いたい）第Ⅷ因子によって問題が解決するに至るまでのすべてを経験したのである。

私が少年期と青年期を生き延びたのは，医療の専門家のおかげというよりは，むしろ，生来の優れた勘を持った，労働者階級の社会主義者かつクエーカー教徒であった私の両親によるところが大きい。私の場合は典型的な伴性遺伝である。私の母方の叔父も母自身の叔父も血友病だった。しかし，1930年代後半になり，やっと病気が遺伝性であることが医師に認めてもらえた。赤ん坊の時[1]，私はうわくちびるの内側のヒダ（小帯という）を切った。この部分は血の流れが多く，

また傷つきやすい場所にある。最初に入院したときのことや，その後繰り返し傷を縫ったことは記憶にないが，10歳の時から私は「血が止まらない子ども」(訳注：bleeder. 卑しい奴，寄生虫の意で血友病の蔑称でもある) というあだ名を付けられていた。

当時の学術雑誌では医師に以下のごとく助言している。「出血しやすい人は，資産があるならば何らかの学問をして専門職に就くとよい。もしその人が学生であるならば，決闘は禁止である」[2]。私の育ったホルベックというところには，資産のある人などほとんどいなかった。また，決闘など私達のやるようなことではなかった。スペイン王家はこの助言をよく受け入れ，血友病の息子のために，芝生や遊び部屋にマットレスを敷き，遊び場の木の幹にはぶつかっても大丈夫なようにクッションをつけていた。私が子どものころ転げ回って出血したり，非常に大きな痛い血腫ができたりしたときは，母は温湿布を当てるようにと医師にいわれたものだったが，今日では患部を氷で冷やして治療するのだ。私が大げさに言っているように思うだろうが，この治療法はその後40年も推奨され続けたという証拠がある。ノルマ・ガイという母親が「かかりつけの一般開業医から，カオリンの温湿布を当てて温かくしておくように」と1960年代になっても言われたと，*Haemophilia Journal*（血友病学雑誌）で打ち明けている[3]。

「立派な人々」の間には，この病気が近親婚や近親姦から起こるという臆測があった。これは，ビクトリア女王を介してヨーロッパのさまざまな王様にこの病気が拡がっていったことによるものであった。血友病という名前は1854年に登場した。これはビクトリア女王のことや遺伝性が初めて認識されたことと関係づけられている。医学書は1823年のホップ Hopff による論文を挙げてその功績としている[4]。血友病という名前は医師の間でだけ用いられた。患者とのうすっぺらい会話の中では，医師は患者を「血が止まらない人」呼ばわりしたのである。医師は二つの言語を使い分けていた。一つは専門家同士で用い，もう一つは庶民である患者に対して用いた。子どもの時に，医師は私を「血が止まらない子ども」と呼んでいた。これは人を笑いものにした言葉であり，私は傷つき，よく腹を立てた。こんなあだ名まで付けられ，私はこの病気を隠そうとする医師の陰謀の一部に組み込まれてしまった。このように呼ばれるのは病気そのものより苦しかったし，患者としては自尊心もなくしてしまった。血友病という正しい病名があれば，少しは世間体を気にしなくて済んだのにと悔やまれる。血友病協会が血友病という正式名称を広めるようになったのは1951年になってからだった。

1920年代においては医学界の視野が狭く，私の母の持つ経験という証拠は受け入れられなかった。そのため私は乳歯が抜けたあとで大量に出血し，病院の医

師から母が「お宅のお子さんの歯ぐきはぶわぶわですね」といわれた。さらに2週間ほど出血が続き，再びその医師に診てもらった。母は，自分の弟も叔父も同じような病気だったことを医師にしつこく指摘した（母がこれくらい執拗だったので私はたびたび助かったのだが）。母は医師から，「その人たちもやはり歯ぐきはぶわぶわだったんでしょう」とあしらわれた。この出血しやすさは遺伝する体質だったのにである。医師は母に「あなたには同じ病気はないでしょう」と言い，以後は母をトラブルメーカー扱いして取り合わなかった。普通の総合病院やその救急部門にとっては，未知の問題や，何だかわけがわからない症状が続く人は誰でも邪魔者なのであった。そのような人たちこそ情報の宝庫だったかもしれないのに。私のこの1回の出血だけからでも，正しい診断ができる可能性もあったのに。

　私は若い頃，太ももの骨を折って病院に信じられないほど長く入院したことがあった。現代では，ストレスのあるときに母親から離されていると，子どもは長期に及び心理的ダメージを受ける可能性がある，といわれている。両親は，なんとひと月に一度しか私を見舞うことができなかったのである。ジェームズ・ロバートソン James Robertson は，戦時中に疎開した子ども達に関する先駆的な研究をした。そのおかげで近代的な考えが生まれ，子どもが病気で入院しているときには母親用にベッドが用意され，母親がそばにいられるようになったのである[5]。私の場合は，両親があらゆる手を尽くして何とか私が淋しがらないように気を配ってくれたが，それでも長期入院で気が狂いそうだった。私の苦しみの原因は，医療関係者が私の病気に戸惑い，どう治療してよいかまったくわかっていないことだった。誰であれ無知であるということは伝わりやすい。彼らが何も知らないということを私はもう知っていた。

　子どもながらにして私は，パニックに陥りつつも，この奇妙で孤独な病気を体験した。病気と戦うための頼りになるものはほとんどなかった。抜歯のあとは眠るのが怖かった。もしうつらうつらしている間に，のどや鼻や口が血の塊で一杯になって窒息したらどうしよう，と考えたからだ。また，血液型に関する知識がまだ限られていた時代だったから，病院で他人から直接輸血を試みられると，ものすごい寒気がしたものである。私の恐怖は，先程述べたガイ夫人の息子が60年代に経験した恐怖によく似ている。彼女はその後こう語っている。「うちの息子はお医者様を非常に怖がるようになりました。いわゆる白衣症候群です。息子はお医者様方が皆白衣を脱がないと，だれ一人として近寄ることを許しませんでした」[3]

子どもの時，病院に対する恐怖で私がやつれたのは，部分的には医療従事者の態度を反映したものであった。医師たちは私が理解できないものだと決めてかかっていた。しかし，小さい子というのはのみ込みが早いのである。医師が何にも知らないことによって私の恐怖は高まった。血友病についてなにか教えてもらえたなら，若い血友病患者が抱きやすい，自分自身への疎外感を防げたかもしれない。

入院中は，独房に監禁されている囚人のように，外界とほとんど接触がなかった。小さな子どもは名字でしか名前を知られていなかった。刑務所と違っていたのは，模範囚への減刑もなければ仮釈放もなかったことだ。教育を施す努力も存在しなければ，電話も見舞客もなかった。いるのは万事に無関心で，自分達の不死の魂について延々と説教をする牧師だけだった。お分かりいただけるだろうが，そのような牧師の訪問によってかえって恐怖は増すばかりであった。1991年に私が手を打ってひどい内出血をしたとき（数時間後にはボクシンググローブのようになった），私は約8年ぶりに第Ⅷ因子を点滴してもらう気になった。それまでの8年間はエイズウイルスを恐れて第Ⅷ因子を拒否していたのである。第Ⅷ因子を私に点滴しながら若い医師がこう訊いた。「小さいころにもこんなふうに内出血したんですよね。その頃はどんな治療をしていたんですか？」。ギプスをはめて，もう片方の手を母親が握るぐらいだったという答えしか私にはできなかった。

医学史には，血友病に関して不成功に終わった治療法が延々と記されているが，その中でラッセル・クサリヘビ毒はまずその筆頭の地位を占めるものであろう。インドの蛇のこの気持ち悪い毒液は，歯を抜いた後に塗り込まれた。とても苦く酸っぱいものであった。歯ぐきや舌に塗ると血は固まって，ひどい凝結物になった。血の塊は，酸っぱく，窒息しそうになるほど口の中で大きくなるのだった。1回塗ったくらいでは血は止まらず，患者は繰り返し行われる治療に耐えなければならなかった。歯を抜いたところに毒液のついたガーゼを当て，プラスチック製のはめ物をかぶせ，口を閉じて顎から頭にかけて包帯でぐるぐる巻きにして，お化けのようなこのはめ物を固定しておくのだった。近代技術が入ってきてこの道具は発展し，中世のさるぐつわにヘッドギアとゴムひもか革ひもを付け，さらに固定用の金具を付けたようなものになった。ヘビ毒は開放創にも用いられた。このような方法も，治療としては勇気あるものだった。しかし，研究・開発はすべてあらぬ方向に向かっていた。

ロバート・グウィン・マクファーレン Robert Gwyn Macfarlane 教授の死亡記

事には，1934年7月に初めてラッセル・クサリヘビ毒を抽出し，血友病患者に投与したとしてその功績を讃えられている[6]。私はリーズ総合病院で初期にヘビ毒治療を受けた1人である。この創始者マクファーレン教授が讃えられるのは当然のことではあるが，その陰には誰にも語らない患者側の恐怖があった。私達は実験台であった。私の記憶が薄れてしまっているのは高齢のせいではなく，その当時の病弱さによるものである。大きな問題は，NHS（訳注：National Health Service. 英国の国民健康保険制度）以前の時代には，患者は自分にいったいどんな治療が行われているかを教えてもらえなかったことである。話題とはなっても，患者は話し相手に値する人間ではなかったのである。医師はベッドの両わきから，あたかもベッドに誰もいないかのように患者の状態を話し合うのである。患者や患者の感じる恐怖は無視されているかのように思われた。

　医学が無知であることは責任が重い。患者がその代償を払うのである。血友病患者の母親たちが支払う代償については，今まで充分に認識されてこなかった。保因者として，母親たちの多くは罪の意識を背負い，しかも過去においては血友病について何をするにも全くの無力感を味わった。ガイ夫人は自分の感じた罪責感を強調してきた。「息子は自分のせいで痛みを味わった……この罪の意識にいまだに苛まれるんです」[3]

　1947年7月，長い休み期間中に，歯を3本抜いてもらうために私は入院した。そこで私は死にかけた。これは誇張でも何でもない。入院前，抜歯の準備のために，私は非常に多量のカルシウムの錠剤を毎晩2週間にわたって飲み続けなければならなかった。抜歯の前夜は20粒も飲むのである。カルシウムの薬はもちろん，急激な便秘を引き起こした以外は何の役にも立たなかった。結局私は血まみれで集中治療室に行く羽目になったのだった。

　1962年には，これよりもさらに痛く危険な歯科治療の憂き目に4週間も遭わされた。回復には同じくらいの時間がかかった。以前の経験から私が警告したにもかかわらず，左の太ももの筋肉にペニシリンの注射をされた。これは大惨事であった。ひどく内出血をしたのである。私は意識を失い，脚にはまたしてもギプスをはめられた。3本抜歯するために病院に行き，松葉杖で退院したのは史上私だけだろう。

　クサリヘビ毒をたっぷり塗りたくることはほとんど効果がないばかりか，脚へのダメージも大変なものだった。今日，現代的治療の基本原則では「血友病患者にはいかなるときにも筋肉注射をしてはならない」とされており，現代の血液学教科書は，危ないので行わないよう特に警告を発している。いまだに私の太もも

が痛いのは、病院の無知の遺産である。というのも、筋肉注射の危険性はいかなる医師も知っておくべき筋合いのものだったからである。私は自分で医師に警告したが、その甲斐はなかった。私は今、杖をついて歩いている。1962年には私のかかりつけの一般開業医がこの出来事についての報告書をくれたのだが、その報告書は間違いだらけであった。私の入院日や退院日さえ違っていた。

ほんの20年前のこと、あるとき出血して知らない病院にかかり、救急医に私の血友病患者カードを見せた。救急医はそのカードをみて戸惑った顔をして言った。「いつから血友病なんですか？」。同じ病気に悩む仲間も、似たような会話を過去5年の間に聞いたことがあると教えてくれた。

一連の無意味ないかさま治療のあと、第Ⅷ凝固因子とフィブリノーゲンが豊富に入った寒冷沈降物（クリオプリシピテート）というものが現れ、血友病の治療の大きな突破口になった。寒冷沈降物は大量に注射が必要で、庭で使う噴霧器のような大きな注射器を用いてほとんど凍ったような溶液を入れるので、すぐ溶液が頭に昇る感じで、具合が悪くなった。

第Ⅷ因子製剤の登場によって、それは命を与える万能薬(エリキシル)になるはずだった。しかし、製剤に混入していたヒト・エイズウイルスの事件は有名である[7]。血友病患者で最初のエイズ（後天性免疫不全症候群）の犠牲者はブリストルで命を落とした。私はこの犠牲者とほぼ同時期に第Ⅷ因子の輸血を受けていたのにもかかわらず、奇跡的に死刑執行を猶予されたのである。その後7年間、私は第Ⅷ因子を拒否した。生化学者である同僚が、製剤の危険について警告してくれていたからである。私にわかることならば、血液科と関連のある人すべてにわかると思ったが、1,500人もの血友病患者がHIV陽性になり、多くが死んだ。私は1984年に車にひかれ、救急車で病院に送られた。私は第Ⅷ因子の投与を拒否した。私は「治療を拒否した」のだから自分で勝手に帰るように言われた。拒否してよかった。私はHIV陰性であり、一方私が7年間拒否し続けた製剤を投与された友人の多くは、命を落としたかHIV陽性になったかのどちらかである。

私がいちばんひやひやした時期は、数年間にわたりHIV陽性かどうかを定期的に調べられたときだ。私と同じ時期に輸血を受けた患者たちは陽性と出た。既決囚が刑の執行の猶予を待つ気分が、一時期よくわかった。これほどの悲劇はない。我々の命を救うはずの治療で、私の多くの友人が死んだのだから。

最大の事件といえば、エイズと第Ⅷ因子製剤との間の一切の関係が当初否定されたことであろう。私達は無理やり第Ⅷ因子という治療を受けさせられたのに、政府はあとから「製剤を求めたのは彼らだ。不運だった」と言ってのけたのであ

る。私はいちばん危険が高かった時期に第Ⅷ因子を拒否したために，2回もカウンセリングに送られたのである。

　私はよく生き残ったものだ。78歳にして私はほぼ正常という状態を得て，勝ち誇った気分だ。私は活発に人生を送っている。血液製剤からC型肝炎にかかってほぼ20年になることを除けばだが。これ自体は高い罰金である。この世にただなどというものはない。が，私達の払った代償はあまりにも大きかった。

　この記事は *Social History of Medicine* 1994; 115-33. The good bleed guide: a patient's story（血友病サバイバルガイド　ある患者の物語）からの，著者による抜粋である。

《文献と注》
1　血友病は生後すぐ症状が現れないこともあるが，まもなく問題が起こってくることが多い。ユダヤ教の儀典では生後8日目までに割礼を行うことと強調しているが，別にユダヤ教の信仰が血友病と無縁だったわけではない。教典タルムードのうち，2世紀に書かれたある章によれば，当時すでに遺伝性の出血傾向の存在が知られていたことがわかる。その章の中で律法師が割礼の合併症として出血を挙げている。ユダヤ教の家族の男児が2人続けて割礼中に出血が問題になったような場合には，割礼がその後免除になることもあった
2　Massey R, Massey S. *Journey*. 1972 (English edition 1973), pp. 20-1. からの引用
3　*The Haemophilia Society Bulletin*, No. 4, 1991.
4　Ingram GIG. The history of haemophilia. *J Clin Pathology* 1976; **29**: 469-79.
5　特に病院において子どもをどのように扱うかについて非常に大きな影響を及ぼしたのは，タヴィストッククリニックで働いていたJames Robertson であった。Robertson は病気の子どもには可能なかぎり長く母親が付き添うべきであるという原則を主張し続けた。Robertson は Harry Platt 卿に多大な影響を及ぼし，Platt 卿は政府に対する報告書で，母親は子どものいる病棟には自由に出入りを許されるべきであると推奨している。Robertson は1988年12月に没した。このテーマに関しては，死後に出版された著書 *Studies Of Very Young Children In Hospital, Fostercare And Institutions*（病院，里子制度，施設における年少児の研究）(London, 1989) に詳しい。
6　Robert Gwyn Macfarlane 教授（英国大勲位，文学修士，医学博士，王立内科医会会員）による Alastair Robb-Smith 博士の *The Haemophilia Bulletin* 1987; No.3, pp. 3-5 に掲載されたこの優れた死亡記事には，彼の血液病学における業績の詳細や，ラッセルクサリヘビ毒を初めて投与した1934年7月19日の日付も記されている。血友病協会は，協会会長であったマクファーレン教授を讃え，その名を冠した金賞を，血友病の研究に重要な貢献があった研究者に贈っている
7　Fee E, Fox DM. *AIDS: the burden of history*. Berkeley: University of California Press, 1988.

第6章

死に逝く人々の物語
ホスピスケアにおける記述療法

ギリー・ボルトン*

　　そうですね，どこからどんなふうに始めたらいいかよくわかりません。
　　　　　　　　　　　　　　　　　　　　　　　　あるホスピス患者の言葉

　　私は癌になって初めて，冬に鳥が鳴くことを知りました。
　　　　　　　パット・ピルキントン Pat Pilkington の著書[1]のある癌患者の言葉より

　　韻文は芸術家気取りの健康なおいぼれにこそふさわしい。死に行く人々や外科医は散文を使う。
　　　　　　　　　'C'[2] の中のピーター・リーディング Peter Reading の言葉より

　上記の最後の文は決して正しいとは言えない。詩人のピーター・リーディングは，乱暴な表現を用いて人を考えさせることで有名である。詩は簡潔で簡明，叙情的なので，死に逝く人々には特に適している。しかしながら，本章で筆者が焦点を当てようとするのは，「物語り(ナラティブ)を書き記すこと」である。死に逝く人々が恐れる言葉はいろいろあるが，単語のイニシャルにも怖い文字がある。神（God）を大文字の'G'で示すように，（癌（Cancer）を大文字の'C'で示した）リーディングの'C'もそのひとつである。Writing の'W'もそうである。健康な人でも「書く気にならない」と言うことはあるが，死に逝く人々もしばしばそう言う。
　しかしながら，それとは反対に，死に逝く人々が，書き記すことに深い癒しの働きを見出すこともある。神の言葉を聞きたいと願ったり，癌であるという事実に対して正面から立ち向かいたいとしばしば願ったりするように，書きたいと思

---

*Gillie Bolton：シェフィールド大学一般診療研究所の医療人文学特別研究員。彼女の著書 The therapeutic potential of creative writing: writing myself（創造的記述法の治療的可能性：自分について書くこと）は Jessica Kingley 出版社から1998年9月に刊行された。彼女は一般医が自らをふり返るために書くことについて研究している。

うこともある。このような状況で書き記すことは，小賢しい人たちや芸術家気取りの連中だけがすることができる，学校で嫌々やらされる宿題の作文ではなくなる。それは，残されたわずかな貴重な時間の中で，生じてくる様々な変化による混乱に対してどう向き合うかを表現する1つの方法となる。すべての混乱がネガティブではない。死が近いと知ることは，生の美に対する意識を研ぎ澄ますように思われる。書き記すことは，生の美を賞賛する理想的な方法であり，内で痛みをもたらしているものを，外に出す1つの方法でもある。

> それ（死のこと）が頭の中でぐるぐるまわっています。話すのは上手ではありません。でも，書き記すことで，そこから抜け出せるように思えるのです。それが頭の中でぐるぐる回らなくなりました。書いたものを見てみると，以前より頭の中が整理できるようになりました。グループの人に向かってそれを読み上げるのは，簡単なことではなかったのですが，書くことは，別の方法では表現できないなことを表現する，1つの手段となりました。私は書くことで，それを言うことができたのです。
>
> メイビス Mavis，ホスピス患者

　緩和ケアは，患者やその家族に対しホリステイック（全体的）な配慮をする。多くのホスピスには，デイサービスがあるが，動くことができる人なら入院患者でも利用できる。患者が何か取り組めるものを，ということで美術や工芸が導入されている。書き記すという創造行為もその一部となっている。ここで報告する研究は，「書くこと」が持っている潜在的な癒しの力の見取り図を作るということを目的とする試みだが，医学と看護の主流の中に，アートとヒューマニテイ（芸術と人間性）を位置づけようとする動きの一部でもある。

書くことは，癒しを促進する

　言われたこと，聞いたことを取り消すことはできない。私達は自分が話してきたことと共に生きて行かなければならないことをよく知っている。一方，書き記すことは私的な行為で，患者がそれを他人に読んでもらおうと思うまでは自分自身とのコミュニケーションである。他人に読んでもらうのは，たいていは一人で熟考し読み直した後になる。書き記すことは，読み返し書き直してから人に読んでもらうという，段階を踏んだ過程を取ることが多い。だから，人に知られたくないことでも，書き記すことの中では，比較的安全に表現される。

　患者にそのつもりがあれば，書き記すことは特定の相手とコミュニケーションをとる優れて効果的なやり方となるし，自分自身や家族，友達にとっても永久に

残る記録となる。書き記すという創造的な過程は，しばしば刺激的で楽しくやりがいのあるもので，自尊心を増し，自己評価を高める。書かれたことをめぐる議論は深くて有意義なものにもなる。書くことを通じて交流するグループは，患者が，楽しいこともあるが多くは陰鬱で怖ろしく，時々刻々と変化していく彼らの世界の中で，生きる力を発見しそれを分かち合うための，比較的安全で支持的でかつ前向きの環境となり得る。

　筆者の研究では，何人かの患者は，自分の不安，恐怖，怒り，当惑などの物語を書き記すことによって，これらの感情に正面から向き合い，理解し，ある程度折り合いをつけることができるようになることがわかった。研究の対象となった患者の中には，ストレスの減少が症状を和らげる助けとなる場合があると報告された方もある。ある患者は自分が癌であることを受容できず，ひどく混乱していた。彼女は口述筆記を行った。というのも，治療に用いた薬物の副作用で，手の自由が利かなくなったからで，筆者に背を向けて座り，筆者がいることなどお構いなしに語り続けた。涙が溢れ出し，「1年以上前に癌と診断されてから，泣くことがなかったのです」と語った。彼女は書くことを通して診断に直面できるようになり，死にたいといった恐ろしい考えも表現できるようになったと何度も喜んだ。多くの患者は，自分が書いたものを読み返しているうちに溢れてくる涙に対して，深い感謝を示した。

　死がごく近くに差し迫った別の患者は，とても悩み苦しんでいて，スタッフは彼を慰めることができなかった。彼はたった15分間だけ書いたが，何を書いたかほとんどわからなかった。それでも，最初の妻と子ども達の名前を書いたことはわかった。書き終えて，最初の妻と子ども達について話すことができるようになり，会ってさよならを言いたい，失ったものに対する悲しみを表現したいと頼むことができるようになった。次の日，立ち寄ると，彼はすっかり落ち着き，筆者を見て微笑んだ。「嬉しいです」とだけ彼は言った。「嬉しい，嬉しい」と。

　書き記すということは，話すこととは本質的に異なる。話したり考えたりすることは，中国人のささやきのように移ろいやすく消えやすい。書くことは患者がひとつのことにじっくりと取り組む手助けとなる。書いた文章は同じ形でページの上に残り，もう一度書くまでは，あるいは書き直さない限り，（次の日も次の年にも）残るものである。書くことによって，自分にあるとは普段気が付かないような記憶・感情・思考に至る道が開かれる。現在を発見し，探り，明確にして，今ここでの現実と関係をもてるようになる。

　書き始めた当初は不安になって，書くのを止めることがある。しかし，筆者の

経験では，書いてみて利点のほうが大きいことがわかり出したり，つづりや文法，文型などを気にせず，完璧な文章を書く必要がないことが理解できれば，この不安は急速に解消する。書き記すことは，人生の大部分と似ている。それは，小説のような筋の通った始まりや終わりはなく，まったく漠然とした現在進行形の物語り（ナラティブ）である。筆者はいつも患者に，今患者自身のいるところ――途中から始めるように勧める。というのも，書くことは第一に，書き手のためのものだから。もちろん，書くことには他者と効果的にコミュニケートするという強力なパワーもあるが。

この種の「書くこと」の力は認められており，英国では出版物も増えてきている[3-7]。エリノア・ネズビット Eleanor Nesbitt は癌患者として苦しんできた経験について *Linkup*（つながり）という本を書いて，他の人にも同じことをするようにと勧めている[8]。

> 私が経験していることを記録したいという強い衝動を感じて，病院でも紙とペンを持とうと思った。ある眠れない夜，暗くなってからですら，真っ暗な中で浮かんでくるイメージや束の間の考えを臆せず書き記した。それらは，書き留めなければ，朝の薬が配られる頃には消え去ってしまっていたようなものである。何か大切なもの，束の間のものをただいたずらに流れ去っていくままにしておくと感じるよりは，昼間の冷たい光の下に曝してみたいと思う。日記の見出しを書いて読むことで，私の感情や思考ははっきりとしたものになった。

ホスピスで書き記すことの背景

作家たち（詩人，小説家，脚本家など）は随分前から，書き記すことの効果を知っていた。しかし，他の芸術（美術，音楽，演劇）とは違って，英国では書き記すことは確立された治療とはなっていない。アメリカには書記療法とか書籍療法というのがあり，書き記すことを心理療法の中で治療的に用いている（文献では広範囲にわたる。例えば文献17を参照）。ある特定の状況で書き記すことの効果については，アメリカでは無作為割り付け臨床試験で有効だったという報告がある[18-20]。これらの研究では，心に傷を残した出来事について書くことによって，患者が調子が悪いと言う日が減り，6カ月間の往診回数も減り，細胞免疫の機能が改善し，気持ちが前向きになって，試験の成績が上がったのである[18]。しかし，英国では現在でもこの種の比較対象試験はなく，一段上を目指すためにも資金提供を望みたい[33]。

英国では，作家は病院や刑務所などで行ってきたのと同じように，ホスピスにおいてもレジデントとして実践を行って来た．ドミニク・マクルーリン Dominic McLoughlin は英国の聖クリストファー病院の外来部門で6年間にわたってワークショップを行い，効果をあげている．彼の場合，他の多くの作家レジデントと同じように「文学の楽しさをわかってもらう」ことが主な目的であり，患者自身が表現するという治療的な試みは視野にない [21, 22]．

ジェイン・アイゼンハウアー Jane Eisenhauer は英国におけるこの分野の開拓者の1人であり，ハックニーの聖ジョセフ・ホスピスで多大な業績を残した [23]．顧問医師であるデビット・フランプトン David Frampton は，彼女の業績を詳しく紹介するとともに，患者の書いたものを読むことが，医療従事者や聖職者がこの分野で効果的かつ感受性豊かに仕事をする上で有用だとコメントしている．

リン・アレクサンダー Lynne Alexander はオックスフォードのソベル・ハウス [24] と，ランカスターの聖ヨハネ・ホスピスでの仕事 [25] について著書を書いた．リンはソベル・ハウスのコレクションの中の詩を「寄せ集め」たと記している．これは，痴呆で苦しむ人たちとの仕事をまとめたジョン・キリック John Killick の記述と似ている．彼は患者との会話の記録から詩を創り出版した [26]．ジョン・キリックは1992年からウエストミンスター・ヘルス・ケアでレジデント作家として活動し，患者が自己表現するのを手伝った．病いに苦しむ人たちの心の中では，たとえ断片的なものであっても洞察が得られると彼は言う．そしてこの洞察は，患者とケアをする人や親戚や友達との間だけでなく，病いの本質を理解しようと努めている人との間にも，貴重なコミュニケーションを提供し得ると彼は言う [27]．

緩和ケアにおいて書き記すことはますます重要になっている．今や多くのホスピスにグループやその作品集がある．「マリー・キューリーの詩人たち」は彼らの作品を出版している [28]．ジョアンナ・ドラツバー Joanna Drazba の詩集は著者の死後出版され，ポーランドのホスピス・サークルでは象徴的な存在になった [29]．オーストラリアではエリザベス・モズリー Elizabeth Mosely とタリア・アホカス Tarjia Ahokas が，深い悲しみや恐怖，不安や他の無数の感情を通り抜ける「癒しの旅程」を描いた詩画集を出版した [30]．ジェラルディン・モンク Geraldine Monk はシェフィールドの聖ルカ病院のスタッフに作家として貢献することに成功をおさめた [31]．マンチェスターのクリスティー病院は，定期的に名詩選集を出版している [32]．ここにセリア・ジョーンズの寄稿した文章の冒頭と終わりの部分を引用しておく．

第6章 死に逝く人々の物語

> 言葉を描くこと
> 野生の花が草々の中を自由に育ち
> ミツバチの群れが厚い樹皮を持つ果実の樹と戯れるところ。
> ブルーベルや桜草がすみれと交じり合うところ,
> この庭で色と香が交錯する
> ……
> そして,ここで,窓の下の小さな木のテーブルで,
> 彼女はまた別の色と香の交錯を想像して
> 言葉の庭を描く。
>
> セリア・M・ジョーンズ

　この分野での筆者自身の経験は,チェスターフィールドのアシュゲート・ホスピスで筆者が行った仕事が基礎となっている。その仕事とは,緩和ケアで書くことの治療的な可能性を研究するためにシェフィールド大学の緩和医療部門が着手した予備調査のプロジェクトである。プライマリ・ケアでの経験を重ね[3, 9-11],治療者やカウンセラーが治療の一部として書くことを使えるようになる訓練を何年にもわたって行うという仕事を重ねた後で[12, 13],筆者は入院患者や外来患者に1週間に1度,6カ月にわたって書く治療を行った。シェフィールド・ハラム大学の英国人の大学生や北部大学の宿舎にいる学生たちに創造的な書き方を教えるという仕事も筆者の経験の基礎となっている[14-16]。これらの仕事を通じて明らかになったのは,学生を本当に惹きつけるのは,個人的な発達状況にもよるが,(例えばソネットといった)文章の形式ではなく,その内容の方だということだ。

物語り(ストーリー)についてのいくつかの物語り(ストーリー)

　メイビスは,自伝を書き始めたグループ・セッションが終わったあとで,アシュゲート・ホスピスの外来婦長に向かって,書くことによって頭の中がぐるぐると回らなくなったという(上に引用した)コメントをした。口ではっきりものを言う人ではなかったが,メイビスは,癌だとわかってから離れていった友達に対する不満について書いた。なぜ離れていったのかという友人たちの動機について,文章の中で検討している。

> 　強者はますます強く,弱者はますます弱くなると彼らは信じている。しかし私のような者は恐怖を乗り切るための強さを持っていなければならない。私は弱い,だから強く,もっと強くなりたい!　誰か私を助けて!　自分の他に誰もいない。

その後のセッションで，ノーラは何のためらいもなく自分が書きたかった大切な記憶について書いた。彼女は書いて，私達に読んでくれた。が，その文章の強い調子が，2人目の夫よりも最初の夫のほうが大切だったというふうに受け取られないだろうかと彼女は心配した。「いいえ，何らかの理由で，今，そのことについて考えなくてはいけないというだけのことです」と筆者は答えた。彼女は苦しそうに文章を読みながら，夫が彼女を置き去りにしていった様子を思い出した。「このことを今考える必要があるのは，驚くことではありません。ちゃんとさよならを言っていなかったのですね？」と筆者は言った。「はい」とだけ答えて，紙をしっかりと握り，鞄の中に戻した。

ある日，メイビスは不在で，ノーラはお風呂に入っていたので，私達は先週ドロシーが書いた，癌に捕らえられたという感情が表現されている文章を見ることからセッションを始めた。

> 私を出して
> 閉じ込められているかのよう，
> 永遠に。
> この牢獄の壁は閉じかけている，
> だから私は逃げなくてはいけない。
>
> 何と昔のことだろう，私が安全で
> 安心だと
> 感じていたのは。でも，もはやそうではない。
> 逃れたいという衝動に襲われてからというもの，
> 私は体を捻り，背を向ける，
> 頭上で
> 腕をぐるぐる回しながら
> 足を落ち着きなく動かしながら
> 神様，あとどれくらいなのだろうか？
>
> 突然，病室の壁を
> 抜けた。
> 光が，とても淡いブルーの光が見え，
> ずいぶん和らいだ気持ちになった。
> 私の体はその光を吸収し，もっと穏やかな気持ちになった。
> 何が起こったのか。
> その光はどんどん強くなっていく。
> 私は自由と安楽を
> 感じる。
> この暖かなブルーの光に覆われ，どうなるのだろうか？

突然，私は幸せな気持になる。
これは続くだろうか？
私は周りを見て，目を
とめた
薄い緑の壊れた殻に。
これが私の牢獄だったのだろうか
長い間。

突然，私はある存在に気がついた。
それで脅威を感じる。
暖かな柔らかい手が私を包んでくれた。
私は幸せな気持ちになり，とても心地よかった。
それは続くだろうか？

見上げると，突然再び一人になった，そんなこともあるのだろうか？

私は周りを見まわした。
その柔らかいブルーの光は次第に弱くなって，冷たいグレーの光に変わっていった，
自分の足が震えるのを感じる，
頭が痛む，
私は絶望に陥り，殻がほしくなる。繭の中にいるように，
そこなら安全だろうか？
目を閉じる，
明日は明日，
私は願うだけ！

ドロシー・ルイス

　ドロシーはそれを読み，その文章から受けた感じについて話した。ケイトはボランティアの1人のバルに口述筆記してもらった。彼女の腕の状態では書くことができなかったからだ。彼女は過去を悔い，健康な人へ嫉妬の感情を表現し，さらに，「もし，あなたが同じ立場だったら，自分のことをとてもわがままだと感じることになるでしょう」と言った。「このページが涙であふれる前に，あなたは止めたほうがいいと私は思う」と彼女は結んだ。
　ケイトはその日そのグループと一緒に大泣きした。最初のうちは文章にそんなにたくさんのことを表現したことを面白く思わなかったが，その後，他人の前ではしっかりしなくてはならないと思いながらも泣いた。しかし，そのおかげでグループの他のメンバーも，他の方法ではおそらく言えなかっただろう自己肯定の言葉を言う機会がもてた。彼らは，癌が呼び起こす感情，憂うつ，怒り，嫉み，嘆き，悲しみについての気持ちを共有した。後にケイトと他の何人かは，外来の

婦長に，そのセッションがとても嬉しかったと話した。ケイトはそのすぐ後に亡くなった。

彼女の明白な意思にしたがって，外来部門のグループ全体で，ドロシーの文章を読んだ。ドロシーの文章は患者同士，あるいは後にこの体験に感謝を表明したスタッフと患者とのコミュニケーション（と涙）を大いに促した。数週間後，メイビスは筆者と一緒にさらにいくつか書き記した。それは，自伝として書かれた悲惨な出来事についての文章で，「アーメン」という言葉で締めくくられていた。筆者がその言葉を疑問に思っていると，彼女は「終わりとしては適当」と思うと言った。彼女は経験したことを文章の中に包みたかったのだ，と筆者は思う。アーメンはその包みを縛る紐の結び目のようなものだったのだ！　彼女は，以前書いた文章についても長い間話した。そうすることで，その意味がはっきりわかるように思えたから。いまや以前より遥かに人生が制御されたものに感じ，苦渋を伴う友情を人生から断ち切ることが，苦しみながらも何とかできるようになったと彼女は語った。

次にその小グループに会った時，ノーラは入院が長引いていて，車椅子でそこに参加した。最初の夫について彼女がはじめて書いたことにより，さまざまなことを考えるようになった。いまや，彼女は思いのままに考えをめぐらせた。片足の切断についての，長い文章を，ボランティアの一人のバルに口述筆記してもらい，ケイトがそうだったように，ノーラもバルといて，信頼できて安心だと感じられた。当然のことだろう。ここにその一部を引用する。

私の片方の足

　私は長い間足を患ってきました。43年ほど前に，ひどい事故にあって以来，足を引きずってきました。左足が常に私の体重を支えなければなりません……。足に潰瘍ができるとかその他の問題もありましたが，ただ受け入れました。夫はよく，「おいで，片足の厄介者」といっては，二人で笑いました……。その後，ちょうどクリスマスの前に，痛みが少なくとも半年続いていて，もちろんほとんど歩けなくなってしまいました。潰瘍の治療はしていただいたのですが，血液の循環が悪く，切断を決意しました……。
　麻酔から覚めたとき，信じられませんでした。切断する長さは知りませんでした。だからとてもショックでした。L先生は，循環の問題で，長く切断しなければならなかったと説明してくださいました。

ノーラはバルにその文章をグループに向かって読んでもらい，グループ全員にとって，とても感動的なひと時となった。彼女が入院している間，みながノーラのことを思い，彼女のために祈った。ノーラが話す必要があったのと同じくらい，

グループにとっても話を聞く必要があったのだ。

結　　語

「心が抑えつけているもの，それこそ体が表現するものである」[34]。書くことは，人生の最期が近づいた人々に，感情を抑えるのではなく表現することを励ます，治療的に有効な方法であると思われる。個人的な物語を語ることは，仲間の患者，医療者，親戚や友人に自分の思いを伝えて親しく交わるための，強力な手段となる。

謝辞：アシュゲートホスピス部長，トニー・ベッテル Tony Bethell 氏とそのスタッフにいただいた全面的な協力，ならびに，サム・アーメツアイ Sam Ahmedzai，ビル・ノーブル Bill Noble 両氏と，シェフィールド大学の緩和医療チームの研究的，専門的，実際的な援助に謝辞を申し上げます。スティーブン・ロウランド Stephen Rowland 氏にも感謝致します。寛大にも自ら書き記したものを引用することを許可して頂いた患者の皆さんには，特に感謝申し上げます。

《文献と注》
1 Pilkington P. *Summing up of Spirituality and Health Conference*, Durham, Sept/Oct 1997.
2 Reading P. *C: because cowards get cancer too*. London: Secker & Warburg, 1997.
3 Bolton G. *The Therapeutic Potential of Creative Writing: Writing Myself*. London: Jessica Kingsley Publishers, 1998.
4 Jackowska N. *Write for Life: How to Inspire Your Creative Writing*. Shaftsbury: Element Books, 1997.
5 Killick J, Schneider M. *Writing for Self-Discovery*. Shaftsbury: Element Books, 1998.
6 Rainer T. *The New Diary*. London: Angus & Robertson, 1978.
7 Sellers S. *Delighting the Heart*. London: The Women's Press, 1989.
8 Nesbitt E. Writing cancer out of your life. *Linkup* 1997; No. 46: pp. 7-9.
9 Bolton G. Writing not pills: writing therapy in primary care. In: Hunt C, Samson F eds. *The Self on the Page*. London: Jessica Kingsley Publishers, 1998.
10 Bolton G. Buttoned. Writing in Education, *J Nat Assoc Writers Educat* 1997; No. 11: pp. 10-14.
11 Bolton G. The Process of Writing gets me in Touch. *Artery* 1996; No. 14: pp. 15-16.
12 Bolton G. Taking the Thinking out of it: Writing, a Therapeutic Space. *J Br Assoc Counsell* 1995; **6**: No. 3: 215-18.
13 Bolton G. Just a Bobble Hat: the Story of a Writing as Therapy Training Workshop. Changes, *Int J Psychol Pychother* 1992; **11**: No. 1: 37-43.
14 Bolton G, Styles M. There are stories and stories. In: Swindells J ed. *The Uses of Autobiography*. London: Taylor & Francis, 1995.
15 Bolton G. Skills on Call. *Times Educational Supplement*, 13 March 1992.
16 Harrison BT, Bolton G. Realising Through Writing. *J Inst Educat*, Hull University 1990; 96-108.
17 Riordan RJ. Scriptotherapy: therapeutic writing as a counselling adjunct. *J Counsell Devel* 1996; **74**: 263-9.
18 Pennebaker JW, Kiecolt-Glaser JK, Glaser R. Disclosure of traumas and immune function: Health implications for psychotherapy. *J Consult Clin Psychol* 1988; **56**: 239-45.
19 Pennebaker JW, Beall SK. Confronting a traumatic event: Toward an understanding of inhibition and dis-

ease. *J Abnorm Psychol* 1986; 95: 274-81.
20 Pennebaker JW, Colder M, Sharp LK. Accelerating the Coping Process. *J Personal Soc Psychol* 1990; 58: 528-37.
21 McLoughlin D. Creative Writing in Hospice. *Hospice Bulletin: London* 1985; October: pp. 8-9.
22 McLoughlin D. Teaching Writing in a Hospice Day Centre. *Writing in Education, J Natl Assoc Writers Educat* 1987; No. 11: 7-9.
23 Frampton DR. Restoring creativity to the dying patient. *Br Med J* 1986; 293: No. 6562: 1593-95.
24 Alexander L. In Kaye L, Blee T. *The Arts in Health Care: A Palette of Possibilities*. London: Jessica Kingsley Publishers, 1997.
25 Alexander L ed. *Now I can Tell*. London: Papermac, 1990.
26 Killick J. *You are Words*. London: Hawker Publications, 1997.
27 Killick J. Communicating as if your life depended upon it. In: Heller T. *et al* eds. *Mental Health Matters*. London: Macmillan, 1996, pp. 332-8.
28 Adams PT *et al*. *The Guided Hand*. Liverpool: Sunny Moon Publications, 1997.
29 Drazba J. *Behind the Screen of the Eyelids*. Poznan: Media Rodzina of Poznan, 1997.
30 Mosely E, Ahokas T. *Palette and Pen, A Healing Journey*. Brisbane: Spokespress, 1997.
31 Sutherill C. John's comic relief. *Sheffield Telegraph* 1997; November 29: p. 7.
32 Thwaite J, Ayers D eds. *Patchwork: Poems from The Christie*. Manchester: Christie Hospital, 1997.
33 Bolton G, Ahmedzai S. Project will assess effects of patients writing about their terminal illness on self-perceived quality of life. *Br Med J* 1997; 314, No. 7092: 1486.
34 Daniel R. *Spirituality and Health Conference,* Durham, Sept/Oct 1997.

第 7 章

小児てんかんの物語り(ナラティブ)
「わたし,てんかん? それともてんかんがわたし?」

ヘンリエッタ・ワインバーン*, パラミット・ジル**

　最初はそれにずいぶん脅かされました。私達はハリエットがてんかんだとは知りませんでした。はじめ何かの食餌アレルギーだと考えていました。かかりつけ医の先生がそうおっしゃったからです……。それで私達はずっとそう思いこんで,その線にそって考えていました。もちろんそれは全くの「燻製にしん」(訳注:人の注意を他にそらす情報) だったんです。そして先生はその時とても入念な検査をし,その結果はすべてカリフォルニアに送られました。そしてカリフォルニアから帰って来た報告は,「娘さんはあらゆる食品に対するアレルギーです」というものでした。それで,ハリエットはすべての小麦製品,乳製品,大豆製品を避けなければなりませんでした。私達は何も手出しできませんでした。しかしその結果何も食べるものがなくなって,娘はいつもお腹をすかせるはめになりました。……何が起こっているのか全く分かっていなかったんです。診断が分かったってことで本当に,とても,ホッとしてしまったので。まあ,何というか,一種のうわの空状態のようなものだったんです。ずっといつも娘の様子を見て,「いったい娘に何がおこっているんだろう?」,「娘は何を感じているんだろう?」とばかり考えていたんですから。分かるでしょう。病院で頭部CTや脳波検査をするまで,てんかんにそんな症状があるなんて全然知らなかったんです。本当に驚きました。

ハリエットの父

はじめに

　てんかんは医学的な診断であるとともに社会的なレッテルでもある[1,2]。この病を患う結果,心理社会的に陥りやすい問題としては,自分の病気を恥と感じること,病名を隠すこと,活動が制限されること,抑うつ状態に陥りやすくなること,

---

*Paramjit Gill:バーミンガム大学の一次救急の上級講師。
**Henrietta Weinbren:ロンドン大学ユニバーシティカレッジのプライマリ・ケア・地域医療学部の大学訓練研究員。

などが挙げられる[3,4]。このような問題は，てんかんを持った成人にとっては，診断上のレッテルの影響よりもむしろ発作の頻度と関係がある。しかし子どもの場合はそれで全てではない[5,6]。てんかんを持った子どもの場合，喘息や糖尿病，若年性関節リウマチを持った子どもに比べて，より高い頻度で心理社会的，または行動上の問題が生ずる[7-9]。

本章で述べられる研究では，子どもとその家族にとってのてんかんという病の体験と，それがもたらす「恥の意識（stigma）」に対する彼らの態度について考察する。子どもが抱いている自分の健康に対する信念は，家族の信念を反映するとともにそれを変化させる[10,11]。それらは病気に対処する方策や，病気への適応のしかたに影響をおよぼす[12]。家族が「恥の意識」を作り出しているのかもしれないという考えは，スカンブラー Scambler とホプキンス Hopkins によって発展してきた[13]。「恥の意識」が敵意ある公衆の中で発生するという考えに，彼らは異議を唱えたのである。「恥かしいという感情」こそが重要なものであり，そしてそれは時には，彼らが差別にさらされる事態を回避しようとする人々によって演じられた「恥の行動」よりも，時間的に先行しさえするのではないかと彼らは示唆している[14]。「スティグマ・コーチ（恥の意識を植え付ける人）」という用語は，後にそのような秘密主義を助長しようとする人々のために造られた。その助長者はしばしば両親である[15]。

本章で描写されている物語り(ナラティブ)は，てんかんがなぜそれほどつらく苦しいのかについて，子ども達とその家族からなるあるグループの見解を記録したものである。本章では，それらの物語り(ナラティブ)が子ども達の認識に与える影響を明らかにし，同時に子ども達の認識と彼らの両親や兄弟の認識を比較し検討した。

対象と方法

本研究で採録された物語り(ナラティブ)は，1997年に北ロンドンで行われたインタビューに基づいている。ある病院に小児てんかんとして登録されている18家族がこの研究に参加を求められた。身体障害や重度の学習障害のある子どもは，今回の研究がてんかんそのものに焦点を合わせているという理由により，対象から除外した。またほとんど英語の話せない家族も，実際的な理由で対象から除外した。6家族が同意したが，その構成は6人のてんかんの子どもと，6人の母親と，3人の父親と，3人の年長の兄弟である。患児は8歳から12歳までの2人の女児と4人の男児で，診断されてから1〜4年経過している。1人の子どもは髄膜炎後に発作が出現したが，他の5人は原因不明である。半数が欠神発作で，半数が全

般性てんかんである。家族の社会経済的階層はさまざまである。1家族は親一人子一人で，その他は両親と兄弟がいた。今回の検討には，アフリカ系カリブ人と白人の家族が含まれているが，その他の民族社会からのものはない。

　子ども達には，彼らのてんかんについて自由に話してもらうことと，てんかんが彼らにとってどういう意味があるのかを絵に描くことが求められた。インタビューは家族の自宅で，ヘンリエッタ・ワインバーンによって45分から2時間かけて行われた。それらは開かれた質問を用いた半構造的な面接で，同意を得て録音された。描画は，彼らの話した物語り(ナラティブ)を明確にし，補足するための三角形の一辺として使用された。両親と兄弟は個別にインタビューを受けたが，時にはそれに加えて，家族グループ面接も行われた。インタビューの結果は，未処理の資料（データ）そのものが分析的な枠組みの基礎を形成するというgrounded理論[16]の原理を用いて分析された。主題と解釈は，著者によって発展させられたもので，共同研究者との討論を経て決定されたものである。すべての参加者の名前は変えてある。

結　　果

てんかんの衝撃

　子ども達と彼らの家族は，てんかんが彼らの人生を根本的に変えてしまったと感じていた。いくつかの主題が，言語的に語られた物語り(ナラティブ)や描画の中に明らかに見て取れる。

診断までの混乱と恐れ

　数人の子どもはてんかんの診断がつく前に何回かの症状を経験している。欠神発作は発作が起こっているときでさえも気がつかれないことがある。このために発作に気づかれることが遅れ，発作の状態を理解されることが難しいことがあった。いくつかのケースでは，このために患児と家族が長期間苦しむことになり，教育的な問題が生じた。子ども達は不注意だとか，不器用だとか言って非難され，親たちははっきりしない症状に困惑した。

　　　息子はいつも飲み物を落としてしまいました。それで私は，いつもいらいらさせら
　　　れたものでした。そのあと，私が息子に話しかけようとした時，いいえ，実際には目
　　　をあわせようとしたんですが，ちょうどそのとき，私は息子の眼球が上転したのに気
　　　がつきました。それで息子は脳波検査を受けたんです。少なくともそれで何が起こっ

ていたかが分かり，本当に役に立ちました。

リッキーの母

奇妙な，おびえさせる出来事としてのてんかん

てんかんによる初期の衝撃は，子ども達に強い影響を与えた。彼らの言葉や絵は，てんかんという現象が，不可解で，理解できないことを鮮明に描写している。それには「異様な」「奇妙な」，または「おっかない」，そして彼らの制御できる範囲を超えているものとして描写されている。

> ぼくがベッドにいた時，「それ」が起こったんだ。ぼくは眠っていて，それが起こったことさえ知らなかったんだ。目が覚めて，ぼくは「ママ，パパ，なぜここにいるの？」って考えてた。両親は「おまえが発作を起こして，私達は急いでおまえを病院につれていかなくっちゃいけなかったんだ」と言ったんだ。それでぼくは「何だって！」と思った。両親はぼくに何も話さなかったような気がしたし，何かを秘密にしているような気がするよ。話してもらうまでは，それが何なのか分からないんだよ。それは気味悪く，何か本当に恐ろしいもののような気がするよ。

リッキー

違っていること

尋常でない感覚と情緒は，彼らが以前の自分とも違っているし，他人とも違っているという不可解な感覚を生じさせる。てんかん，「それ」は彼らを変えてしまったのである。

> わたしは「それ」を「留守」と呼んでいるの。そうね，それはちょうど誰かが電灯のスイッチを消して，すべてがそのまま止まってしまうようなものなの。それから，わたしはそれを「停電」と呼ぶこともあるわ。なぜならすべてのものがまさに消えてしまって，発作が終わってしばらくたってからでないと，それが起こったということが本当に分からないのだから。それは奇妙な感じよ。そうね，わたしが発作を起こしているときは，ちょうどスイッチが切られたようになっているので，現実に発作を起こしていることは知らないのよ。だからそれを詳しく言うのは難しいわ。……前に，黒板に先生に問われたことを書いていた時，突然私の動きが止まって，みんなが「ハリエット，ハリエット」と名前を呼び始めたの。でも，わたしはまさにそこにはいなかっただけなの。何が起こったのか分からなかったし，先生は私が白昼夢を見ていたと思っていたしで，わたしも最初のうちはとても困ってしまったわ。まあ，それを理解するのが難しかったのね。

ハリエット

変わってしまった子ども

子ども達が表現するのと同様の困惑は，彼らの取り消すことのできない不可解な変化について語る親たちの表現の中にも繰り返されている。彼らの子どもはもはやよく知っている以前の子どもではない。慣れ親しんでいた子どもの特徴は，

新しい，奇妙なものと置き換えられてしまったように感じられる。親たちもまた，自分自身を納得させ，少しでも自己制御を回復するための説明を探していた。親たちは，彼ら自身の喪失感と罪障感に，意味を見出すことを必要とする。

　……そして息子は行ってしまいました。本当に遠くへ行ってしまったのです。……息子は，母親の私が誰なのか，何なのかさえ全く分からなかったのです。それはとても奇妙な経験でした。まるで本当に，息子が私のものじゃなくなったみたいでした。分かるでしょう。あれは私の子どもなのだけれども，私には全くの見知らぬ人になってしまったんです。私は息子が狂ってしまったと考えそうになったんです。
　　　　　　　　　　　　　　　　　　　　　　　　　　　　　　ダレルの母

てんかんの説明モデル

なぜ私が？　なぜ私の子どもが？

　子ども達と親たちは共に，てんかんはしばしば「理由なく」起こると医師から説明されたと語った。しかし彼らの解釈の中では，彼らが特殊な原因を探していることは明らかであった。てんかんの本質と原因は，ときおり情緒的なストレスや精神病と混同された。そしていく人かの情報提供者は，てんかんが行動上や知能の障害の原因になるかもしれないと悩んでいた。この不安が，「異常である」という感覚を増強し，彼らの孤立の感覚を促進していたのである。

　誰が悪いんでもないさ。どんな理由でも「それ」は起こる。それはまさにやってくるのさ。だから，生まれつきかもしれないんだ。ぼくがママから生まれたときに，何かあったのかもしれない。でも，ぼくはそのせいだとは思ってないよ。ぼくは，脳にウイルスが感染してると思ってるよ。それだけさ。理由はいっぱいありうる。誰にもはっきりしたことなんて言えない。分かんないことだよ。いつまでたったって分かるわけないんだ……。
　　　　　　　　　　　　　　　　　　　　　　　　　　　　　　ジェイソン

　ぼくは，「それ」は他の病気とは明らかに違っていると思う。でもぼくは精神病についてはよく知らない。
　　　　　　　　　　　　　　　　　　　　　　　　　　　　　　ケティの兄

　子ども達は，「それ」には明白な理由なんかないと言うことが分かっていないんです。私はそのことで自分自身を責めるんですが，たぶん私も分かっていないんです。私は妊娠中に喫煙していました。そんなに多くはないんですけど。でも私はたぶん，私がそうしてなかったら，そしたら息子はそうならなかったんじゃないかと思うんです。分かるでしょう。ほんのちょっとはね。そして私はあの日息子がドアのわくに走り込まなかったらと思います。それに，もしもう少し私が利口だったらと思います。

もし息子が赤ん坊の時に，私が違ったようにしていたら，息子はたぶんそうならなかったと思えるんです。息子を見るといつでも，私がどんな間違ったことをして息子がそうなったのか，何がこんなに息子を悲惨にしたのかと考えずにはいられないんです。分かるでしょう？

リッキーの母

外部からの因子

　彼らの中では当惑させるような変化が起こっているが，それはしばしば外部からの刺激のせいであると考えられた。彼らの描画はこれを明瞭に示している。図7.1では子どもがどうやってベッドの上で意識を取り戻すことになったのか不思議に思っている。図7.2では「君のてんかんについての絵を描いて下さい」と請われた子どもによって，電灯が消えることとの類似性が示されている。そのスイッチは，だれか他の人にコントロールされている。

　私はおそろしかったんです。私はちょうど父を亡くしたところでした。私はダレルが私の父と本当に，本当に親しくしていたと思います。たぶん「それ」はずっと前からそこにあったのでしょう。けれども，なにかの引き金が必要だったのだと思います。息子は祖父の死を理解できませんでした。息子は私が考えていたよりもっと深くそれを取り入れてしまい，そしてそれがまさに息子の脳の中の何かを「キックオフ」してしまったのではないかしら。でも，もういいんです。神様に不平を言う人たちもいますが，私は神様には不平を言いません。それは間違ってないわ。それは仕方のないことだもの。

ダレルの母

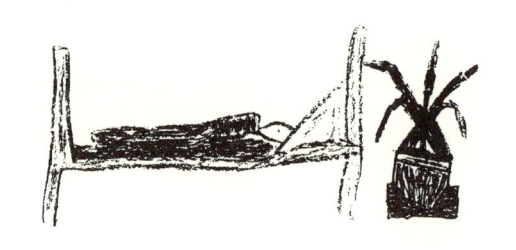

図7.1　(パトリックによって描かれた)「発作の後，彼は全く意識をなくして，自分が誰なのか，どこのいるのかさえ分からないんです」　パトリックの母

てんかんとともに生きる

十字架を担う

　子ども達の物語りの中で，最も目を見張らされることの一つは，てんかんを持っていることを，「持続する試練」であるとする子ども達自身の認識である。彼らは学校生活や休日や友人や家族に，それが与えている影響を絶えず意識している。てんかんに適応し，それを生活の中に統合していこうとする彼らの努力は，意味深くかつ持続するものである。彼らの物語り（ナラティブ）は，この疾病が生み出す複雑さと重荷を示しており，彼らの全生活にそれらがどれほど強い影響をおよぼしているかを示している。図7.3では雷雲の下にいる子どもが，すべての情報提供者のうっ積した感情を要約している。

　　〈あなたは『それ』についていつも考えているの。それともほんの時々だけ？〉
　　「いつも考えているわ」
　　〈そうなの。『それ』について考えているとき，どう感じるのかしら？〉
　　「悲しい。私は『それ』じゃなかったらいいのに」

ケティ

　ぼくは大きくなったら，「それ」を捨てられたらいいのにと思っている。ぼくは

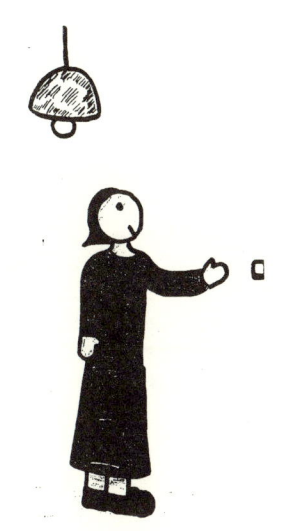

図7.2　「まぁそれは，誰かがちょうど電灯のスイッチを消して，すべてのものがそのまま止まってしまったようなものなの。それは奇妙な感じよ。『こんなの私じゃない』って感じね」
ハリエット

図7.3 「私は『それ』じゃなきゃよかったのに」　ケティ

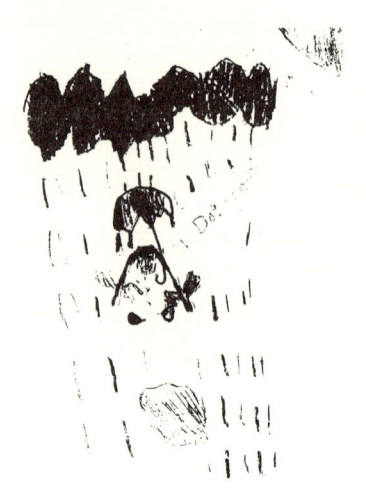

「それ」じゃなければよかったのにと思う。

　　　　　　　　　　　　　　　　　　　　　　　　パトリック

　そう、ぼくは「それ」が消えてなくならないかって今も思っているよ。だって、永遠にこのままかもしれないし、あんなふうにはなりたくないもの。それじゃ辛すぎる。ぼくは本当にどうしたらそれを切り抜けられるかを考えているよ。もしそれができれば、ぼくは地球上で一番ラッキーな人になれるよね。……ぼくはそれを切り抜けたい。何か困ったことがあって、それを解決できないで、事態がさらに悪くなったら、「おぉ神よ、これはどういうことでしょうか？」と考えるよね。そんなことなのさ。ぞっとするよね。……そしてぼくの望みは「それ」から逃れることだけ……切り抜けなきゃいけない時、もしも切り抜けられなきゃあ、やっぱり切り抜けられないよね。

　　　　　　　　　　　　　　　　　　　　　　　　リッキー

　（わたしの友達は）まぁ、何が起っているのか理解できなかったのね。そしてわたしはみんなに理解させなくっちゃならなかったけれども、それはとても難しいことだったわ。わたしは友達に、第1に伝染しないこと、第2にわたしが良くなってるってことをわからせようとした。私の友達の何人かは、他の人と一緒に逃げ出したわ。なぜなら、まぁ、友達はこわがっていたからなの。最初の2，3カ月は辛かったわ。そしてそれから、まぁ、ちょっとした「留守」を除けば、わたしが何も変わってないってことを、友達はわかってくれたの。わたしはまたもとの正常な自分になりたいと思うわ。わたしは朝夕薬を飲むことを忘れないようにしなくてもよくなりたい。初めのうちは、わたしは本当に、本当に救いようのない気持ちだったわ。発作は本当にたまにのことで、ほとんどの時間は正常なのに、毎日薬を飲まなくっちゃならないことで、わたしはちょっと落ち込んでしまうのよ。

　　　　　　　　　　　　　　　　　　　　　　　　ハリエット

薬物治療——必須だが強制されたもの

第7章　小児てんかんの物語り　69

　定期的に薬物を服用している子どもは少数である。そしてこの研究の情報提供者は錠剤を飲む必要性について，ストレスのかかる制限を強いる，歓迎されざる重荷として認識していた。それにも関わらず，彼らはただの一回も飲み忘れがないようにする重要性を理解していた。

　　　ぼくは（学校の行事で）1週間出かけなくちゃならない。でも，ぼくが考えている一番むずかしいのは，錠剤を飲むことを忘れずに覚えていることだと思う。たぶん楽しすぎてそのことを忘れてしまうもの。……だからぼくが自分で飲むしかチャンスはないんだ。忘れちゃだめ！　そう，たぶんそれはむずかしいよ。でもやっぱりそれが薬を飲むときの一番大切なことだから。そうしないと，ぼくは永久に病気のままなんだ。

　　　　　　　　　　　　　　　　　　　　　　　　　　　　　リッキー

　　　ぼくが7歳の時，ぼくの脳のせいで学んだことの半分がなくなって，逆戻りさせられちゃった。それでぼくは勉強しなおさなけれらなかったんだ。ぼくは本当にたった今学び始めたところなんだよ。ぼくは薬を飲まなければならないんだ。ぼくは毎日それを飲まなくちゃならないって分かっている。もし飲むことをやめたり忘れたりすると，またあれが起こる。発作が。だから薬を飲むことは，ぼくには本当に大切なんだ。

　　　　　　　　　　　　　　　　　　　　　　　　　　　　　ジェイソン

「正常な」生活とは？

　いったん初期の診断のショックから立ち直ると，家族は可能な限り正常な生活をしようと努力した。てんかんは彼らの子どもの特徴の1つの側面に過ぎず，彼らの全てを決めてしまうものではないはずだと，親たちは強く願った。彼らの多くは，てんかんはその子ども（患児）と彼らの兄弟や仲間と区別するものにはならないと言っていた。親たちは不確かさや心配と直面しながら，この態度を維持することの難しさに気づいていた。保護と過保護の間の道はしばしば歩むのが困難であった。

　　　私は浴室の中で，息子といっしょに立っていたりするようなことはしません。私はどちらかと言えば突然現れたふりをして，息子のベッドルームや物を片づけるようにしています。そうすることによって，息子に少しばかりのプライバシーをあげるんです。過保護にしてるわけじゃなくて，でもほんの少し……。

　　　　　　　　　　　　　　　　　　　　　　　　　　　　　リッキーの母

　両親たちにとって，しつけを教え込むときにバランスを保つことは，特に努力を必要とすることであった。彼らはすべての自分の子どもを公平に扱うことの重

要性を感じていた。彼らはしばしば不作法や不注意が，てんかんや薬物治療のために起こっているのかどうかはっきり解らないことがあった。それでも彼らは，それぞれの場面に応じて評価し，その場で解決することが必要だと感じていた。彼らは，他の大人は彼らの子どもに対して同じ判断を下すことはできないだろうと気づいていた。

> 息子はおこりっぽくて，いらいらしています。息子はとても頑固なんです。でもそれだけなのかしら。それともそれは発作なのかしら。
> パトリックの母

> たぶん私は，意識して息子をやさしく扱っているんだと思います。心の裏側で私はいつも「そうよ。彼には自分ではどうしようもないんだわ」と考えているんです。そして息子が本当に言うことを聞かないときは，よりいっそう強く心の裏側で「これはてんかんがそうさせるんじゃないかしら」と考えるようにしています。
> リッキーの母

子ども達自身は甘やかされたりあざけられたりすることなく，普通に扱われることを望んでいた。彼らはまだ小さく，自分は子どもなんだから，ある程度制限されるのは仕方がないと思っていた。図7.4では，薬を飲んでいれば水泳や道を横切ることが安全であることが強調されている。しかし断固とした努力に関わらず，彼らはいつもてんかんのために制限が多くなることを自覚していた。

> ぼくは発作があるから，川に入っちゃだめなんだ。両親が言うには，川を渡るとき発作が起これば滑り込んでおぼれるかもしれないからだって。ぼくだって，それはそのとおりだと思うよ。ぼく1人の時，友達と一緒の時でも，角の店を通り過ぎていっちゃだめだと言われている。ぼくの唯一の願いは，まさに通り抜けて，ぼくの正常な生活に戻ることだけなんだ。ぼくは他の子どもと同じように，正常な子どもなんだもの。
> リッキー

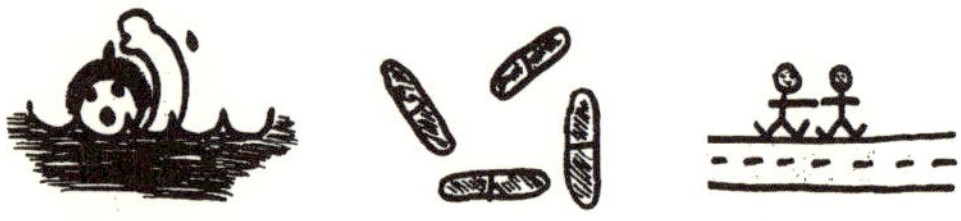

図7.4 「私は『それ』がなくなればいいと思う。なぜならまたもとの正常な自分になりたいから。私はできるなら朝夕の薬を飲まなくていいようになりたい。初めの頃，私はまぁ見張られていたようなものね。なぜなら薬がすぐには効かなかったから。だから道を渡るときも見張られてなくてはならなかったの。プールの中ではいつも誰かが私の回りにいなくてはならなかったのよ」　ハリエット

情報提供者の兄弟も区別を軽く扱ってほしいと熱望していた。

> 妹の病気のせいで人々が妹の回りに集まってきて，じーといつも見張ってられたり，よそよそしく冷たくされたり，そんなことはどちらも妹は望んでないと思うわ。
>
> ハリエットの姉

目に見えないことと予測できないこと

いくつかの他の慢性疾患と違って，てんかんは「目に見えない」。しかし発作が起こると，それは劇的に明らかになるが，それがいつ起こるかは予測できない。親たちにはそのことは分かっていた。一方では，もし発作がコントロールされていれば，子ども達は全く「正常に」見えることが許されていた。しかしそれは同時に，いくらかの不確かさと不安をももたらした。目に見えないがために，てんかんはより理解しがたく，より人を恐れさせるものなのである。

> 息子は完全に正常で，それから全く突然電灯のスイッチが入ったように，あのようになってしまうので難しいんです……。まぁ，はじめは，子どもは子どもですから，子どもらはそれが何なのか分かりません。少々恐がったけれど，それは当たり前のことです。子どもだもの。私は他の子の母親にできる限り説明しようとしています。でもね，「でも息子さんはまったく健康に見えるわ」でおしまいなんです。分かるでしょう？
>
> ダレルの母

話すか話さないか

誤解されている病気

てんかんは患児と直接に接する人たちからだけではなく，社会一般の人々からも，目に見えない理解できないものと思われて来た。たまにテレビでこの病気が放映されても，それはむしろ否定的な誤解を助長するものであった。この病気を心に描くことはむずかしいので，そのことが誤解や恐れや差別を助長しているように思われた。情報提供者の幾人かは，もし障害がもっと明らかなものであれば，より多くの理解が得られるのではないかと考えていた。

> 今ほとんどすべての家庭に喘息の子どもがいます。てんかんの場合は，ちょうどそれは，そう，「彼らは脳に障害がある」というようなものです。私の言っていること分かりますか。それが目に見えないということは，もちろん息子にとってはいいことだと思います。息子が他人に会っても，すぐにレッテルを貼られることはないんですから。……でも，願書を見てそこに「てんかん」なんて書いてあれば，人々はまず

「あぁいやだ。私は彼に目の前で発作を起こして欲しくない」と思うでしょう。それは確かだと思います。車椅子の人だったら、どこか悪いところがあると、少なくとも分かるでしょう。車椅子の人は、彼らの前で発作を起こしたりしないじゃないですか？

リッキーの母

他の子ども達は、ぼくのことを「気狂い病」だと言ったんだ。……学校の先生たちは発作について全然何も知らないよ。

パトリック

てんかんが目に見えないということは、いつ診断を公表するかは家族が決定しなければならないことを意味する。家族の考えによって情報を公開していない間も、子どもと家族は常に余分な重荷を感じざるを得なかった。インタビューを受けた親たちはみな、積極的にそれを秘密にしようとしていたわけではない。反対に彼らは正直さと自尊心を奨励していた。とはいえ、親たちはまた、積極的に秘密を公開することが時には家族のプライバシーを危うくしたり、子どもが将来社会において不利益を受ける可能性があることも知っていた。

私は自分の感情を隠しておくことはできず、それをそのまま外に出してしまいます。私はたいていの人に正直に話すけれども、誰にでもというわけではないわ。ほとんどの人はそれについて知りたがります。私は他の人に、子どもを区別せずに普通に扱ってほしいだけなんです。感染したりしないものね。もし発作を見たことがない人なら、ぎょっとするのはもっともだと思います。でも私が近くにいれば、私はまぁ彼らに言ってあげることができるわ。私は取り乱していないし、何が起こったか知っているの。心配しないでってね。

ダレルの母

親たちが、開示が重要だと考えるもう一つの場合は、他の人々に発作を目撃したときの心構えをしてもらおうと考えたときである。しかしながら、時々親たちは、恥ずかしさや差別を避けるために、そのような警告を意識的に保留した。そのうえそこには、両義的な曖昧さがあり、それぞれの家族はめいめいの状況をはかりに掛けてバランスを取っていた。

恥ずかしさとの戦い

情報を露わにする決断について、さらに考えを進めた親たちは、てんかんをより世間の目に見えるようにし、てんかんに伴う「恥の意識」を減じるべく戦いたいという欲求を語るようになった。

(ケティの祖母は)「私は誰かに話すつもりはないわ」と言いました。でも私は言ったんです。「いいのよ、話しても。あなたが話さないなら私が話すわ。それは不名誉なことじゃないのよ。娘は収監されたり拘束服を着せられたりしてるわけじゃないのよ。娘は完全に大丈夫で、何も問題はないわ。娘のことを隠そうとは思わないわ」。人々に知られても、何も問題はないんです。私はむしろ知らせたいと思います。本当にそうしたいんです。なぜならそうすればまわりの人も認めてくれるわ。私は認めてもらうようにしたいんです。

ケティの母

人々はそれについて話すべきだし、それをオープンにすべきだと思います。そうすれば、たぶん私達の子どもがそれを恥だとは思わずに成長してくれるだろうし、彼らの子どもに対しても恥じることはないでしょう。人々は以前喘息に対してもそうだったんです。彼らは「神様、あの子を遠ざけて下さい」と言っていたけど、今では誰もが喘息は単なる病気だということを知っています。私は本当にてんかんもいつかそのようになってほしいと思います。誰もがてんかんについての知識を身につけて、何人もてんかんだからという理由で後ろ指を指されることのないように。

リッキーの母

私的な苦しみ

自分のてんかんを世間に知られることに対する子ども達の態度は、彼らの親たちのとは著しく異なっていた。恥ずかしい思いをすることに対する恐れに、彼らは圧倒されていた。彼らはみな、家族以外の者と「それ」について話すことは気が進まないと述べた。また、からかわれたり、いじめられたりした経験についても語った。こういった彼らの態度には、「自分は他の子ども達と違っている」という感覚、このてんかんという病気の本質、そしていまだに遊び場に行き渡っている「てんかんが狂気を連想させること」などの全てが大きく影響していた。病気をオープンにすべきだと発言した子ども達でさえも、彼らの親たちと同様に、それを実行することは難しかった。彼らは信用して秘密を打ち明けることのできる相手を、注意深く1人か2人選んだが、時にはこのことを友情の印として用いた。子ども達は、病名を公表することの決定権は彼ら自身にあるという堅い信念を持っていた。皮肉なことに、子ども達は大人に対しては、過保護にされることに対してより強く用心していた。

ぼくの学校の先生以外は、だれもぼくに発作があることを知らないよ。ぼくは友達に話してはいないけど、彼らは知っているかもしれないね。たぶんママが友達に話したし、友達のママにも話したかもしれない。彼らは色々言うことが好きだからね。たぶん彼らは冗談だと思って、みんな笑って、それだけのことさ。でもぼくにとっては違う。ぼくはそれを秘密にしておきたいんだ。それをみんなに知らせなきゃならない

ことは分かっているよ。彼らはぼくが喘息持ちだということは知っているけど、「それ」を持っていることは知らない。友達はぼくの発作については何も知らない。……ぼくは一番の友達にも話そうと思わない。ぼくが今までに友達になっただれにも話そうとは思わない。ぼくはそうしなくちゃならないことは分かっているけど、そうはしないんだよ。それは本当に「ぼくの秘密」にしなければならないと思ってる。他の誰の秘密でもなくて、ぼくの秘密なんだ。……ぼくが話さなかったのは、ぼくが自分で選んだことなんだ。

リッキー

　話すか話さないかは一種の個人の好き嫌いさ。それは家族の中の好き嫌いのようなものだよ。

ケティの兄

　わたしは、誰にでも「私はてんかんです」って叫んで廻ったりはしないわ。……それは、何というか、プライベートなものだから。もし「留守状態」になっているのを友達が見たら、友達はそのことを理解するわ。でも時々親のところへ行くようなことになれば、両親は、子どものことでいちいち大騒ぎし始めるでしょう。そうなれば、とても不安に感じるし、ひとりぼっちという気持ちになってしまうわ。だから私は「私はてんかんです。私に注意して下さい」なんてことは言わないようにしているのよ。

ハリエット

考　察

　これらの物語り(ナラティブ)は、少数のそしてたぶん偏りのあるサンプルにインタビューしたものだが、子どもとその家族の人生に、その状況（てんかん）がいかに強い衝撃を与えているかをとても印象深く示すものである。すべてのインタビューにおいて、無理解、悲しみ、無力感の主題が明白に語られた。子どもは変化してしまった。彼らの身体はもはや信頼できず、理解されない。これらの家族たちはその変化を受け入れたが、てんかんによって子どもの自立と成長が支配されたり制限されたりすることを避けるには、絶え間ない努力が必要とされた。
　家族たちは彼ら自身を、子どもに安全さと信頼感を与えることによって、制限や不安に対してバランスを取ろうと絶えず努力しているものと見なしていた。子ども達は「正常な」生活を送ることを望み、そしてそれは家族によっても強力に奨励されていた。しかしなお特別な理解と注意が必要であった。患児らは秘密の保持や決断、差別、自己統御の喪失という重大な問題を抱えていた。今回の調査に応じてくれた協力的な家族においてでさえも、これらのことは持続的な重荷に

なっている。

　さらに困難なのは病名の公表を決断することである。このためには，種々の変数に対する複雑で柔軟な評価が必要とされる。これらの幼い子ども達でさえも，誰を信頼すべきかについて悩んでいる。彼らは予期せぬ恥ずかしい体験や，トラウマによって傷つきやすい。秘密にするリスクと公表するリスクは，どちらがどちらとも言えない。以前汚名を着せられていた他の疾患が，今では公然と議論され，理解されているという事実が，この疾患がそうではないことに対していっそうフラストレーションを引き起こしている。

　親が秘密にすることを明らかに奨励しなくても，患児は，てんかんは恥ずかしいことであるという認識を大きくさせていた。てんかんが目に見えなくて，他の人にとって心に描くことが難しいことが，彼らの不安を増加させていた。彼らの社会的背景において，子どもの自己評価もまた自己同一性の自覚に依存している[17]。患児は，彼らの身体がもはや親密なものでないと感じていた。彼らの自己同一性の連続性は妨げられ，不可解な違和感すなわち「自分は以前の自分とも他人とも異なっているという」感覚が強くなった。彼らの物語は「恥ずかしさを感じること」が社会や親の信念に影響を受けるだけでなく，こうした違和感や個人的な不安にも影響を受けるかもしれないことを示唆している。

　患児たちは，てんかんを外部からの侵入者として認識していた。我々の社会では「脳」が「自己」や「人格」と象徴的に関連づけられているために，「脳に何かが侵入してくる」という隠喩(メタファー)はとりわけ大きな影響を与える[18]。その上，自己と環境との境界線が不明瞭になり，そのため子どもは，病気とは何なのか，自分とは何であるのかの自信がなくなる。この発達段階の子ども達は，まだ大抵は「具体的な」思考方法をとっているので，上記のような概念は彼らを当惑させる。彼らの不安は，他の誰も彼らの感じていることを理解することができないと彼らが信ずることによって増加する。てんかんの目に見えない，予測できない側面は，「恥の意識」や「罪の意識」と関連を有している。それが絶え間なく存在しているということは，それが目に見えないときでさえも，子どもがいつ彼らが安全であるかが分からないということを意味する。このような無力感と罪の意識の組合わせは，長期にわたる心理的な重要問題となるかもしれない。私達は，子ども達が「『それ』が消えてなくなったらいいのに」と言うとき，彼らの言葉に耳を傾け，彼らの感じていることを理解する必要がある。

　謝辞：我々は物語を話してくれたすべての子ども達とその家族に，そしてNHSトラスト

の王立フリー病院の顧問小児科医であるアンドリュー・ロイド - エバンス Andrew Lloyd-Evans 医師のすべての援助に対して，謝意を表明したいと思う。

《文献と注》

1 Kurtz Z, Tookey P, Ross E. Epilepsy in young people: 23 year follow up of the British national child development study. *Br Med J* 1998; **316**: 339-42.
2 Jacoby A. Epilepsy and the Quality of Everyday Life. *Soc Sci Med* 1992; **34**: 657-66.
3 Chaplin JE, Lasso RY, Shorvon SD, Floyd M. National General Practice study of epilepsy: the social and psychological effects of a recent diagnosis of epilepsy. *Br Med J* 1992; **304**: 1416-18.
4 Ridsdale L, Robins D, Fitzgerald A, Jeffery S, McGee L. Epilepsy in General Practice: patients' psychological symptoms and their perception of stigma. *Br J Gen Pract* 1996; **46**: 365-6.
5 Jacoby A. Felt versus enacted stigma: a concept revisited. *Soc Sci Med* 1994; **38**: 269-74.
6 Scambler G, Hopkins A. Generating a model of epileptic stigma: the role of qualitative analysis. *Soc Sci Med* 1990; **30**: 1187-94.
7 Austin JK, Smith MS, Risinger M, McNelis AM. Childhood epilepsy and asthma: comparison of quality of life. *Epilepsia* 1994; **35**: 608-15.
8 Hoare P, Mann H. Self esteem and behavioural adjustment in children with epilepsy and children with diabetes. *J Psychosom Res* 1994; **38**: 859-69.
9 Ferrari M, Matthews WS, Barabas G. The family and the child with epilepsy. *Fam Proc* 1983; Mar: **22**(1): 53-9.
10 Brett EM. "It isn't epilepsy is it, Doctor?" *Br Med J* 1990; **300**: 1604-5.
11 Bradford R. In: Bradford R. *Children, families and chronic disease. Psychological models and methods of care*. London: Routledge, 1997.
12 Fitzpatrick R. In: Fitzpatrick R, Newman S, Thompson J, Hinton J and Scambler G. *The Experience of Illness*. London: Tavistock Publications, 1984.
13 Goffman E. Stigma. Notes on the Management of Spoiled Identity. Harmondsworth, Middlesex: Penguin Books, 1968.
14 Scambler G, Hopkins A. Being epileptic: coming to terms with stigma. *Sociol Health Illness* 1986; **8**: 26-43.
15 Schneider J, Conrad P. In the closet with illness: epilepsy, stigma potential and information control. *Soc Prob* 1980; **28**: 32-44.
16 Glaser BG, Strauss A. *The discovery of grounded theory*. New York: Walter de Gruyter, 1967.
17 Barnes P. In: Barnes P. *The Personal, Social and Emotional Development of Children*. Oxford: Blackwell, 1995.
18 Helman C. *Culture, Health and Illness,* 3rd edition. London: Butterworth Heinemann, 1994.
19 Piaget J. *Judgment and Reasoning in the Child*. New York: Harcourt Brace Jovanovich, 1976 (first published 1928).

栃
とちのき

トリシャ・グリーンハル

　呼び出しを受けて，私はいつもより苛立っていた。土曜だというのに診療所に出かける私を子ども達は文句を言いながら送り出し，お昼ご飯には間に合うの，と尋ねた。ハムステッド・ヒース（訳注：ロンドン北西部の自然公園）に行って，とちの実を見つけるんだ，と子ども達は嬉しそうに言っていたのに。
　でも，もう午後1時半だった。日が沈むまでに家族のもとに帰れそうになかった（訳注：冬季のロンドンでは午後3時には日が沈む）。通常の再来患者に加えて全くの新患をひとり診た。そして，私は不機嫌なままドライチーズのサンドイッチをほおばりながら，83歳の老婦人のお宅に車で向かっていた。一昨日からひどい麻痺があるとのことだった。
　右（大脳）半球の卒中には珍しいことだが，言語障害はなかった。これはとても幸運なことだった。というのも，彼女には話したいことが山ほどあったからだ。この家で生まれ，18歳のときに隣家の男性と結婚したこと。64年間の結婚生活の中で，子どもはなかったが，健康を満喫し，よい仲間にも恵まれたこと。彼女の夫は，最近，朝起きたときに胸が痛いと訴えて，救急車が到着する数分前に彼女の腕の中で息を引き取ったということ。
　2週間前まで，彼女は一度も病院に入ったことがなかった。今はまさに冬。明らかに入院ベッドの不足が深刻になる時期ではあったが，彼女を前にして，その同じ病院の救急科に搬送すること以外，私にできることはなかった。数日前，新米の警察官が，形式的に夫の死体を一通り調べ，慇懃に，生き残った彼女にも事情を聞いてよいかと許可を求めたその病院に。
　私が紹介状を書いている間も，彼女の友人が衣類と化粧品を用意しながら，そのことに腹を立てていた。そして沈黙が訪れた。黙ったまま救急車を待つ。医師としての仕事は終わったが，他に呼び出しもなく，私も待って彼女を見送りたい

という思いに襲われた。
「先生，夫の花輪をご覧になります？　窓の外を見てください。庭にありますから」
今は亡き彼女の夫の名前に並べられた花の贈り物が，中庭のテーブルの上にしおれたまま置かれていた。庭は美しく整えられ，花壇は秋の色合いで，芝生は手入れが行き届いて青々としていた。中央にはすばらしい馬栗があって，今まで見たこともないようなすばらしい栃の実が芝にそこら中に落ちていた。
彼女は私の視線にすばやく気がついた。
「先生，お子さんがおありですか？」
「ええ，男の子が二人」
「じゃあ，どうぞ，栃の実をもっていって下さい。ドット，先生にプラスチックのバッグを差し上げて。私の夜具はそのスポンジバッグに巻きつけておけばいいから。その木は50年前，私が妊娠していた時に植えたものです。でもクリスマスの日に流産して，それから子どもを授かりませんでした」。
私は裏のドアから外へ出た。誰も足跡をつけていない真っ白な雪の中に走り出ていくような気持ちで。丸々としたつやのある栃の実を集めて腕に抱え，バッグがはちきれそうになるまで詰め込んだ。車のトランクにそのバッグを入れている時に救急車が到着した。
「先生，どうぞお好きな時にいらして，持っていって下さい。裏門を乗り越えることはできますよね。私にはもう用がないですものね，先生」
その夜，子ども達は今日の収穫を楽しそうに分け，私も楽しむことができた。が同時に，それは，彼女が夢見ながらついに味わうことができなかった楽しみであることを感じていた。子ども達が送ったお礼の手紙は，しばらくして，病院から返送されてきた。安らかに眠らんことを。

第3部
医療における物語り(ナラティブ)

第8章

痛みの物語り(ナラティブ)

リチャード・ベイリス卿*

　痛みは患者が訴える最も一般的な症状の一つであり，これが主たる症状であることも稀でなく，また唯一の症状であることもしばしばである。その物語り(ナラティブ)，すなわち痛みについての患者の物語りは，患者自身の言葉で，話の道筋などおかまいなく無計画に，まるで「豆がまかれる」かのように勢いよくあふれ出る。医師は，単に患者が話していることを聞くというだけでなく，訓練された耳で患者の使った言葉をそのまま，話される順に正確に耳を傾けて**聴か**なければならない。加えて，患者がほとんど無意識に使っている——ボディ・ランゲージ（身体言語）——というもう一つの伝達方法にも注意しなければならない。（痛みについての）物語り(ナラティブ)の受け手は，耳と眼の両方を働かせて，同等に重要で互いに補足的な二通りの物語り(ナラティブ)の表現を受けとめなければならない。

　もし仮に，患者のナラティブが速記者によって言葉どおりそっくり記録されたとしても，ナラティブの真の意味の多くは失われて第三者には理解できないだろうし，ボディ・ランゲージで表現されているものを伝えることはできないだろう。臨床の現場では，医師は患者の言葉と身振り手振りに耳と眼を働かせるだけでなく，それら内容の本質を記録しておかなければならない——一般診療医ノートへ簡略に，あるいは病棟医によって長い記述で。きちんとした職業意識を持つ医師ならば，患者の話を中断して意味のあいまいな語句を追求し，より詳細を尋ねたいという誘惑にじっと耐え，患者の話の終わるまで待たねばならない。病歴とは，これを受けとめるものであって，話を取りあげて作成されるものではない。

　患者の実際の言葉とその紡ぎ出す順序は，しばしば診断の貴重な助けになる。

---

*Sir Richard Bayliss：内分泌学を専門とする内科医。ウェストミンスター病院医科大学学部長（1960～65），英国内科医協会会長などを歴任。現在は，公職を引退し，甲状腺疾患医として臨床を行っている。

驚くべきことに，実際多くの患者が心に思っていることと反対のことさえ言う。

　ウェストミンスター市議会の書記官，トランパー夫人45歳が，外来診察室に案内された。我々は握手をし，彼女は椅子に腰掛けた。彼女が微笑みながら切り出した第一声は，「私は幸せな結婚生活を送っているのですが，大変ひどい頭痛に悩まされています」であった。私と一緒に座っている4人の医学生のうち何人が彼女の話をきちんと聴いていたかを知りたかったため，彼女を制止した。彼らに紙を手渡し，彼女が何と言ったか，実際の言葉を書くように命じた。3人はトランパーさんが「ひどい頭痛」だと，1人は彼女が「幸せに結婚生活を送っている，そしてひどい頭痛がある」と記載した。彼女の微笑みを観察していた学生がいなかったのは明白だった。「君達は聞いてはいたが，耳を傾けて聴いていたのはたった一人だった」と私は学生たちに静かに（そして声をひそめて）言った。「この患者が幸せな結婚生活を送っているということを告げたのはなぜだと思う？ 彼女が，頭痛と言う前にそれを私達に告げた理由が何かあると思うかい？ そこには理由があるに違いない，たぶん彼女が全く意識していない理由が。トランパー夫人の結婚生活が幸せでないことがそのうちわかるよ」。そして，それが事実であることが判明した。

　「病歴を受けとめ，質問を追加しても診断のためのよい考えが浮かばなければ，永久に診断できないだろう」というのは，陳腐な言葉かもしれない。しかしながら，例えばポルフィリアのような，長いこと忘れていた腹痛の原因についての記憶を呼び起こしてくれるコンピュータ・プログラムがあるにもかかわらず，陳腐なその言葉は昔と変わらず今でも正しいのではないかと思う。それにもかかわらず，芝生にいる小鳥はふつうスズメかミソサザイであって，ダチョウがいることはめったにない。私達は，（診断がつかず）窮地に立たされた時，上手に記録された病歴よりも感度の鈍い，特性の低い検査のために検査室に血液を送るという罪を犯してしまう。

　25歳の女性が，救急外来のストレッチャーに横たわっていた。彼女の眼は不安でピクピクし，痛みで顔はゆがんでいた。「約1時間前に突然，頭の後ろが痛くなったんです。何かが内側をポンと音をたてて動いて行くような感じがしました。その痛みは首の後ろに下がり，そして頭全体に広がりました。おそろしくひどい痛みです」。彼女は両腕で頭を抱えた。患者のボディ・ランゲージと，痛みの説明と，彼女の頭の内側をポンと音をたてて動いて行く何かについての説明とによって診断がついた。クモ膜下出血に伴う症状，羞明と項部硬直を発見するのに，数秒とかからなかった。

第8章 痛みの物語り

1937年，ケンブリッジ大学病理学部の掲示板に，内科学（Physic）欽定講座担当教授が昼12時に講義するという案内が掲示された。一体全体その欽定教授は誰で，彼が何を講義するのか？ そして，Physicとは実際に何のことなのか？

以前，もちろんまだ国民保険法が実施される前の時代にガイズ病院名誉顧問医師であったジョン・ライル卿 Sir John Ryle，彼がその新任欽定教授であった。多忙な個人開業診療にもかかわらず，彼は胃腸疾患について熱心に研究し，特に，胃液の分泌，胃液の酸性度と消化性潰瘍との関係に興味を持っていた。それゆえ，ライル管（経鼻胃管）という名前があるほどである。その当時，臨床前教育と臨床医学教育との間が分離していることに気付いた彼は，不自然に分断された橋を結ぶ踏み石として，一連の講義を実施した。

背の高い，やせた，白髪まじりの彼は，非の打ち所のない身なりで，ノートもスライドも使わず，50分間明快に講義し，聴衆を魅了した。話題は，「痛みの臨床的研究」であった[1]。痛みを訴えている患者と向き合う時，それを解明するのに必要な11ヵ条がある。もちろん，すべての患者に対してではなく，痛みの原因や診断が難しいか，明らかでない患者に対してである。彼は次のように警告している。患者，彼女あるいは彼が物語り（ナラティブ）を語っている時，それを途中で遮るな，明らかにする必要のある点については短くメモして残し，患者に後で質問すればよい，と。

6年後の1943年，セント・トーマス病院（その当時一つだけだった）で，私の仕事の一つは，診察受付け係として毎朝10時から昼12時までの間，予診室を担当することだった。この外来患者診察室には，医学的疾患を持った患者が，遠方広域の一般開業医から紹介され，必要とされている予約もとらずに訪れた。災害担当官も，通りを歩いて（具合の悪くなった）患者をよくそこに紹介した。

これは，冠動脈疾患流行前のことだった。その病院には，ベッドと同じくらい大きくて，操作のめんどうな心電計が1台あった。検査技師はいなかった。診療担当医師から心電図測定が依頼されると，診察受付け係がそれを測定記録して現像し，写真に焼き付けた。第Ⅰ，Ⅱ，Ⅲ誘導と単一胸部誘導だけの記録だった。

その予診室は，ビクトリア朝風の巨大な公衆便所を思わせる，窓のない白いタイル張りの大きな部屋の中にあった。背の硬い，カバーのない木製のベンチが，石の床の上にきちんと並べられていた。診察受付け係は，その部屋の一方の端で，面の傾斜した小さな机付きの高い椅子にチョコンと座っており，患者は普通の木製の椅子に遥か下手にいて——その配置は，親密な医師－患者関係に適していな

かった。患者の語り(ナラティブ)はタイルの壁に反響して満員のベンチで静かに待っている患者たちの耳に達してしまい，親密なやりとりは困難であった。

「次の方，どうぞ」

その患者は前列のベンチから立ち上がり，受付のデスクへと静かに歩み寄った。彼は，医師の紹介状を私に手渡した。それには「ボーハム氏，55歳です。診察と助言をお願いします」と書かれていた。私は，その開業医がウオーキング居住であることに気付いてもさして驚かなかった。ウオーキングのような南東部郊外に住む患者の多くはウオータールー駅経由で通勤していて，ロンドンで診てもらう方が便利であることを知っていた。

「どうぞ，お掛け下さい，ボーハムさん。どうしました？　いかがお過ごしですか？」

「私は内務省の上級公務員です。痛みが続いているのです……締めつけられるような……胸のここが」。彼は右手でこぶしをつくり，それを胸骨の中央に置いて示した。

「ご存知のように，私はウオーキングに住んでいますが，内務省に勤めているので，毎日電車でロンドンまで通勤しています。この痛みは，朝食を済ませて駅まで歩いて行く時に起こります。奇妙に聞こえるでしょうが，家から4番目か5番目の街灯あたりまで道路を降りてきた時に痛みが襲ってきます。私は立ち止まらなければならないので，もし誰かが私を見ていれば変に思ったでしょう」。彼は微笑んだ。「だから，私は風景あるいは近所の庭を眺めている振りをしました。その締めつけられるような痛みが消えると，駅に向かいます。プラットホームまでは実に登りの急勾配です。もし一寸遅れ，列車が入ってくるのが聞こえると，私は急がなければならず，列車のドアを開けるまさにその時に再び痛みが襲ってきます」

私は，その痛みが約3～4分持続し，3カ月前に始まったことを知った。夜の帰宅時に痛みが襲ってきたことはなかった。一度か二度，セント・ジェームズ(訳注：ロンドン中央部にある地区)のいきつけのクラブで昼食を済ませて，ピカデリー(訳注：ロンドン中央部にあるショッピング街)までのなだらかな上り坂を歩いて行った後に，痛みが襲ってきたことがあった。特に，寒い日あるいは風の吹いた日だった。

「痛むのは，どこか胸の中の深いところです。鋭くはないのですが，圧迫感で，まるで万力で押し潰されるような感じです。同時に，顎のここにも奇妙な感覚があり，そして時々，駅のプラットホームに急いでいる時に左腕にも重苦しさを感じます。ここに……」と，彼は右の人差し指で，左腕の内側を上から肘まで指し

示した。

　20分後，ボーハム氏にさらに質問し，仕切り壁の後ろの小さなベッドの一つで診察して他に異常のないのを確認した後，私は再びデスクに向かってチョコンと座った。私は，スタンプ台でゴム印を軽くたたき，ノートの1ページにそれを押し付けた。そして，ジョン・ライルのチェックリストの11の質問の回答欄を埋めた（表8.1）。

　ライルのチェックリストの価値は，もちろん，この患者のように診断が明らかになっていない場合により大きく，それをここで再生して，いかに簡明に病歴が記録されるかを示すことができる。ライルのリストは，──胸，腹，背，四肢，顔，頭──いかなる部位の痛みの解明にも使用できる。しかし，その基本的な特性がライルのリストに記入される前にこの患者の物語をもう少しはっきりさせておく必要があるかもしれない。

　位置　患者は腹部について独特の概念を持っており，胸の中央と恥骨結合との間はどこでも腹である。患者は，洋服を脱いだ時にどこが痛いか正確に示すことができる。胃あるいは十二指腸の潰瘍による痛みは通常心窩部に感じられるが，十二指腸潰瘍が膵臓に穿孔していると背部にも痛みが感じられる。大腸の痛みは下腹部あるいは大腸の走行に一致して限局された部位に感じられる。腎臓の痛みは通常腰部あるいは側腹部に感じられる。

　放散痛　これは診断に役立つ。尿管の痛みは男性の場合同側の睾丸，女性の場合は陰唇にしばしば放散する。横隔膜下膿瘍のような右上腹部の病変は右肩部に，慢性胆嚢炎は肩甲骨部あるいは肩甲骨間に，膵臓の痛みは背部に放散する。虫垂炎や卵巣病変の痛みは同側の腰仙部領域に放散する。付属器炎や卵管妊娠の痛みは大腿前面に放散する。

表8.1　症例ボーハム氏──ライルのチェックリスト

位置	胸部中央の胸骨後部
放散痛	顎へ，左腕の内側を上腕から肘へ
局在性	胸の中の深いところ
特徴	きつく締め付けられる，押し潰される，万力でつかまれる
激しさ	はっきりしており，激しい
持続期間	3カ月間；3〜4分続く
頻度	午前に駅まで歩く度に
改善因子	歩行の停止
増悪因子	登り坂，急ぎ足，寒いあるいは風の日，食後
特別な時間	午前に駅まで歩く時，セント・ジェームズの坂を上がる時
随伴症状	なし，息切れもなし

局在性 手の動きに気をつけよ！ 患者が平手で腹部全体を，円を描くように動かす場合，器質的疾患による痛みであることはめったにない。消化性潰瘍では，心窩部の痛みの部位が二本の指先で指し示されるのが普通である。

特徴 患者が使う形容詞は，患者の教育背景や文化背景で異なる。「押しつぶされる」と「万力で潰されるような」は狭心症や心筋梗塞の痛みを表現するのによく使われ，「ナイフで切られるような」が使われるのは稀である。消化性潰瘍では「ネズミにかじられる」とか「鈍い歯痛のような」痛みと表現される。胆嚢の痛みはしばしば「張り裂ける」と。小腸の感染や閉塞による痛みは，握られるような痛みで，律動的かつ間歇的である。胆道や腎臓の腹痛は，疝痛で，しばしば緩解することなく増強し続ける。ゲップをすると改善する上腹部あるいは下胸部の「焼ける」痛み，もしくは「胸やけ」は，ふつう裂孔ヘルニアあるいは食道逆流に起因している。腹部の他の部分では，器質的疾患が焼ける痛みの原因になることはめったにない。

激しさを評価するのは難しい。私は，「アゴニー」(訳注：agony. 死のあるいは産みの苦しみ) を誇張的表現でおそらく非器質的疾患を示していると考えていたが，今ではそう思っていない。今日，「死ぬほど苦しい」は多くの文化社会で分娩時の痛みを表現するのに使われ続けている。激しさも，しばしばボディ・ランゲージというナラティブで表現される。表情と身振り手振りは重要である。汗，青ざめた顔色，頻脈，ショックは生理学的なボディ・ランゲージである。激しい痛みは錯乱によるものではない。

持続期間は診断の重要な糸口になることがある。狭心症の痛みは数分以上続くことはめったにないが，それは狭心痛を引き起こしている動作を患者自身が中止するからである。心筋梗塞，胆道あるいは腎の痛みは，強力な鎮痛薬で除痛されるまで持続する。消化性潰瘍による痛みは偶発的に始まり，1時間以上続くことはめったになく，十二指腸潰瘍ではミルクや食物が摂取されると，胃潰瘍では胃が空になると消失する。胃癌の痛みは食物摂取に影響されることは少なく，緩解のみられないこともしばしばである。

緩解因子と**増悪因子**はコインの裏表のように互いに補足的で，病態解明に重要な糸口となるかもしれないが，しばしば適切な質問をして確認する必要がある。十二指腸潰瘍の患者では，特に夜間に「空腹時」痛があり，コップ一杯のミルクあるいはアルカリ剤で緩解する。胃潰瘍の患者は，痛みと食事との間に反復する関係のあることにしばしば気がついている。腹部の圧迫により小腸部の痛みや緊張が和らげられることがあるが，炎症性の疾患では無効である。運動負荷によっ

て生ずる痛みは多くのばあい虚血が原因である。狭心痛は，心臓や脚だけではなくて，腕や咬筋など他の多くの部位に出現する。自動車や馬で激しく揺られると，腎や胆道の疝痛が促進されたり大腸の痙攣が誘発されたりすることがある。

　特別な時間が，増悪因子や緩解因子を明らかにすることがある。

　スティーブは高齢の患者で，30年間毎年健康診断を受けに来ていた。最初の診察の時，彼は言った。「私は健康診断を受けてきた――私達は同い年だから，あなたは私をずっと診てくれるのにふさわしい人だ。我々は共に年取っていくんだ」。そして実際私達は年取ってきた。彼は，ロイド海運保険会社で働き，裕福に暮らしていて，ハンディキャップ3の熱心なゴルファーだった。彼は，第19番目のホールで診察を受けることを嫌がらなかった！　彼が65歳の頃，定期健康診断に訪れた際，右腰に異常のあることを訴えてきた。彼は，すでにゴルフクラブで整骨医の友達の診察を受けていたがよくならなかった。別のクラブのメンバーの内科医の診察も受けたがやはり良くならなかった。そう，右腰部関節炎の他にどんな診断を期待しただろう？　当然，私はライルのリストを完成することができた。

　その「腰の痛み」は，実際に右の尻に感じられた。放散痛ではなかった。その痛みは，スティーブがある一定の距離を歩くと，特に彼の農場までの坂道を登って行く時に出現して，歩くのを止めるとすぐに消失してしまうのだった。診察では，腰背部の可動性は比較的十分で，痛みを伴わなかった。彼が持参したX線フィルムには確かに彼の年齢相応の骨変性と骨棘形成がみられたが，右臀部痛を伴う間歇性跛行が右総腸骨動脈の高度な動脈硬化性狭窄に起因するものであることを確認するために動脈造影が必要であった。それにしても，2人の専門家は，どうしてスティーブの右大腿動脈の脈が弱いのに気付かなかったのだろう？　たぶん，それは最近の病状進展だったからだろう。血管外科医によって彼の病状は改善された。

　ある患者は何の特徴もない痛みを訴える。あなたは彼らを「把握・理解」し，そして彼らが次にあなたを訪問した時もう一度初めから始めなければならないかもしれない。しかし，ライルの図式を用いて，その痛みが器質的なものに起因するか否か確認することができる。機能的な痛みは，神経系の解剖と生理に矛盾するような奇妙な放散痛をしばしば伴う。このような患者では，痛みを表現する言葉とボディ・ランゲージがしばしば奇妙で，大げさ過ぎるか，あるいは一見無関心か，いずれかである。

　ブラフォード夫人は，中年の会計士夫人で，わたしの診察室のデスクのわきに

座っていた時は打ちひしがれていて、不幸であるか不満を抱いているかが見て取れた。彼女の洋服はファッショナブルであったがみすぼらしく、ハンドバッグは擦り切れていて、靴は驚くほど汚れていた。彼女の問題は痛みで、分析したところ、それは左下前胸部から始まった。それは、鋭く「ジュッと泡立つ」感じで突然に襲ってくる、と彼女は言った。それは、突然どこへでも走り——左足に駆け下りたり首の左側へ駆け上ったり、時々その「ジュッと泡立つ感じが終始右腕を駆け下りる」と彼女は感じた。その痛みは、ほんの数秒続くだけだった。彼女の母親にも同じ痛みがあり、その痛みを持ったまま死んでいったことが彼女を悩ませた——しかし、それは自動車事故だったのだが。ブラフォード夫人には、夫君と10代の子ども2人がいるが、実は不幸せであるということに気付くのに時間はかからなかった。彼女の話に耳を傾けるにつれて、私は気が滅入り始めた。臨床上のうつ病は驚くべきことに伝染性で、医師は患者から容易に「感染する」。さらなる質問によって、ブラフォード夫人は寝付きは早いが、いつも午前2時に覚醒し、彼女の起床時刻直前まで再び入眠できることはめったにない、ということが判明した。うつ病という診断を疑う余地はなかった。

　このような患者の場合、身体的疾患あるいは器質的異常がないのに痛みが発生するかもしれないということを彼らに優しくわからせるのは、驚くほど簡単なこともあれば、まったく不可能なこともあるが、かなりの時間を必要とする。

　バーナード・ラウン Bernard Lown という著名なアメリカの内科医は、彼の著書『治せる医師・治せない医師』『医師はなぜ治せないのか』[2]の中で、身体診察に移る以前に、しばしば診断を明確にしてくれる病歴を上手に取ろうとしない合衆国での風潮に懸念を示している。英国においても、同様のことがしばしばあてはまり、それは我々が病歴のとり方を教育されなかったためではなくて、その時間がないためである。医師には痛みの物語り(ナラティブ)に耳を傾ける時間が必要であり、患者にはそれを医師に伝える時間が必要である。より短時間でより多数の患者の診療をという要求は、患者にとって最良の利益にはならないし、医師にとっても仕事における知的な満足度を低下させるため、最良の利益にはならない。そこに困難さが存在する。

　さて、ジョン・ライル卿は、狭心症を発症したため、1935年、46歳の時にガイズ病院を去り、ケンブリッジ大学の内科欽定講座担当教授というより楽なポストに就任した。1943年、彼は、社会医学講座の初代教授としてオックスフォード大学に転任した。彼は1950年、61歳で亡くなったが、16年の間狭心症とともに生きたのである。

《文献と注》
1 Ryle JA. *The Natural History of Disease,* 2nd edition. Oxford: Oxford University Press, 1948, pp. 36-51.
2 Lown B. *The Lost Art of Healing*. Boston: Houghton Mifflin, 1997.

物語に寄り添って
一般診療におけるケアの継続性

イオナ・ヒース*

　……偉大な芸術家や詩人，作家の人生は，結局のところ，他の誰の人生とくらべても特に変わっているというわけではない。何かの機会にひとたび詳しく知ることがあれば，どの人生もなにかしらふつうでないところがあり，特別なドラマや緊張・驚きに満ちていて，しばしば想像できないくらいの苦しみやヒロイズムを含み，歓喜や失望といった極端な瞬間にも必ず触れるものだが，それらはめったに表現されない。両者の違いは，たまたまどれくらい記録されたか，あるいは忘れられたかによる[1]。

　物語りは一般診療（general practice）の基本的なツールであり，患者にとっても医師にとってもその生活や経験を豊かにしてくれるという点において，偉大な報奨である[2]。物語は，時を超えて広がる事件や人々，感情，感覚に，説明を加えてくれるものであり，この縦断的な切り口は，一般診療を支える患者医師間の長期にわたる関係の基礎をなす。一般診療の記録は，限界こそあれ，多くの患者の，唯一の継続的な人生の記録である。彼らの苦しみ，対処，そして忍耐が具体的に文書となって残ることは，患者の人生の物語の展開における証人としての一般診療医（general practitioner）の役割に実体を与えるものとなる[3]。

共有された物語

　物語は医療のいたるところで語られるが，人生の半分以上の長きにわたって患者と医師が物語を共有する可能性があるのは一般診療だけである。私自身の経験から言えば，研修をはじめた若い医師はある種の患者と特別な関係を形づくる。

---

*Iona Heath：北ロンドンの一般診療医で，The mystery of general practice（一般診療の不思議）の著者。

そういう中でもっとも顕著なものは，同性でほぼ同年代の患者たちとの間にできる関係である。医師とこれらの患者は人生を通してともに歩んでいく。大体同様な時期に子どもを持ち，年長の親族の健康問題に直面し，そして自らの加齢に耐えながらやっていくようになる。文化的な，または歴史的な出来事は，それが一地方のものであっても国家的なものであっても，医師と患者にとってそれぞれの人生の流れのほぼ同じ時期に刻印されるものとなるので，より強力に共有されるものとなる[4]。エルビン Elwyn とグイン Gwyn の言葉（17章）を借りると，医師と患者は歴史的な（訳注：物理的な）時間，そして出来事が起こった「そのとき」を共有する。彼らは長い歳月を超えて物語を交換する——その物語は日常生活において心地よい時間を伝えてくれるようなものから，個人ではどうすることもできない災禍に立ち向かっていこうとするようなものまでさまざまである。

特別な関係は他に，医師の両親とほぼ同じ年代の患者，また医師の子ども達と同世代の患者との間にも生ずることが知られている。医師は，年配の患者が齢を重ねていくことと，自分の両親が，健康状態の悪化や家族や友人の死に続く孤独に直面しつつも威厳や人生に対する情熱を保持しようとする過程とを重ね合わせる。もっと若い患者の場合は，医師の専門知識や信頼性は，自分の子どもとほぼ同年代の子ども達を診ていくなかで，歩をそろえて高められる。そして医師自身の子が思春期の儀礼的な危険行為に夢中になる時期には，独立と自己同一性の獲得を求めてもがく中で恐ろしいほど制御不能になって我を忘れている若い患者と，少なくとも何らかの形で交流を持つことは容易になるだろう。

これらの世代的な関係は特に強固であるが，大部分の一般診療の患者は，彼らの主治医と長い人生の時を通じてさまざまな場面で物語を共有する。これらの共有された物語は，医師患者間の強い結びつきを生み，それにより信頼の醸成や効果的なケアを可能にする。とはいえ共有された物語は，一方では硬直して決まりきったものになる可能性があり，患者の心や身体の状態の顕著な変化を気づかなくさせてしまうような危険な前提や自己満足を医師にもたらす場合もある[5]。医師は，歴史物語の共有による強い絆があっても，いつも患者を新たな気持ちで見たり聞いたりする努力が必要である。次のイザヤ・ベルリン Isaiah Berlin の言葉を味わってほしい[6]。

> 私は自分が信じていた考えのどこがいけないのか，どうしてそれらを変更したり放棄したりするのが正しいことなのか，ということに興味を覚える。

病いの物語

　患者は自分の病気について物語るために医師のもとへ来訪する。そして，最初にいつごろ心や身体の不調に気づくようになったのか，どのように症状が始まり，どのように進展して，結果として医師に相談しようと思うにいたったかを説明する。患者の物語には，他に相談したりアドバイスを受けたりした人についてのことがらや，ある特定な時期にもちあがってきた問題について患者やその周りの人が原因になっていると考えるようなことがらも含まれる。しかしながら，医師が患者の物語全体を聴ききることはめったにないという報告もある。医師は，平均すると患者の語り(ナラティブ)をたったの18秒でさえぎる[7]。しかし，もしも患者が引き続いて語ることを許されても，物語全体は，平均28.6秒しか続かない[8]。それだけ聞けば十分というわけではない[9]。語り手に，症状が埋め込まれている心理社会的因子の文脈を可能な限り十分に語ってもらうようにすることで，得られるものはきわめて多い。

　ほとんどすべての患者は，失敗とか他の些細な出来事や仕事，家庭での特別なストレス状況に症状の進展の原因を求めるような因果理論を試してみようと思うものである[10]。しばしばこれらの因果関係が全く正しいことも証明されるが，悪性疾患や他の生命を脅かす疾患になるといった誰にでも起こる不幸に対する恐怖，あるいはそういう現実を隠蔽するためにこれらの因果関係が用いられることもある。治癒不能あるいは致死的な疾患に対する恐怖を率直に表現できる患者は多くなく，それらの恐怖は，多くのコンサルテーションの現場でも表現されずに伏せられる。が，もしそれらは気づかれなければ，心のなかで疼き続け，医師－患者関係は閉ざされてしまう。

疾患の物語

> 病い（illness）は患者が医師のもとを訪れるまでのものである，疾患（disease）は受診の後，患者が帰途についた時のものである。
>
> 　　　　　　　　　　　　　　　　　　　　　　　　　　作者不詳

　医師は，患者の症状に対する説明を聞くと，その語り(ナラティブ)の中に「疾患の物語」に合致する部分を求め，医学が病気による苦しみを理解しようとする中で定義してきた図式を探し，救いや治癒を見つけようとする。

医師は，橋を行き来しながら，患者の病いの物語を，医学の抽象的知識に照らし合わせて解釈し，仮の診断として患者にもどすべきものとみなしている。こうして，患者の病いの物語は，患者の病歴という形に語りなおされる[11]。

　患者の物語は，科学の形式に合うように曲げることも押し込めることもできないということが大切である。頭痛や疲れ，腹痛，他のさまざまなありふれた病気の症状は全て，深刻な器質的な疾患によっても，ストレスや不幸によっても惹起されうる。科学的医学はさまざまな利益を提供してきたが，それのみならず多大な危険も伴っており，医原的疾患が驚くほど広範にあることが明らかになった。もしも不幸や怒りや孤独や悲しみに起因する病いが疾患によるものと誤訳されたならば，患者は利益の可能性がないままで科学的医学の危険にさらされることになる。さらに社会はハイテク医療によるかなり多大なコストを負担することになるだろう[12]。

　マーシャル・マリンカー Marshall Marinker が11章で述べるように，不幸に起因する症状や苦しみは，それらが科学的医学の疾患テンプレートに合致しないのだが，現実性という点では器質的疾患に劣らない。患者が感じることこそ診療の基礎とすべき現実であるということを，医師は常に銘記する必要がある。疾患の分類学は最新の科学が把握した自然を表現しているとはいえ，理論的構成物に過ぎない。患者の症状がそれにあてはめられないときに，放棄すべきは理論のほうであって，患者が実際に体験していることの説明の方ではない[13]。患者の症状の物語を注意深く聞き続けることのみが，疾患の医学的物語の正確さや有用性を増すものになる。

忍耐の物語

　医療の技術的な処置が果たされてもなお，一般診療医と患者は病いや疾病からくる衰弱や痛みや恐れとなんとか折り合いをつけていかなくてはならない。科学的医学は治癒をもたらすことができる場合もあるが，わずかに症状の改善をもたらすことができるだけのことも多い。多くの医師は治癒なくしては失敗と感じ，支持や団結がもっとも必要とされる時に患者から離れてしまう。治癒がなく，気まぐれな苦しみになんら科学的な説明が与えられない時，忍耐と生存という物語り（ナラティブ）の構築が必要となる。この仕事は一般診療における関係の中心をなすもので，そのなかで一般診療医と患者は，精密検査をして治癒を目指した専門家が撤

退したあとも，共に先へと進む道を探していくことになる。痛みや屈辱，また例えば慢性精神疾患による孤独を切り抜けてきた患者たち，あるいはドメスティック・バイオレンス（夫婦間暴力）のサバイバーたちは，自らの価値や威厳の感覚を再発見できるような物語を構築する必要がある。

　これらの忍耐の物語り(ナラティブ)は人間の歴史を通じて織り綴られてきたものであり，これらの物語り(ナラティブ)のパターンは世界の文化を定義づけてきたようなもっとも初期の神話に遡ることができる。その話は恐ろしい病魔からの勇気ある生還であったり，人間の不注意や悪意の悲しい犠牲の話であったり，明らかな運命に抵抗した激しいもがきであったりする。そのような物語を通じて，患者は自分に起こったことがらになんらかの意味を付与し，小説や映画やジャーナリズムを通して同じように苦しんでいるかに見える他の人の物語に触れることにより，何らかの慰めを得ることができる。

　物語は苦しみを和らげ，経験に意味を付与するが，もし物語にあまりにもこだわるなら，患者は自らの物語り(ナラティブ)のなかに捕われてしまうかもしれない。あまりに強固な物語は外傷体験を乗り越えていくための選択や機会を閉ざしてしまう。時に医師は患者に，先へと進む道を見つけられるような別の物語を提供することができる。悲劇的な犠牲者の役割を演じていた患者が，自己決定や自己の尊厳，自己価値の尊重などを改めて認識し，それを深めていけるような勇気ある生存者としての役割にシフトしていけるかもしれない。解放的に前進する古典的な模範的実践者はソフォクレス（訳注：古代ギリシアの三大悲劇詩人の一人。BC.496?-406）のピロクテーテス[訳注1]である[14]。

医学的，身体的，感情的，文化的な識別能力

　もし患者の物語の全可能性を知りたいと思うなら，医師（特に一般診療医）は，多くの異なるレベルで，進んで耳を傾け，聞き，読みとる必要がある。医学的な識別能力によって，医学が有効な治療を提供できるような病気が患者のどこにあるかが確実になり，患者の症状のパターンが認識され，適切な処置が施される。身体的識別能力というのは[15]，医師の自分自身の身体に対する主観的な気づきを生物学的な種としての身体に対する客観的な知識に結びつけて利用する。この結びつきは，患者の症状に対する感情的な理解への助けになるもので，診断の根底に存在する。感情的識別能力によって[16]，医師は患者の苦しみや痛みを見たり認識したりし，さらには患者が前へと進む道を見つけようとする助けとなる。文化

的識別能力というのは，他の人が似たような種類の傷みや痛みに対して癒しの意味を見出す方法の例を取り上げながら，意味の探求[17]を豊かなものにする。

医師の受けた教育は，人々や集団の健康がどのように改善されるかについての知識を与えてくれる。これは医師が，どうすればひとりひとりの健康が改善していけるかという見方を持ち続けることにも責任を持たねばならないことを意味する。特定の状況に応じて，この見方には社会的，心理的，身体的，経済的，栄養的，そして環境的な諸因子が含まれるだろう。その見方は患者のためのもう一つの物語とみなすことはできるが，決して押し付けるべきものではなく，患者がどうすれば健康が改善できるかという知識を共有して，インフォームド・チョイスが可能となるように利用される。

詩人も，もうひとつの見方を供給するという同じような責任をもつが，シーマス・ヒーネイ Seamus Heaney が誰よりも雄弁にその責任について語っている。

> 詩歌の本質的な重要性は単に特定の状況の時空間を描写することよりも，それによって現実の見方が変わりうることにある。

彼は，想像的なもうひとつの見方が変革の可能性のみならず，忍耐と生存の助けとなることを理解している[18]。

詩歌の力は，人間の経験に共通するあらゆることを想起させ，個人の孤独を減らすところにある。ジョン・バーガー John Berger は時間の二つの軸に関する論説のなかで同じ領域について触れている。

> 人間はふたつの活動を行う限り個性的である。生物学的有機体としての活動と意識の活動である。このように人間においてはこれらふたつの活動に呼応するふたつの時間が共存する。その時間のなかで彼は生まれ，育ち，成熟し，老い，死ぬ。そして彼の意識としての時間も然りである[19]。

意識の時間の探索を通して得られた知恵は，生物学的時間の中で人生の物語を変革するために使われうる。

文化に架橋する物語

ロンドン中心部で一般診療に従事することの恩恵のひとつは，患者がもたらす物語の文化的富裕さである。これらの物語は世界中の文化にまたがるもので，社会的状況も極めて多様である。それでもなお共通のテーマや関心事への特別なこ

だわりは，我々の共有する人間性を繰り返し強調するものとなる[20]。どの物語も医師の理解を広げる可能性をもつ新しい物語を含む。

しかしながら，文化的境界を越えて物語を語る試みはしばしば言語的障壁の上で頓挫する。一般診療における仕事は，患者と医師が共通の言語さえもたないのに，非常に異なる文化的枠組みを診察に持ち込むような状況下では，大幅に障害されることは明らかだ。医学的識別能力だけが置き去りにされることもある。それだけが仕事のすべてではないし，医師患者の双方とも不十分さは認識している[21]。ヴィーダ・スカルタン Vieda Skultans が 22 章で示すごとく，慎重に継続する努力が，この障壁を克服するのに必要とされる。医師は通訳や保健医療関係者とともに，物語が十分語られまた聞かれたと患者が感じられるように，建設的に働くことを学ぶ必要がある。

物語の終わり

臨床家にとって，弱って年老いた患者が自分の人生の物語を伝える人もなく最期を迎えることほど悲劇的で痛ましく思えることはない。まこと患者の物語を聴くための代理人になることは，高齢者のケアにおいて医師が果たす最良の役割のひとつだろう[22]。

死への過程と死は患者の物語を終末へと導く。患者の語り(ナラティブ)に対する知識と感受性があれば，医師は患者の人生の終末を，科学的医学の通常の枠組みでは敗北とみなされる死のことを，その生き方にあった人生の頂上であると捉えることができるようになる[23]。物語を理解し尊重しようとすることを通じて，医師は死への恐れが時期尚早であるか，またいつそうでなくなるかを理解できるようになる。

数年前，私の患者が心臓発作で苦しんでいた。彼女は 92 歳の女性で，私は今でも覚えているが，切花を水よりも泡だったレモネードにつけておいたほうが長持ちすると遠慮深く教えてくれたものだった。彼女は私達の地域のある研修病院の CCU に入院し，ストレプトキナーゼの静脈内投与を受けた。彼女はしだいに回復し 10 日後退院した。私が数日して訪問した時，彼女は何らかの処置を要するようなショックにおちいっていたが，私はその時彼女の生に対する望みがどんなにか少ないものであるかということを知った。彼女は長いこと寡婦であって，進行した閉塞性肺疾患により，日常生活はかなり機能不全に陥っており，その時までに同世代のほとんどの友人を失っていた。彼女は自分の尊厳を守り，延命のための延命をこれ以上望まないと希望した。今まで受けた治療は明らかに有効だと彼女自身も思っていたが，今の自分には侵襲的で不適切なものであろうと考え

た。彼女は医科学の最先端の治療経験におびえ，結局2週間後に眠るように安らかに亡くなった。

物語を語るための時間と場所

　物語は，人々が語る時間をもち，また耳を傾けて聞ける時間があるときにのみ語られうる。語り(ナラティブ)が深くなればなるほど，長い時間を要する。臨床のケアの方法としての一般診療の大きな利点はその縦断的構造であり，一回一回は比較的短い時間でも，長い期間にわたって複雑な語り(ナラティブ)を医師と患者の双方がつむぎだし，応えていけるような機会が与えられることである。しかしながら一回の診察があまりに短いと，物語はぎこちないものとなり，あまり有効でなくなる。ジョン・ホービー John Howie と彼の仲間は [24]，長期間にわたる診察により，患者たちは次の6つの質問に肯定的に答えられると報告している。

　　本日医師のもとを訪れた結果として，あなたはどのように感じますか？
　　・人生をうまく過ごせていますか？
　　・あなたの病気を理解することができますか？
　　・あなたの病気とうまくつきあっていけますか？
　　・自分自身を健康に保てますか？
　　・あなたの健康に自信がもてますか？
　　・あなたは自立できますか？

　ホービーはこれらの6つの質問を，患者自身の人生の物語の特別な文脈のなかで，病いの経験をうまく切り抜けることができるかどうかの能力の基準を与えるものとして記している。この能力の獲得は診察時間の長さと関係し，一般診療の診察が平均10分を下回るべきではないことが実証されている。
　教育，リサーチ，ヘルス・プロモーション，すでに病院のなかで行われている患者ケア，そして共同体のなかのケアはすべて等しく重要である。しかし，時間がかかる。時間の制約は一般診療の能力を損ない，悲惨な結果を導く可能性が高い。

　　　もしも診察が，他のすべての消費が決定される極めて重要な決断のなされる地点であると理解されないなら，すべてのNHS（National Health Service）の費用効果関係は，たとえ待ち時間が減って技術的処置の件数が増加したとしても，正味の健康増進という点では下落するだろう。診察の質の大部分は時間の制約から自由になるかどうかにかかっており，無分別な身体化やそれに伴う処方や紹介の手間をむやみに省こう

とせずに,患者を消費者から生産者へと育てうる保護された時間を確保することが必要である[25]。

もしも付加的な仕事を適切にしようと思うなら,すでに不適切な医療労働力のなかで,より多くの一般診療医が必要とされるだろう[26]。十分に容量を増やすことがなければ,一般診療医は患者の語り(ナラティブ)をよく理解しようとする時間はけっしてもち得ないし,どのような診察においても患者医師双方に損害となってしまうだろう。

《文献と注》

1 Holmes R. *Footsteps: adventures of a romantic biographer*. London: Hodder and Stoughton, 1985.
2 Borkan JM, Miller WL, Reis S. Medicine as storytelling. *Fam Pract* 1992; **9** (2): 127-9.
3 Berger J, Mohr J. *A fortunate man: the story of a country doctor*. Harmondsworth, Middlesex: Penguin Books, 1967.
4 Backett K, Davidson C. Lifecourse and lifestyle: the social and cultural location of health behaviours. *Soc Sci Med* 1995; **40**: 629-38.
5 Gulbrandsen P, Hjortdahl P, Fugelli P. General practitioners' knowledge of their patients' psychosocial problems: multipractice questionnaire survey. *Br Med J*; **314**: 1014-18.
6 Quoted in Currie C. Old fools, rogues, lovers, and sages. *Br Med J* 1997; **315**: 1102.
7 Beckman HB, Frankel RM. The effect of physician behaviour on the collection of data. *Ann Int Med* 1984; **101**: 692-6.
8 Svab I, Katic M. Let the patients speak. *Fam Pract* 1991; **8**: 182-3.
9 Coulehan JL. Who is a poor historian? *J Am Med Assoc* 1984; **252**: 221.
10 Malterud K. Women's undefined disorders — a challenge for clinical communication. *Fam Pract* 1992; **9**(3): 299-303.
11 Jones AH. Literature and medicine: narrative ethics. *Lancet* 1997; **349**: 1243-6.
12 Barsky AJ, Borus JF. Somatization and medicalization in the era of managed care. *J Am Med Assoc* 1995; **274**: 1931-4.
13 Rudebeck CE. Humanism in medicine. Benevolence or realism? *Scand J Prim Health Care* 1992; **10**: 161-2.
14 Heaney S. *The Cure at Troy*. Derry: Field Day, 1990.
15 Rudebeck CE. General practice and the dialogue of clinical practice: on symptoms, symptom presentations and bodily empathy. *Scand J Prim Health Care* Suppl 1/1992.
16 Adam S. Presentation at the launch of the Chief Medical Officer's Annual Report for 1996. Royal College of Physicians, 29th November 1997.
17 Midgeley M. *Science as salvation: a modern myth and its meaning*. London: Routledge, 1992.
18 Heaney S. *The redress of poetry*. London: Faber and Faber, 1995.
19 Berger J. *And our faces, my heart, brief as photos*. London: Writers and Readers, 1984.
20 Lambert H, Sevak L. Is "cultural difference" a useful concept? In: Kelleher D, Hillier S. *Researching Cultural Differences in Health*. London: Routledge, 1996, pp. 124-59.
21 Yee L. *Breaking Barriers: towards culturally competent general practice*. London: Royal College of General Practitioners, 1997.
22 Kleinman A. *The illness narratives: suffering, healing and the human condition*. New York: Basic Books, 1988.
23 Towell D. Revaluing the NHS: empowering ourselves to shape a health care system for the 21st century.

Policy Politics 1996; **24**(3): 287-97.
24 Howie JGR, Heaney DJ, Maxwell M. *Measuring Quality in General Practice, Occasional Paper 75*. London: Royal College of General Practitioners, 1997.
25 Hart JT. *Feasible socialism: the National Health Service, past, present and future*. London: Socialist Health Association, 1994.
26 Medical Workforce Standing Advisory Committee (MWSAC — The Campbell Committee). *Planning the medical workforce*, 2nd report. London: Department of Health, 1995.

訳注 1) ピロクテーテス（Philoctetes）はギリシアの伝説の登場人物。ヘラクレスの最後に際し弓矢を譲り受けた。のちにトロイア戦争に向けて船出したが途中レムノス島で過って毒矢で自分の身体に傷をつけ化膿して治らなかった。仲間たちはピロクテーテスひとりをレムノス島に置き去りにし、トロイアへ向かい、彼は 10 年間この傷で苦しんだ。10 年目にヘラクレスの弓がない限りトロイア落城はないという予言が下り、かって置き去りにしていったピロクテーテスの助力を求めた。彼は 10 年におよぶ試練の中で立派な人間になっていて昔のことを恨みに思わず、快くトロイアへ出かけ、トロイアの王子パリスを射殺した。その数日後、トロイアは落ちたのである。

第10章
実地医療(プライマリ・ケア)における精神保健(メンタル・ヘルス)と物語り(ナラティブ)

ジョン・ローナー *

はじめに

　本書は全体を通じて，それぞれの著者が，各自の立場から，20世紀後半の医学に通底しているある緊張状態に注目している。その緊張状態とは，患者自身が診察室に持ち込む複雑な物語り(ナラティブ)と，医師が診断や病理学的概念という形式に当てはめて，**実際に起こっていること**を表面的に理解することとの間に生じる緊張である。患者の物語り(ナラティブ)と医師の物語り(ナラティブ)と，どちらが事実のより正しい根拠となるのだろうか？　いずれも正しいのか？　もしそうだとすれば，どうすればそんなことが可能なのか？

　医学界のあちらこちらで，これらの疑問は未だにささやき声で問われるに過ぎないが，精神保健学(メンタル・ヘルス)においては大きな声になりつつある。これには多くの理由がある。最初に，社会学や民族誌学の影響がある。これらは精神医学を医学専門領域の中でも，文化に縛られた独特な分野だと捉えたからである[1-4]。次に，精神医学の文化的位置の問題がある。たとえて言うと，それは伝統的医学と，政治・宗教へと拡がる意味を探求する領域との間にある，居心地の悪い中間地帯のような位置といえる[5]。他の因子としては，個々のメンタルヘルス専門家が所見を記述するのに用いる，複雑で矛盾した専門用語の問題もある。多くの説明モデルは，まるでバベルの塔における混乱のように，互いに不備を指摘しあうだけであったり，単に治療者の権力を誇示する方法に過ぎないように思えたりするが，患者本

---

*John Launer：ロンドン北部のエドモントンで一般診療医として活動中で，タヴィストック・クリニックで総合診療医学の上級教官を務める。また家族療法家であり一般診療の教育者である彼は，家族療法的治療・思考・技術を日々の一般診療に適用することに尽力している。

人の話にこそ説得力があることもあり，時にそれが専門家の話よりも正しい場合もあるのである[6,7]。

しかし最も重要な理由は，メンタルヘルスの世界では，いわゆる「物語り(ナラティブ)の解釈」が他とは大きく異なっているということである[8]。言い換えれば，精神医学は専門医学の中で唯一，話すことと聴くことが治療法として確立されている分野なのである。歴史的には，多様化し断片化した精神保健学のあらゆる学派の統合を可能にしたフロイト Freud の理論「会話による治療」が基礎になっている[9]（実を言うと，この言葉はフロイトではなく彼の患者であったベルタ・パッペンハイム Bertha Pappenheim が命名したものである）。

家族療法における物語り(ナラティブ)に関する最近の書籍[10]によると，パパドポーロス Papadopoulos とビング‐ホール Byng-Hall は，「会話による治療」で実際に生じることの理解に大きな変化があると指摘している。彼らは，数多く存在する様々な治療学派の臨床家が，患者の問題に対して標準的な説明を探し求めるのではなく，それぞれの患者にあった適切な**新しい物語**を探し求めるようになりつつあると記述している。またこの変化は，サイバネティクス[11,12]（訳注：cybernetics．人工頭脳学，通信・自動制御などの工学的問題から，統計力学，神経系統や脳の生理作用までを統一的に処理する理論の体系。アメリカの数学者ウィーナーの提唱に始まる）や構造主義[13]などにおける現代(モダン)の，あるいはポストモダンの知的動向に端を発していると述べている。

彼らと同時代に活躍した他のメンタルヘルス専門家らも，同様な変化について述べている。例えば，アメリカの有力なセラピストである，アンダーソン Anderson とグーリシャン Goolishian は，あらかじめ決められた正常像と比較して患者の体験を分析するという，「パラダイム」的モデル（訳注：paradigm．「範例」と訳される。同時代に共通して用いられている思考パターン，知の枠組み。トーマス・クーンが，『科学革命の構造』のなかで提示している概念）を棄却する必要性を論じている[14]。彼らはまた，患者を専門家とみなし，事実について可能性のあるどのような記述をも促進しようと試み，さらに患者自身の目で捉えるといった取り組み方を提唱している。同じ意味で，ブルク Burck は個性とは「発見されるもの」ではなくむしろ「創り出されるもの」として捉えている[15]。これらの考え方に共通して言えることは，医師と患者間の会話が，隠れた真実を探る道具とはもはや見なされていないということである。その代わりに，会話は話される以前には形が与えられていない真実を創り出す手段となるのである。

このような考え方に初めて出会った読者には，メンタルヘルスの臨床家であろうとなかろうと，疑い深く反論する者が多い。では，この無秩序なポストモダン

の世界には，事実や専門的技術が存在を許される余地は残されているのだろうか？　精神科を訪れる患者は，まちがいなく脱構築（訳注3：deconstruction．フランスの哲学者ジャック・デリダの考え方で，統一的な全体性やその背後にある神，理性といった秩序の基礎にあるものを否定，批判．すべての二元論を否定した多元論的な考え方）という退行よりも，確かさを求めている．我々はそうした患者を疎外するという危険を冒していないだろうか？　この章は，そのような質問に感情的になって激論を繰り広げる場でもなければ，修正主義者の「精神病は単に大脳生化学的に生じるとする」大脳理論や，原理主義者の「生や死さえも単に言葉から創り出されたものとする」構成主義論[16,17]などの極論に対峙する場でもない．しかし多くのメンタルヘルス専門家が今，職務上のジレンマに陥っていることを忘れてはならない．つまり，患者自身の物語りに最大限の展開の自由を与えつつ，さらにそれが私達が予期もせず望みもしない方向に向かった場合でさえも，我々専門家はどのようにして，個々の理論や信念を堅持していくことができるのか，が問われているのである[18-20]．

ナラティブ・セラピストの実際

　この質問に理論的な解答を与えるよりも，明白な精神医学的問題を含んだいくつかの症例を呈示し，実際に彼らに対してとられた物語り的(ナラティブ)なアプローチについて説明していきたい．筆者は主に一般診療医（GP）として働いているが，特に一般診療における精神医学的な領域に関心を抱いている[21]．また，筆者は訓練を受けた家族療法家でもあり，タヴィストック・クリニック（the Tavistock Clinic）で教鞭を執ってきた[22]．一般診療医としての臨床経験を通して，ナラティブが持つ次の3つの側面に気付いた．

- 伝統的な病歴をとるというよく知られた役割
- 患者自身の話にまとまりを持たせることを許容して，耳を傾ける必要がある何かを尊重するようなカウンセリング的側面
- これまで患者が抱いていたものとは違った新しい意味を探れるような質問を含む治療的側面

　筆者が最も興味を覚え，以下に述べる数々の症例で説明したいのは，この最後の側面である．
　症例はランダムに選んだものであり，比較的最近，筆者の午前中の予約外来にそれぞれ訪れた3例である．来歴の詳細は身元を隠すために変えてある．筆者は

これらの診療において，父権的態度や「専門家的」態度などの他の姿勢もとらねばならないとするプレッシャー（これは必要なことも多いのだが）を自覚しつつも，物語り(ナラティブ)に基づいた治療体勢を維持しようと努力した。解説は，各々の治療過程における筆者の心の動きの過程を再構成することを試みたものである。

ケース 1

　ヘレンは 70 歳代半ばの女性である。彼女は高血圧症で毎月私の外来に通っている。しかし，たいていは高血圧のことは早めに切り上げて，他に重要な話題について話した。ヘレンは約 10 年前未亡人になり，すぐ姉に同居してくれるように申し出た。不幸なことに，姉はアルツハイマー病を発症し始めていた。以来数年にわたって，ヘレンは責任感と，姉の欲求にこのまま応えていたら自分の健康を損なわれるという意識に引き裂かれていた。彼女は現状を保つために戦い，不十分な福祉制度に対して一緒に戦うこともあった。

　結局 2 年前にヘレンの姉は養護施設に移り，最近亡くなった。ヘレンは姉が存命の間毎日見舞いに訪れていたが，姉は寡黙になり，排尿も排便も失禁状態となり，誰も認識できなくなっていた。このことから，私の診察が単に彼女の血圧を測るだけではなかったことが判るだろう。ヘレンの深い悲しみについて，それを和らげることについて，私達は話し合った。彼女は姉を施設に移したという罪悪感を今も持っていたが，誰がそうせずにいられただろうか？　それに加えて彼女は自分の人生を空費したのではないかという強い思いに苛まれていた。何ゆえ，姉はこのように明らかに意味のない形で人生を終えなければならなかったのか？ヘレンは何ゆえ，未亡人になってからも必死に働かなければならなかったのか？そして，何ゆえに今，彼女は自分自身の疲れきった憂うつな老齢を迎えなければならないのか？

　解　　説

　筆者はヘレンのケースを,医学雑誌に精神疾患症例を報告するようにではなく，意識して，医師が同僚に話をするように述べた。だから，それはすでに「パラダイム的」ではなく「物語り(ナラティブ)的」な形式となっている。ある瞬間を捉えるのではなく，長い年月を時系列的に並べる。患者だけでなく，周囲の環境，つまり家族から政府機関までをも含む。精神と身体の領域の間を自由に行き来する。物語の中で筆者自身は代理人として存在する。これはヘレンのナラティブから筆者が作りだした物語り(ナラティブ)であるから，ヘレンの言うこととは異なる点があるかもしれない。さらにこれは，病理学用語ではなく主として伝記的な用語によって構成された，

きわめて一般診療的な素材でもある[28]。

現実の世界で働く一般診療医として，筆者が取り組まなければならない問題が一つある。それはヘレンが「うつ病に罹患しているのか？」ということである。筆者がヘレンの物語から個人的に読み取ったことを，あらかじめ決められた疑似科学的な精神医学診断の雛型にどう当てはめればよいのか？　一般診療医は，あらゆる医師と同様，診断をつけなければというプレッシャーを感じている。そこには，教育上の圧力，上級医や，我々を責め立てる医学雑誌や，「うつ病を撲滅せよ」と叱咤する王立大学のような学会からの圧力もある。しかし診断とは，実際には言語的に構成されたものに過ぎず，医師のニーズには合うものの，他者のニーズを全く満たさない場合も多い[29]。思慮深く使えば，患者を救うために医師が取り決める有用な約束事だが，そうでなければ，医師の不安をごまかす道具にもなりうる。さらに診断によっては，医師の認識と一致しない患者の物語は無視されるかもしれないのである。

こういった問題に対する一つの解決策として，筆者が自分の主な仕事をどのように見なしているかを説明しよう。単にヘレンの話を聴くだけでもなく，また単純に診断を組み立てるのでもなく，よりよい物語を見つけるためにいくつかの質問をしているのである。つまりヘレンの物語を，健康を損ない消耗し精神病になってしまったケースとしてではなく，残酷なジレンマに直面しながらもベストを尽くした良心的な妹のケースとして扱うのである。言い換えれば，筆者は「抑圧された言葉」[30]や「敗者の物語」[31]を探すことに傾注しているのである。強調しておきたいのだが，ヘレンを心因反応性うつ病と診断することに反論するつもりもなければ，まして抗うつ薬の投与を否定するつもりもない。しかし，もし筆者がそうするときには，最大限に協力的な態度でそうしたいし，彼女の物語における彼女自身の視点にふさわしい提案を探していきたいと思う。そしてもし，彼女が権威を筆者に譲ることを選んだ場合，例えば「先生，お薬を飲むべきでしょうか？」と尋ねてくるような時には，それも考慮すべき物語り(ナラティブ)の一部として対応すればよいのである[32]。

ケース2

ラステムは50歳代のイラン人男性である。暴行罪で5年間服役し，最近釈放された。彼の服役中から，妻は離婚の手続きを始めていた。しかし彼の行く当てがないため，二人は現在も一緒に暮らしている。私は彼の家族全員を診療していて，4年前ラステムの母が癌で死亡した際には仮釈放をアレンジした。彼は手錠

第 10 章　実地医療における精神保健と物語り　105

のまま母に面会した。同時に私は，彼の妻と息子たちとも関わっていた。家庭の大黒柱が罪を犯し収監されていることによる恥や経済的な問題について，何度も話してくれた。ちなみに彼の妻は裁縫業を営んでおり，毎年クリスマスには私のズボンを仕立ててくれた。

　今，ラステムはヘロイン中毒者になって帰ってきた。私は 2 週間毎にメタドン(訳注：methadone. 塩酸メタドン，合成麻薬，経口でモルヒネと似た鎮痛作用を有し，効果はやや強い。麻薬中毒からの離脱のための中間的手段として投与される。本邦未収載)を処方していたが，彼は重症慢性関節リウマチなどの複数の医学的な大きな問題を持っていたので，私はそれらの問題も解決しようと努力していた。しかしそれは難しいことだった。ラステムは診察室に入って来るなり，すごい剣幕で話し出すため，彼が次の話題に移るまでの間に，一つの問題さえ明らかにすることができなかったのである。彼は英語があまり上手ではなく，私もファールス語(訳注：Farsi. 古代ペルシア語でイラン地方の一方言)は全く話せない。彼の妻には同情するが，彼も収監されたことで精神的に深く傷つき，うつ状態になったと思える。彼が棄てられ，やがて追い出されるときにどう対処するのか，私には判らない。

　解　　説
　ラステムのケースで，筆者は自分自身に（半分皮肉混じりに）問いかける。彼の精神医学的問題は**深刻**なのか？　一方では，あまり深刻な問題ではないとも言える。彼は明らかな精神病ではなく，「生物学的」なうつ病でもないからである。他方，彼は加齢，離婚の危機，失業，暴行歴，薬物癖などから，自殺する懸念もある。さて，我々が参加したこの物語の深刻さをどう判定すればよいのか？

　毎日のように多くの医師らが，このように複雑で激しい物語り(ナラティブ)に携わっているにもかかわらず，精神医学界が我々の仕事を「深刻な病理学的問題」と，いわゆる「つまらない悩み」に区分しようとしていることに疑問を禁じ得ない。このことにより，我々の日常業務の大半はつまらないものとなるか，病理か悩みかという二者択一の問題に還元されてしまう。さらに，自己実現的予言(訳注：予言することで，起こらなかったかもしれないことが実際に起こるのを後押ししてしまうこと)の危険も犯しているかもしれない。もし物語り(ナラティブ)を区別して精神病者と暴行者のカテゴリーをその家族や社会的文脈と切り離してしまうなら，解決しようとしている問題をさらにこじれさせてしまう恐れがある（例えば，一度精神分裂病のラベルを貼ってしまうと，それが正しいとしても，それ以上彼らと生活の話題といった普通の会話をしなくなり，彼らを軽んじる傾向をさらに後押ししてしまう）。もちろん，我々は聴き出した物語の危険性，複雑さ，困難について，区別しなければならない。し

かし、患者の物語を聴けば聴くほど、これらの区別が判然としなくなる。

一般診療医として、2点肝に銘じておきたいことがある。本物の危険、すなわち筆者自身や患者、その関係者への危険を扱っている場合があり、それを知らなければ、実際に重大なトラブルに巻き込まれる恐れがある、ということを自覚しておく必要がある。だが同時に、物語を一方向のみから見ることによって、病人を作り出してはならないという責任もまたあるのだ[33,34]。

ケース3

そもそもは、私の病院を訪ねてきた一人の患者に、3歳のシェリルとその母親の診察を依頼されたところから話は始まった。母親は離婚と再婚を繰り返していた。母親とシェリルの父親との関係は、不安定で暴力的であった。シェリル自身には大きな行動上の問題があった。彼女は母親に手をあげたり、学校では他の子どもを叩く。大声で叫び、金切り声をあげ、そして噛みつく。二人は福祉事務所や地方の児童相談所を訪れたが、それは何も助けにはなっていないようである。援助を受けられないか、ほんの短期間通ってもすぐに止めてしまったようであった。シェリルを伴って私の診察室に来る度に、母親は何か他にできることがないかと尋ねる。1年前、地方のファミリーセンターへの就職を斡旋した。家族という構造の営み方を、そこで彼女達に知って欲しかったのである。しかし、シェリルの母親は一日中働かなければならなかったので、この介入は失敗に終わったのである。

最近になって、以前に二人と関わり合いがあった各機関の願いに反して、母親は小児多動性障害の専門医を紹介して欲しいと言って訪れた。シェリルの問題が薬剤で解決できるとの期待を込めてのことである。

解　説

ここで最も困難なことは、治療法または解決法である。あらゆる一般診療医や精神科医と同様に、筆者も治癒に、それもできるだけ早く導かなくてはという巨大なプレッシャーの下にいる。しかし、シェリルの物語から筆者が理解したのは、迅速な解決は無理であるということである。問題そのものの母体としては、遺伝、家族、社会の影響に加えて、道徳的選択や運命も重なっている。母親は、すぐ近くに簡単に解決できる方法があると考えている。筆者の長期におよぶ役割は、彼女らの専門的介護者として変わらぬ意志を持って、この家族が非現実的な希望を繰り返し、そのあげく失望しても受け入れていくことだと信じている。では、どちらの物語り（ナラティブ）が「正しい」のか？　筆者の？　それとも彼女の？

この質問に対する回答の一つは、どちらか片方の物語り（ナラティブ）、すなわち彼女が直情的な楽観論で作り上げたものと、筆者の多少運命論的な見解によるもののいずれかに、こだわってはいけないということである。だからこそ、筆者の信念や直感に反することではあるが、筆者には彼女が希望するような専門医を紹介する用意がある。同時に、社会や経済、他の力が働いて、幾分非現実的ではあるが、別の物語に発展する可能性も認めなければならない。もっとも、その多動性障害専門医も含めて、恐らく他の人々は同意しないだろうが。

結　　論

これらの症例への解説で、筆者は診察室を訪れる人たちの精神医学的な問題を物語の形で引き出してみた。物語を語るようなアプローチは、「客観的」視点という実証主義者がもたらした概念とはむしろ激しく衝突するだろう。ナラティブは必ずしも類型化に向くものではない。境界線を引かない方に向くこともある。物語の世界と分類学の世界の交差点、解釈学とWHO国際疾病分類（ICD-10）との交差点に立つ医師は、不可能な立場に身をおいていることを感じるだろう[35]。

このジレンマから抜け出す道のひとつとして、「社会構成主義」という思想領域をあげることができるかもしれない[36-38]。理論的社会構成主義によると、専門的知識を含めたあらゆる知識は、しばしば権力を行使する手段として一般に承認された現実のバージョンとして、仲間うちで取り決められた単なる物語に過ぎないとみなされる。しかしもう少し現実的で原理主義的でない構成主義者たちは、いくつかの物語は、寸分たがわず把握することは無理としても、検証可能な科学的現実に多かれ少なかれ近づくことはできると考えている。それゆえ、こうした見解を特徴付けるのは、解釈学的な純潔の名のもとに医療活動を拒絶することではなく、**新しい物語の効力を調査し、創造し、検証する**上で、患者と医師が共有する役割を受け入れることなのである[39]。

こういった観点から見ると、医学的な診察は、異なる物語、すなわち患者が持ち込む自伝的な物語と、医師が持ち込む専門家としての物語との間で対話が行われる絶好のチャンスであると理解することができるだろう。医師は、問題が家族に由来するといった解釈も含め、あらゆる形で貢献することが可能である。同時に医師は、生物医学的な物語（例えば、精神分裂病の遺伝的、生化学的説明など）や、薬剤処方、他院紹介のような行動を提言するというような形でも貢献することができる。実際、精神と身体はひとつの相互作用が起こる領域であると見なす

ならば，精神薬理学をも含めたあらゆる医学的な介入は，患者が自分の**物語を語り始める**助けになりうる。この物語に対する医師の貢献は，患者の物語に先行するそれより優れた真実にあるのではない。医師の寄与とは，患者がそれを患者自身の物語にとって有益であると認める場合に限り，価値を持つのである。

《文献と注》

1 Lock M, Gordon D eds. *Biomedicine examined*. Dordrecht: Kluwer, 1988.
2 Hahn R, Gaines A. *Physicians of Western medicine*. Dordrecht: Reidel, 1985.
3 Kleinman A. *Patients and healers in the context of culture: an exploration of the borderland between anthropology, medicine and psychiatry*. Berkeley: University of California, 1980.
4 Lupton D. *Medicine as culture: illness, disease and the body in Western societies*. London: Sage, 1994.
5 Stevens A, Price J. *Evolutionary psychiatry*. London: Routledge, 1996.
6 Szasz T. *The manufacture of madness*. New York: Harper and Row, 1970.
7 Masson J. *Against therapy*. London: Collins, 1989.
8 Brown D, Nolan P, Crawford P, Lewis A. Interaction, language and the "narrative turn" in psychotherapy and psychiatry. *Soc Sci Med* 1996; **43**: 1569-1578.
9 Freud S. Five lectures on psychoanalysis. In: *The Standard Edition of the Complete Psychological Works of Sigmund Freud, Volume 11*. London: Hogarth Press, 1909.
10 Papadopoulos R, Byng-Hall J eds. *Multiple voices: narrative in systemic family psychotherapy*. London: Duckworth, 1997.
11 Bateson G. *Steps to an ecology of mind*. New York: Ballantine, 1972.
12 Keeney B. *The aesthetics of change*. New York: Guilford Press, 1983.
13 David R ed. *Lacan and narration: the psychoanalytic difference in narrative theory*. Baltimore: John Hopkins University Press, 1983.
14 Anderson H, Goolishian H. The client is the expert: a not knowing approach to therapy. In: McNamee S, Gergen K. *Therapy as social construction*. London: Sage, 1992.
15 Burck C. Language and narrative: learning from bilingualism. In: Papadopoulos R, Byng-Hall J eds. *Multiple voices: narrative in systemic family psychotherapy*. London: Duckworth, 1997.
16 Hoffman L. A reflexive stance for family therapy. In: McNamee S, Gergen K eds. *Therapy as social construction*. London: Sage, 1992.
17 Parry A. A universe of stories. *Fam Proc* 1991; **30**: 37-54.
18 Frosh S. Post-modernism versus psychotherapy. *J Fam Ther* 1995; **17**: 175-90.
19 Pocock D. Searching for a better story: harnessing modern and post-modern positions in family therapy. *J Fam Ther* 1995; **17**: 149-73.
20 Orange D. *Emotional understanding: studies in psychoanalytic epistemology*. New York: Guilford Press, 1995.
21 Elder A. Psychotherapy in general practice. In: Maxwell H ed. *An outline of psychotherapy for trainee psychiatrists, medical students and practitioners*, 2nd edition. London: Whurr, 1993.
22 Launer J, Lindsey C. Training for systemic general practice: a new approach from the Tavistock Clinic. *Br J Gen Pract* 1997; **47**: 453-6.
23 Hunter K. *Doctors' stories*. Princeton: Princeton University Press, 1991.
24 Shapiro J. The use of narrative in the doctor-patient encounter. *Fam Sys Med* 1993; **11**: 47-53.
25 Cole-Kelly K. Illness stories and patient care in the family practice context. *Fam Med* 1992; **24**: 45-8.
26 Maine M, Caplan N, Cassidy J. Security in infancy, childhood and adulthood: a move to the level of representation. In: Bretherton I, Walters E. *Growing points of attachment theory and research*. Monograph of the Society of Research and General Development, Serial No. 209, Volume 50, Numbers 1-2. Chicago: University of Chicago Press, 1985.

27 Launer J. A social constructionist approach to family medicine. *Fam Sys Med* 1995; 13: 379-89.
28 Gordon P, Plamping D. Primary Health Care. Its characteristics and potential. In: Gordon P, Hadley J eds. *Extending primary care.* Oxford: Radcliffe, 1996.
29 Armstrong D. Construct validity and GPs' perceptions of psychological problems. *Primary Care Psychiat* 1996; 2: 119-22.
30 Flaskas C, Humphreys C. Theorising about power: intersecting the ideas of Foucault with the 'problem' of power in family therapy. *Fam Proc* 1993; 32: 35-47.
31 Campbell D. The other side of the story: the clients' experience of therapy. In: Papadopoulos R, Byng-Hall J eds. *Multiple voices: narrative in systemic family psychotherapy.* London: Duckworth, 1997.
32 Launer J. "You're the doctor, doctor!": is social constructionism a helpful stance in general practice consultations? *J Fam Ther* 1986; 18: 255-68.
33 White M. Negative explanation, restraint and double description: a template for family therapy. *Fam Proc* 1986; 25: 169-84.
34 Cecchin G, Lane G, Ray W. *Irreverence: a strategy for therapists' survival.* London: Karnac, 1992.
35 Mendez C, Coddou F, Maturana H. The bringing forth of pathology. *Irish J Psychol* 1988; 9: 144-72.
36 Hazzard A. Measuring outcome in counselling: a brief exploration of the issues. *Br J Gen Pract* 1995; 45: 118-19.
37 McNamee S, Gergen K. *Therapy as social construction.* London: Sage, 1992.
38 Harré R. *The social construction of emotions.* Oxford: Blackwell, 1986.
39 Speed B. Reality exists O.K.? An argument against constructivism and social constructionism. *J Fam Ther* 1991; 13: 395-409.

第11章

セイレーンと迷い犬と
ヒルダ・トムソンの物語り

マーシャル・マリンカー＊

『存在の秩序』（The Order of Things）[1]という題名の著作中でミシェル・フーコー Michel Foucault は中国の百科事典を引用して，動物は次のようなカテゴリーに分けられると述べている．（a）皇帝に属するもの，（b）ミイラになったもの，（c）飼いならされたもの，（d）乳呑み豚，（e）妖婦（セイレーン）（訳注：シシリー島近くに住み，美しい歌声で近くを通る船人を誘い寄せ難破させたという半女半鳥の海の精．サイレン（警笛）はここからきている），（f）伝説上のもの，（g）迷い犬，（h）この分類自体に含まれるもの，（i）凶暴なもの，（j）数え切れないもの，（k）ラクダの毛の極細の筆で描かれたもの，（l）その他，（m）今しがた壺を壊したもの，（n）遠くからハエのようにみえるもの．

　この文章を書く前日，私は村の診療所で午前の外来中に，ヒルダ・トムソンという患者に出会った．彼女は3カ月前に村に来たばかりだった．中年の後半で，少しだらしない，怒ったような表情の女性だった．彼女が私の診察にあまり高い期待を抱いていないことは明らかだった．彼女は，腕と足にひどい痛みがあってますます悪くなっており，市内の整骨医を訪れたら余計に悪化した，と語った．過去の医師らが皆治療に失敗したため，その整骨医を受診したらしい．

　数年前，彼女は慢性関節リウマチと診断された．この話をするために，彼女はキャンバス・バッグから，現在の症状に対して処方された薬剤を8～9種類取り出して見せた．オードブルかデザートの意味だろうが，向精神薬と睡眠薬も含ま

＊Marshall Marinker：一般診療医．総合診療医学部門の教授も兼務．医学教育，健康管理研究・政策担当の顧問医師として活動中である．

れていた。村に移ってから，彼女の痛みは激しさを増してきた。3年前，彼女と夫は一番近い町に食料品の店を買い，以前の住まいから30マイルの道のりを通っていた。1年前に，店の大部分を担っていた夫のピーターが冠状動脈血栓症に罹患した。それ以来，彼はめっきり病弱になり，常に注意が必要となり，門の外にでることは拒み，仕事にも全く関わらなくなった。彼女は睡眠薬を3年間服用していたが，いつも朝早く目が覚めてしまっていた。3年前というのは，血液検査から慢性関節リウマチが疑われた年である。私が診察を始めると彼女は痛さに涙をこらえていたのだが，関節をみると，今はリウマチの形跡はほとんど見当たらない。政府は小売店に冷たいし，社会は「小さな人間」を気にも止めやしない，と彼女は語った。

中国の百科事典による動物分類と，ヒルダ・トムソンを診察した際の事実の認識には類似の問題点がある。結局，百科事典の読者を驚かせたのは，分類された要素ではなくそれらを連結している不可思議な構図にあった。フーコーは，「それを理解することは絶対に不可能」とコメントしている[1]。この分類が何を成就しようとしているのかを想像できないから，絶対に理解不能なのである。それは認識さえ困難である。皇帝に属する動物と，この分類自体に含まれる動物と，ラクダの毛の極細の筆で描かれたものの間をつなぐものは，遥か昔に亡くなった百科事典編集者の想像力以外にはありえない。

ヒルダ・トムソンに面会した総合医は，まず何を考えるだろうか？ 考察の一覧としては，8年前に慢性関節リウマチと血清学的に診断，3年前に食料品店を購入，配偶者の冠状動脈血栓症罹患，怒ったような表情と声，役に立たない薬が詰まったショッピング・バッグ，手首や膝に触れられた時の痛みに対する涙，社会が「小さな人間」を気にも止めないという信念。上述のようにこれらの出来事を並べてみると，フーコーのコメント「それを理解することは絶対に不可能」が思い浮かぶ。それでも診療の習慣で，思想の系統化はできなくとも，血清学検査の結果と政治的不満を包み込むことはできる。これらの概念がどういった想像の地平で出会うのか簡単に言うことはできない。しかし一般臨床を教育する者にとって，若い学生たちが将来専門家になり，別のヒルダ・トムソンに出会うときに，理路整然とした思考の分類ができるように導くことが，挑戦すべき仕事なのである。

病院からの視点

18世紀より以前から，エジンバラ・クリニック（the Edinburgh Clinic）は，

「最も教訓的なケース」を集めるために組織されていた。18世紀の近代病院教育の誕生まで逆上り，フーコーは，彼の原著『臨床医学の誕生』(Naissance de la Clinique (訳注：原題は「クリニックの誕生」という意))[2]で，「クリニック」という語を2つの意味で用いた。それは教育病院だけではなく，病院において実行される医学をも表すのである。同じ語が，臨床の場とそこに存在する思想体系を包括する。この意味では，クリニックは医師と患者が単に面会する場所ではない。それは思想の体系であり，病理学を実践する場であり，具合の悪い人の体験を記載する言語でもある。病理学的な疾病分類学の発展は，我々が診るものを記述するために用いる言語を生み出したが，同時に，その新しい言語では論じることができないような，医師と患者の出会いから生じる部分を論議の対象から除外してきた。

職業的妥当性の名の下で，臨床医学教育は，病院内での大葉性肺炎患者研究から自宅での急性気管支炎や急性扁桃炎患者研究へと，劇的な変容を遂げるべきであるとの議論がなされているが，その理由は我々の社会において単に後者が前者よりも遙かに数が多いからである。しかし，論点をずらしてはいけない。病院と患者宅での疾病の種類に違いがあると主張すべきではない。ただ疾病の分布が異なっているだけである。疾病の経過における基本的概念，事象の速度や順序，組織の外観，裸眼および顕微鏡を通しての病像，原因論および大葉性肺炎と急性扁桃炎の研究においてその病因と結果の両者に大差を認めないという我々の分類法など，これらのいずれもが事象の生じた場所などに影響を受けないのである。

確かに疾病概念とは，本質的には抽象的なものであり，それは典型例であり，乱雑な医師・患者双方の体験を当てはめることのできる雛形である。だから，臨床医学の教育者が極端な例（それがいかに稀であっても）こそ最良の教育モデルであると主張することにも正当な理由がないわけではない。

膝の痛み，働けなくなった夫，「小さい人間」の面倒を見てくれない社会に対して不満を持つ哀れなヒルダ・トムソンとの遭遇が，慢性関節リウマチの病因，症状，理学的所見，X線所見，検査所見，自然経過についての学習に役立つとは誰も言えないだろう。まして，関節疾患の分類の説明は，あちこち痛いといって訪れる無数の患者を並べてみても，たとえその痛みの原因が医学的想像力を最大限に駆使すれば病理学的事象に求められる場面であっても，うまくいかないだろう。

疾病の**概念**は，現存する中で最適のモデルに基づいて教育されるが，現存する中で最適のモデルというのは病院の中で見つかる。これは同義語反復である。現代の病院の**存在理由**は，疾病の発見と明示およびそれらの管理にある。教育に最

適な疾病，つまり派手で，劇的で，興味をそそるような疾病は，定義上，病院で発生する。もちろん，これらの疾病は病院外でも生じるが隠されてしまう。つまり，表情とか事象といった表面の下に潜んでしまう。ヒルダ・トムソンの怒った顔が我々のまなざしを血清学検査結果から逸らしたり，その圧倒的な存在感が慢性関節リウマチという**概念**を覆い隠してしまうのである。

人間医学

　近代医学の根本には矛盾がある。人間科学とは，病理学，薬理学，心理学，社会学などを問わず，個人ではなく集団に対して論証可能な一般化した真実を発見することである。麻疹，流行性耳下腺炎，乳癌，精神分裂病などの自然経過や臨床所見はこれらの疾患の概念を考慮して初めて真実になる。臨床医学的手法は，各個人に独特な現実を疾患概念のモデルと比較することから始まる。現実と概念がどのくらい近いものであるかという程度によって，診断が決定され，確信に変わる。

　こうした臨床医学的手法から受ける恩恵には，計り知れないものがある。この方法によって，医学的な議論が科学的なものとなり，同様の手法は，行動科学の分野にも引き継がれた。しかしこういった論議は，健康がすぐれない状態をどう見るか，健康がすぐれない人をどう認識し価値づけるか，医師と患者の間の交流が起こる関係性をどう見るか，といったことを深く規定している。

　20世紀後半の診断における，うつという並外れた現象を例にとって考えよう。専門書[3]によると，古典的な心理学的変化として，沈滞した気分，思考困難，興味減退，妄想，幻覚，離人感の記載がある。また，古典的な身体的変化として，睡眠障害，体重減少，便秘，性欲減退，月経不順の記載がある。

　現代の精神医学は組織学的，器官学的，化学的な疾病群を綿密に表す疾病記載学を生み出した。ほとんどの場合，この疾病記載学とは，現代の生化学的説明に矛盾しない場合にだけ受け入れられるような信念や幻想のことを指している。ゆっくりだが確実に，患者は人間としての不幸な体験をうつ病という単語で医師に表現することを学び始めた。これとは異なるフランスの体系では同様の体験に対し肝臓病という語彙を教えている。

　患者を物体ではなく主体とみなす医療は，一般臨床の場で存在し続けてきたと主張したいが，そのような医療は，そびえ立つ病院の建物が落とした影の中に隠されている。患者の方も，現代医学教育が最重要視するような病気には決して罹

りたくないからこそ，この主張の意味がある。

　私は，一般診療が疾病概念を軽視していると言うつもりはない。疼痛時にしなくてはならないのは，組織学，器官学，化学の講義では知り得ない多くの乱雑な事実や認識を指摘することなのである。ヒルダ・トムソンのケースでは，組織や器官についての論議は慢性関節リウマチという概念を明確にしてどのような薬を提供できるかを説明する助けにはなる。しかし，腫脹した深部赤色滑膜や凝血塊のような，立体的な三次元の物体によって，以下の関係を理解するのは困難である。すなわち，ヒルダとピーターの関係，夫の心臓発作，彼女の関節炎，夫が入院し仕事から退いたことに対する彼女の怒り，夫が退いた理由，誰も社会も政府も医師さえも「小さな人間」を気にも止めないという彼女の感覚，についてである。

　医療のこの部分は，組織や器官の論議からは外れるので，現代医科学の権威ある書物には全く現れて来ない。しかし，それは語り継がれる医学の伝統に残っているし，私の世代でも，医科大学の臨床教育の場において口承の伝統として存続していた。これには2つの理由がある。1つには，初期の医科大学教員はしばしば一般診療医でもあったということ，しかし，それと同じくらい重要なのは学究肌（アカデミック）ではなかったということである。特にイギリスの医科大学では，アカデミックな部門の伝統は比較的最近始まったのである。

　アカデミックな臨床医の役割とは何か？　トーマス・クーン Thomas Kuhn[4] の言葉を借りて言えば，医師の仕事におけるパラダイムとは何か？　アカデミックな専門医の主な仕事は，患者に対する知識を深めることと，生理学や生化学のパラダイムの中で科学的手法を用いて考え，行うことである。もちろん，これらの意図は望ましいものであり，その結果は人類に莫大な価値をもたらしている。しかし，その価値体系は医療のヒューマニズムに対する脅威になりうる。その脅威には，医師が患者を人ではなく物として扱ったり，疾病の明らかなメッセージと患者のじゃまな騒音とを区別するのが臨床的責務だと信じるようになることも含まれる。

　知識の負担が限界に達したために我々が創り出した「専門性」が，人間性の喪失に荷担している。教育と実習の両面でこのような脅威が増しており，患者の感情や情緒ある生活の分野において，精神科医は専門的医学の断片のみを扱うような治療を行いつつある。

　一般診療医はヒルダ・トムソンのイメージに匹敵するような数多くの症例に遭遇する。早期の肥厚ないし変形による小関節痛や，数年前のリウマチ因子陽性所

見からは一つのイメージが映し出される。しかし，この簡単な診察の中にすら，病人の役割を争奪しようとする家庭内の激しい駆け引きの手がかりがある。そこにはふくれ上がった滑膜だけでなく，ふくれ上がった憤りの形跡もある。眠れぬ夜を過ごし，少なくとも1年前に夫が発病してからは禁欲を強いられ，薬も整体療法も痛みに効かないという思いには，臨床医学の伝統的書物ではほとんど見逃されてしまう診断のかけらがちりばめられているのである。

医学的診断における選択の問題は，芸術や詩における選択の問題と同質のものである。芸術表現に含まれる多くの真実は，科学的法則が唯一の真実を求めて争うようには，互いに競合しない。もちろん，慢性関節リウマチと，結核性，あるいは痛風性関節炎との鑑別はヒルダ・トムソンの痛々しい手首を診断するときには明確にしなければならない。しかし同様に，夫や社会，性的不満に対する彼女の怒り，医療に対する拒絶，店主としての不安を同じようなやり方で解決する必要はない。また，これらのイメージが彼女の関節病理や夫の心臓病と競合することもないはずである。このようなイメージ全体が集まることによって，ようやくヒルダ・トムソンの問題における真実に近いものが見えてくるのである。

一般診療医が，身体的，心理学的，社会学的用語を用いてすべての診断の調和を図る際には，無味乾燥な陳述の裏に隠れているこうした豊富な現実こそが重要なのである。このような考え方が一般診療の中核をなすと私は信じている。

後記：本章の原文は1977年に書かれたものである[5]。当時私は，一般診療を目指す人々のために，新しい理論的訓練法のヒントとなることを意図していた。私は「一般診療」という言葉を，フーコーが使った「ラ・クリニーク」(la clinique) と同じ意味で，臨床の場および医療哲学の双方を同時に指すものとして用いた。私が尊重するこの医療哲学が，一般診療の中にだけ存在し，他の医学教育法には見当たらないなどと考えられることを望んでいるわけではない。そうではなくて，一般診療の効能は，長年にわたる乱雑な疾病記載学のまさにその特質によって，医療のこれらの側面を医師や学生から隠されてしまうのを防ぐことができることにあると思うのである。

本章のはじめに，私は「ヒルダ・トムソンの関節の変化，怒った顔，夫の果てしのない療養，社会が『小さな人間』に無関心であることへの不満が，どういった想像の地平で出会うのか」と尋ねた。それは，病理学，社会学，心理学といった地平ではなく，全人的医療の概念を包含するような想像力の地平である。この種の医療では，医師に疾病の言い回しや文法知識だけでなく，人類，人種，人間社会の起源に深く根ざした人類神話学の素養をも要求する。さらに言えば，患者の体験とそれに対する医師の応答の両者に付随する曖昧さや矛盾をうまくさばく能力が，医師には要求される。この意味で，これらの異種で様々な考え方が人間の健康の全人的な分類学を構成しているといえるだろう。アカデミックな一般診療の使命は，20年前と同様現在でも，医師の主要な仕事，すなわち「何が悪いか」と「どうすればよいか」を患者とともに理解することを追求する中で，そのような分類学を探求し，創造し，

適用することである。

《文献と注》
1 Foucault M. *The Order of Things*. London: Tavistock Publications, 1970.
2 Foucault M. *The Birth of the Clinic*. London: Tavistock Publications, 1973.
3 Parry-Jones WL. Depression. *Update* 1973; **6**: 491-6.
4 Kuhn T. *The Structure of Scientific Revolutions*. Chicago: University of Chicago Press, 1962.
5 Marinker M. The chameleon, the Judas goat and the cuckoo. *J Roy Coll Gen Pract* 1978; **28**: 199-206.

第12章

外科と物語り(ナラティブ)

ジェームズ・オーエン・ドライフ*

　外科とは，指導的立場にある外科医によると，「幾分冷淡かつ残酷な職人芸であり，科学的原則によって多少修正されている」と評されている[1]。無論，外科をこのようにいうのはリスター Lister 以前の時代のことであって，麻酔や消毒法が導入された現代ではあまり適切ではないかもしれない。にもかかわらず，外科医の役割とは自分の仲間である人間を傷つけ，時には不具にさせることである。このことから外科医は，「物語り(ナラティブ)に基づく医療」に関するこの本の他の共著者とは性質が異なる。

　世間には誤解されているようだが，外科医は他の分野の医師より教養がないなどということはない。外科医のほとんどは読書，観劇，音楽鑑賞を楽しむ。私が研修医だった頃，上級スタッフの外科医が私に言ってくれたのは，たとえどんなに一生懸命勉強していても寝る前の30分間は必ず小説を読め，ということだった。その当時，私はこの助言を聞いて，軽薄な生き方を勧めるものだと思ったが，今や私は就寝前にテレビの前でくつろぐようになった。映画は20世紀の新しい物語り(ナラティブ)の形態であり，ビデオ版『カサブランカ』は子ども向けのよくある物語を大人版にしたようなものである。

　しかしこの章が扱うのは，外科から逃避しようとして（文学あるいは映画の形態をとった）物語り(ナラティブ)のほうに走るということでもなければ，手術に起因する外科医のストレスを治療しようとして物語り(ナラティブ)を用いるというのでもない。またさらに，この章が述べるのは患者が病いについて語る中で，外科的手術が中心的役割を果たすということについてでもない（病いに関する物語りの中で手術が中心的であるという現象を分析するだけでもひとつの章になる）[2]。そうではなく，本書の

---

*James Owen Drife：リーズ大学産婦人科学教授で，リーズ総合病院のコンサルタントを兼務。英国「母親の死亡に関する秘密調査報告」の臨床委員長でもある。

他の章において**内科**的な実践との関連で明らかにされている，病いと癒しにおける**物語り**(ナラティブ)の次元が，外科という**物語り**(ナラティブ)とは関係が非常に薄い専門分野にどう関連してくるかについて焦点を当てて述べてみようというのである。

「**物語り**(ナラティブ)に基づく外科」への障壁

医師患者関係が根本的にナラティブに基づいているということの良い例が，メンタルヘルス（10章と18章参照）やプライマリ・ケア（9章と11章参照）の両分野について示されている。これらの章やその他の章の執筆者は，ケアとキュアという臨床のアートは，話し手と聞き手の対話の中で展開する物語として生じてくるという考えをその出発点としている（1章参照）。外科がそのような**物語り**(ナラティブ)のパラダイムには乗りにくい理由を，多々挙げるのは難しくはない。

言葉ではなく，行動

ナラティブは主として言葉によっているが，外科は行動を必要とする。外科系の専門分野は，器用さが何にも増して求められる点で医学における他の専門分野と一線を画している。これは，腕や脚の切断術を数分以内に終えねばならなかった麻酔登場以前の時代に始まったことだが，その後幾年経っても手を用いる技術の必要性はほとんど減ってはいない。しかも，「最小限侵襲手術」の出現した現代では，外科医は三次元感覚という謎めいたものを求めて選抜されている。この三次元の感覚は言語による技術とは必ずしもつながってはいないのである。

他の専門家（ジェレミー・ホームズ Jeremy Holmes が18章で示しているように，特に精神療法家）は商売道具として言葉を使う。内科医や一般開業医は検査や薬物療法も用いるが，彼らに言わせれば，理想的な診療とは問診だけで診断ができ，患者が対話のみによって癒されることだという見方で大方一致するだろう。「侵襲的」な介入は最後の手段と見なされているのである。

私は，外科医が患者の話をよく聞いたり，患者と会話したりすることがないと言おうとしているのではない。ただ私が指摘したいのは，外科医の存在理由が手術をすることにあるということと，手術は指で行うものであって舌で行うものではないということである。外科医は基本的には職人であり，太古の昔から職人というものは，彫刻家であれ，大工であれ，陶芸家であれ，指に話をさせ，言葉は節約してきたのである。

アート 対 職人芸 対 科学

外科医の中には職人と呼ばれることは外科医の品格を落とすことだと感じるものもいる。しかしアーティストとか科学者とか言われると，満更でもないという気持ちになる。1957年，エジンバラ大学外科学主任教授としての就任演説のなかで，マイケル・ウッドラフ卿 Sir Michael Woodruff はこう語っている[3]。

> エジンバラに着任して間もなくこういう見解を耳にしました。存在しない学問の主任教授職を作ってしまったのは許しがたい大学の大失態だと。外科は職人芸であるから，外科学という名称は字義矛盾だ，と言われました。

マイケル卿は外科学は存在する（少なくとも外科教授連の心の中では）と説得力のある演説をしたが，私の知る限りでは外科哲学の主任教授や外科文学の主任教授というものは存在しない。

科学者というものは，少数の特記すべき例外を除き，文章よりは数字に通じている傾向にある。医科学は数学者によって現在乗っ取られており，今日の医師の多くは，データが「p」値でもって飾られないかぎり，どんな概念も妥当性がないと感じている。しかし，物語り(ナラティブ)はアートである。外科という職人芸は科学とアートの，中間的なところに位置を占めている。もし外科医が職人ではなく科学者になろうという目標を持てば，外科医はアートや物語り(ナラティブ)から遠ざかってしまうだろう。

性別のこと

イギリスでは上級外科スタッフの9割以上が男性である。女性がほんの少数しかいないのは，外科医になるための過程そのものや，男性外科スタッフの態度によると言われている。しかしこれらの問題は，あらゆる医学の専門分野がほんの2，30年前まで苦しんだことなのだ。だから私は，外科における性別の不均衡の理由はもっと根深いのではないかと考えている。ひょっとするとこの章の冒頭で述べたような残忍さが女性を遠ざけているのもしれないし，男性はといえば，何世紀も前に軍隊の活動の一部として始まったこの専門分野に魅力を感じているのかもしれない。

物語り(ナラティブ)は，対照的に女性側に偏っている。「読書」はティーンエイジャーの女の子の75％が余暇として挙げているのに対し，男の子は55％しか挙げていない[4]。興味深いことに，過去において文学は外科学と同様，男性優位の分野であった

(ブロンテ姉妹は，執筆を開始したときに男性の偽名を使った)。しかしいまや，女流作家の数は男性作家の数に勝るとも劣らない。

女性は着実に男性の砦(とりで)に入り込んできている。医学もその御多分に漏れない。外科が最後の要塞の1つであるという事実には，単なる男性の頑なさよりももっと複雑な要素が絡んでいるのかもしれない。

外科医は技術オタク

外科は技術を売る商売であり，外科医はそのこまごまとしたところに興味があるのである。私の持っている *Beiley and Love's Textbook of Surgery*（ベイリー・ラブ外科学書）[5]の1章のタイトルは「創傷とその治癒」である。この外科学書の1,363頁目から始まる60章は「外科の患者」と題されており，わずか3頁しかない。これは別に悪いことではない。私が自分の身体を外科医に預けるとしたら，私の望む外科医は，しっかりとした結紮をする技術に関して造詣が深く，自分の結紮がいかにすばらしいかを延々と他人に話してやまないような外科医である。同じようにして，私の車が故障したら，私はボルトとナットが大好きでたまらない技術オタクに修理してもらいたい。哲学者のように，果たして私が車を必要としているのか悩んだり，スパークプラグが自分をスパークプラグだと知っているのかどうか悩んだりする修理工に修理してもらうよりは……。

自分の感情に正直であること

物語り(ナラティブ)には自分の感情に正直であることが要求される。しかし，手術というものは身体を切り刻み傷つけるものであるから，外科医が感受性を示すということは困難である。手術室では外科医は手元の仕事に全神経を集中しなければならない。手術前後には，外科医は患者に共感し過ぎるわけにはいかないのである。A・J・クローニン AJ Cronin 著 *Dr Finlay's Casebook*（フィンレー医師の症例録）では，主人公が医学部の卒業試験後ただちに，ある偉大な外科医の助手に応募する。なぜか，と訊かれて，フィンレー医師は答えた。「先生はあのかわいそうな女性の命を救いました。僕もそういうことをしたいんです」。偉大な外科医はフィンレー医師を採用しなかった。そんなに人に共感できるなら，むしろ君は一般診療医に向いているよ，と。

これらの障壁にも関わらず，外科と物語り(ナラティブ)はある程度共通の基盤を持っている。外科は軍隊に起源を持つにも関わらず，今や全面的に医学の一分野である。外科医と内科医は医学部で同じ教育を受け，場合によっては同じ王立専門医会の会員

となることもある。外科が次第にその侵襲性を減らし，一方で内視鏡医や放射線科医が次第に侵襲的手技を行うようになるにつれ，内科医と外科医との間の伝統的な区別はあいまいになりつつある[6]。

物語り(ナラティブ)に基づく外科とは？

外科学に物語り(ナラティブ)を用いることは，トレーニングや実地の臨床の両方において重要な意味を持つ。外科的物語りにはいくつか特徴があるが，その最も際立ったものは，その短さであろう。

トレーニング

『ベイリー・ラブ外科学書』[5]は，過去の偉大な外科医の短く要を得た経歴を脚注に載せていることで有名である。これらの1行の記載は，外科的物語り(ナラティブ)の極致であろう。この1行の記載は「ただの逸話」として捨て去られることもできようが，ジェイン・マクノートン Jane Macnaughton が20章で指摘しているように，逸話は臨床のトレーニングでは尊ばれる位置にあるし，そうあるべきである。外科もその例外ではない。外科医は一つ一つ経験を積み重ねていく。他の外科医の症例について話を聞けば，その症例を自分で経験したのとほぼ同じくらい役に立つかもしれないのである（しかも，結果が思わしくなかった経験であれば，不愉快さも少なくて済む）。

外科医が集まると，いつも難しい症例の話が好まれる。学術的な講演や科学的な論文の発表が行われる学会で，外科医が身を乗り出して聞くのは，実は症例提示なのである。発表者が大事なところで話を中断して，「先生方なら次にどうされるでしょうか」と聞こうものなら，その場には緊張感が漂う。なぜなら外科医は一発で正解を出さないと気が済まないからである。

しかしながら，（他の章で論じられているような）臨床症例の物語り(ナラティブ)は，診察時の患者の物語り(ナラティブ)と比較して間接的なものである。物語りを語る医師はちょっとした手直しや誇張を入れずにはいられない。これは，本当の診断を隠したいがため，あるいは自分の解釈を正しく見せるためである。逸話というのは，皆都合よく選ばれたものである。逸話が医学の中で汚名を着せられているのはたぶんそのせいだろう。議論の余地はあろうが，他の科の症例に比べ，外科の症例を思い出す時のほうが偏りが少ないかもしれない。他の科の場合は患者のマネージメントが微妙なニュアンスによるところが多く，かつ結果が外科ほど劇的でないからで

ある。

逸話というものは，それがなければ退屈極まる報告書（例えば，防衛協会によるものや「英国母親の死亡に関する秘密調査報告」[7]など）を彩るために広く用いられている。臨床に関するアドバイスが，例を挙げることによって俄然効果的なものになることを，我々は直感的によく知っている。このことについて正式な研究がなされているかどうかは知らないが，その効果はかなりのものだろう。しかし訴訟の多い現代では，プライバシーが保たれるように詳細を省かなければならない（大抵は無駄な試みなのだが）ため，活字にされた逸話のインパクトはかなり小さくなってしまった。もし教育における逸話の重要性がもっと認識され，評価されれば，印象に残るように詳しい内容を残して発表することが許されることになるかもしれない。

傾聴すること

私が学生の時に初めて実習した外来は，優しそうな年配の外科医の外来であった。その外科医は私に，患者さんのところへ行っておしゃべりをするようにいい，自分は数分したら行くから，といった。私は，外科的な病歴の取り方をまだ教わっていないと抗議した。「ただ話をよく聴けばいいんだよ」と外科医は言った。「聞き手が上手なら，患者さんは誰でも興味深い話をしてくれるもんさ」

今日，私は同じことを医学生たちに教えている。学生たちは，私の学生時代と同じく，信じられないといった顔つきをする。医師は長く実地の経験を積めば積むほど，自分の患者に語らせる。外科医が他の医師よりも多くすることといえば，話の腰を折ることではないだろうか。外科の患者の話をよく聴くことは重要なことである。外科医にとっての大切な判断とは，手術をするか否かである。命を救うような手術でない限り，患者の性格に応じて判断するという部分がかなりある。患者の中には，手術で人生が変わると非現実的な信念をもっている人もいる。そういう人たちには何か別のことを試すように説得しなければならない。また，外科的な問題の陰に心理的な問題が隠されている患者もいる。例えば，ある現代の教科書が記すところでは月経過多症の女性の半分以上にうつ病があり[8]，また，説明のつかない骨盤痛を持つ女性の3分の2以上が，幼少期の身体的あるいは性的虐待の後遺症に悩んでいるかもしれないということである[9]。

しゃべること

外科医は患者に手術もするし，話しもする。しかし，手術のような技術的手技

の詳細を説明することは物語り(ナラティブ)のうちにはほとんど入らない。大事なのは外科医が話す内容よりも，その説明の仕方である。下院にテレビ撮影が導入されたとき下院議員に対して言われたのは，演説で最も重要なことは，「一に見映え，二に口調，三，四がなくて五に内容」である，ということであった。

外科医が同僚に話すストーリーも，おそらく物語り(ナラティブ)というには及ばない。普通は手術室で物語りを担当するのは麻酔士の仕事である（訳注：英国では麻酔は看護麻酔士と麻酔科医が行う）。「英国の婦人科学の父」であるビクター・ボニー Victor Bonneyは，1911年初版の彼の手になる古典的教科書の序言の中で，外科医が手術中どれほどしゃべったらよいのかについて考察を加えている[10]。

> 外科医はうわさ話をしてはいけない。その理由は，手術に関係ないおしゃべりをずっとし続ければ，最善の仕事ができないからである。だからといって，黙っているのは周りの人にとって良くない。その理由は，外科医は手術が進行するにつれ手順が大体どんなものかを周りの人に伝えなければならないし，一方では勉強になることを要所要所で話して，研修医たちの注意を喚起しなければならないからである。手術の難度が増すにつれて次第に寡黙になるのがよき術者の印であるし，次第にだらだらと他愛もないことをしゃべるようになるのは悪しき術者の印である。

外科に基づいた物語り(ナラティブ)

外科医には上手な語り手は少ないが，書くことに優れた者は多い。彼らは文法や句読点，言葉の意味に留意しつつ，技巧的に正確であることにうるさいことが多い。外科医は詩やファンタジー小説のようなものよりも，歴史のような事実に関する題材に対して熱心である。

本職の作家が物語り(ナラティブ)を書くときの題材としては，外科にはよいところも悪いところもある。いいところとして挙げられるのには，外科手術が気色悪いものなので人々が失神してしまうということがある。チャールズ・ディケンズ Charles Dickens からアービング・ウェルシュ Irving Welsh に到るまで，物語り(ナラティブ)における迫真に迫る描写は，いつの時代にももてはやされて来た。物語り(ナラティブ)の中で外科医は常に，飛び散る血や腸(はらわた)となじみが深い。手術場はドラマの場にふさわしく，それはちょうど三流の戯曲作家が便利な設定として法廷を選ぶのとよく似ている。

しかし，法律に関する議論は，素人がわかるように書けるが，ほとんどの手術は全部説明したとしても理解は困難である。まさに，外科学が物語り(ナラティブ)の伝統に貢献してきたことと言えば，患者が命をゆだねるマスクをした人たちの強烈なイメージが主たるものではないだろうか。外科医の紙製の軽い帽子やマスクは，裁判

官のかつらと同じくらいの威力を持つシンボルなのである。外科医のほとんどはこのことを知っていて，手術をしていない時でもわざと着用したりするのである。病院の廊下で術場用の帽子やマスクを着用していることは許容範囲内だが，どんなに未熟な外科医でも，さすがに家に帰る前には脱ぐものである。

外科に基づいた物語り(ナラティブ)は，イギリス人が病院の医師を見る見方に大きな影響をもたらしてきた。医療のイメージの中で最も強烈なのは，リチャード・ゴードン Richard Gordon とジェームズ・ロバートソン James Robertson が作った，聖スイジン病院の上級外科医，ランスロット・スプラット卿のイメージである[11]。この作品の映画版を見ることは，今日においては社会歴史学の実地勉強のひとつとなっており，その中では医師にこびへつらう患者や，高貴な雰囲気を漂わすスタッフ医師を見ることができる。

その映画は今日もなお，医師の態度に影響を与えており，このことが医学教育者の悩みの種なのである。医学部でせっかくたくさん良い教育をしても，医学生が病棟で反面教師に会うとすぐに台無しになってしまうのである。外科研修医の中にはランスロット卿のように振る舞おうとするものもあるが，そうは望まないものでさえ，期待されるイメージからはずれてはいけないというプレッシャーに悩まされる。病院の上級医師はぶっきらぼうで，金持ちで，学生に対して無礼なものだと，今日では皆が思っている。新しくスタッフ医師になったものにとって，もっとも安易な道は，やはりそういう流れに従うことなのかもしれない。結局のところ，ひょっとすると患者のほうもそういう態度をひそかに望んでいるのかもしれない。

《文献と注》
1 Brock L. Surgery and Lister. *Ann Roy Coll Surg Eng* 1967; **40**: 55-64.
2 Diamond JC. *C: because cowards get cancer too ...* . London: Vermillion, 1998.
3 Woodruff M. *On science and surgery.* Edinburgh: University Press, 1977.
4 Central Statistical Office. *Social Trends, 1996.* London: HMSO, 1996.
5 Rains AJH, Mann CV eds. *Bailey and Love's Short Practice of Surgery,* 20th edition. London: Lewis, 1988.
6 Porter R. Surgery. In: *The greatest benefit to mankind: a medical history of humanity from antiquity to the present.* London: Harper Collins, 1997, pp. 597-627.
7 Department of Health. Report on Confidential Enquiries into Maternal Deaths in the United Kingdom 1991-93. London: HMSO, 1996.
8 Iles S, Gath D. Psychological problems and uterine bleeding. *Bailliere's Clin Obstet Gynaecol* 1989; **3**: 75-89.
9 Drife J. The pelvic pain syndrome. *Brit J Obstet Gynaecol* 1993; **100**: 508-10.
10 Bonney V. General operative considerations. In: Howkins J, Stallworthy J eds. *Bonney's Gynaecological Surgery,* 8th edition. London: Bailliere Tindall, 1974.
11 Gordon R. *Doctor in the House.* Harmondsworth: Penguin, 1961.

トムへ

トリシャ・グリーンハル

　来週あなたは6歳になりますね。私があなたくらいの頃には，もう医師になりたいと思っていました。
　私はケンブリッジの医学校へ行き，人間の体について，たくさんの知見を学びました。1979年のミカエル学期（秋学期）には，脳の解剖学，生理学，病理学を学びました。海馬とか淡蒼球など風変わりな名前をもつ各部を解剖していきました。例えばウイリス輪という円環状に走る血管から出ていく小さな血管をすべて記憶しました。分水嶺領域とかベリーの脳動脈瘤について読み，顕微鏡で出血の組織とか，虚血性の梗塞に陥った組織を観察しました。
　2年後，地域医療に従事しながら，脳卒中の疫学の調査をしました。高血圧，喫煙，糖尿病，血栓塞栓性の疾患について議論し，それらに罹る危険性が高くなるのは高齢者と既往のある場合だと聞いて幾分ほっとしたことも覚えています。老人病院では，（うんざりだといいながら）脳卒中を発症した高齢者を入院させましたし，気が進まないながらも，付き添って理学療法科に連れていったことも，一度か二度あります。
　1986年に，重要な試験を受けましたが，私に当たった長い経過の症例は脳卒中の患者さんだったので嬉しく思いました。患者さんにまだ感覚が残っている場所と動かせる場所を丹念に聞いて，病巣部は後下小脳動脈だと同定することができたので，王立医学院会員となることができました。試験官は私が脳卒中についてそんなに詳しく知っていることを誉めてくれました。
　トム，恥ずかしながら，これまで私は脳卒中の解剖学，生理学，病理学的側面だけしか知らなかったことを白状します。でも，今日はじめて，脳血管疾患について，最も基本的な事柄を学んだのです。聖歌隊が『我と共にあれかし』(アバイド・ウィズ・ミー)を歌い終え，教会に集まった人々が深い沈黙の中で座っているなか，あなたのお父さん

があなたを抱き上げて棺のところまで連れていき,「バイバイ,ママ」というあなたの口ごもるような声が小さな教会の中に響き渡ったとき,この悲惨な病いに関する基本的な真実をやっと理解したのです。

　もし仮に医学校へ行くようなことがあれば,トム,人間の脳の病理学に関するカリキュラムの中心に,二,三の事実を付け加えてもらうよう,教授や講師の先生方に話してください。そして,学生には,脳血管障害の発作は残酷かつ不公平で,人間関係の絆を断ち切り,子どもから母を奪うものであること,いわゆる危険因子は,「なぜ彼が」「なぜ彼女が」「なぜ私が」という問いに満足のいく答えを与えてくれるものではないということを話すよう頼んでください。

　自然は必ずしも若い者の味方をするわけではないこと,打ちひしがれた人生を再構築していく仕事には,どの血管が脳のどちら側で破綻したかという詳細な知識は何の助けにもならないことを話してください。現在行われているような脳卒中予防キャンペーンは,最新の優れた研究成果に基づいたもので,あなたのお母さんのような人々の命を大切にするような費用－効果計算を使用しているものですが,それすら,彼女を救うことはできなかったでしょう。

　ところでトム,私はこの手紙のコピーを医科学研究者の人々に送りたいと思います。これまで,彼らの研究領域では長足の進歩を遂げてきたにもかかわらず,英国では子どもを抱えた年齢の人々が毎年5,000人,脳血管疾患で亡くなったり重い障害に悩まされているという事実を顧みるならば,満足できるどころではないことを心に留めておいて欲しいからです。

　トムの母親は1998年3月,脳卒中で亡くなった。

第4部
物語り(ナラティブ)の学習と教育

第13章

医学における文学

スティーブン・ラックマン*

　医学の中で文学をどう位置付けたらよいだろうか。文学はどんな役割を果たすだろうか。どんな点で役立つだろうか。医療人文主義者，文学者，哲学者，倫理学者，医師，作家たちがこのような問いを発する機会は，ここ30年の間，徐々に増えてきた。答えは多種多様である。医学的観点を人間の暖かさが感じられるものにするために文学を用いるという漠然とした目標を掲げるものから，医学における物語り的(ナラティブ)な側面を探求するために文学を利用するという特定の目標を持つものまで，幅広い。本書の第一の焦点は後者にある。

　文学はこれまで，医学教育において，道徳的倫理的な論理のたて方を学び，医師患者間でのコミュニケーションを円滑にし，病歴の持つより深い意味を印象深いものとし，物語る（storytelling）ことの治療的な価値を探り，多文化的な視点を身につけ，実地医家としての自己意識を増進する[1]，といった目的のために用いられてきた。文学の使用に対する興味がこれらの目標を達成するためであれ，単に医師の傲慢を懲らしめるためであれ，医学における文学の必要性は，今世紀の医療科学と医療技術の進歩に対する過信を是正することであると一般には認識されている。医学において文学を評価しようという動きは，チャールズ・ローゼンバーグ Charles Rosenberg が観察したように，「病歴のあらゆる側面は『社会的』であることを免れ得ず，研究室で議論される場合も，図書室で読まれる場合も，ベッドサイドで語られる場合も，変わりはない」という認識から生まれたものである[2]。医学は確かに生物学的な側面に目を向けるが，これらの側面とて，

---

*Stephen Rachman：アメリカに関する研究で，イェール大学より博士号を取得。現在はミシガン州立大学で，医療文学の課程を教えている。共編著として The American face of Edgar Allan Poe（エドガー・アラン・ポーのアメリカの顔）と，まもなく出版予定の Cultural pathology: disease and literature in 19th century America（文化の病理学：19世紀のアメリカの疾病と文学）がある。

ひとたび名前をつけられれば言語の領域に入りこみ，文化的な枠組みを獲得し，文学によって浸透する。

様々な批評家が述べるように，科学的なパラダイムは言語を無色透明で中立的なものにする方法を探ってきたのであり，また医学が病気や患者のことを述べる際に透明な科学的言語を使うことを前提としてきたのであるならば，文学の研究によって，医学の言葉，医師や患者の言葉，病気の本体を述べる言葉，病の文化的な枠組みを述べる言葉を，もう一度目に見えるものにすることができる[3]。この意味で，医学における文学の機能は，我々の目に見える言葉を取り戻すことだといえる。そのことは，臨床的記述の限界として，様々な形で認められる。事例研究のレトリック。患者の物語り(ナラティブ)が多義的な性質を持つこと。ジョージ・エリオット George Eliot の『ミドルマーチ』に出てくるターティウス・リドゲイトの社会的な意識の成長。オリバー・ウェンデル・ホームズ Oliver Wendell Holmes の *Elsie Venner*（エルシー・ヴェナー）に出てくるキタリッジ医師の父権的なレトリック。レオ・トルストイ Leo Tolstoy の『イワン・イリイッチの死』。シャルロッテ・パーキンス・ギルマン Charlotte Perkins Gilman の *The Yellow Wallpaper*（黄色い壁紙）の狂信的ナレーターの反権威主義的戦略。ラルフ・ウォルドー・エマソン Ralph Waldo Emerson の *The Conduct of Life* の病理学的な修辞の驚くべき作用，などである。

例えば医師の物語，事例研究，病跡（病いの物語り(ナラティブ)），小説，詩といったジャンルから，適切な文学を選んで一覧を作るとしても，膨大な組み合わせがあり，恣意的な選択という印象はぬぐえない。が，それでも，そのような仕事は，単独でも全体としてみても，文学と医学が重なる領域に目を向けさせ，病い・健康・言葉・意味の間の関係に目を向けさせてくれる。

文学と医学の学際的な融合が議論されるにいたった背景には，そもそも，（両者を独立した対等な分野とみなすのではなく）文学が常に医学という枠組みの中で捉えられてきたということがある。近年，物語り(ナラティブ)は，医学と文学の接点を探る時にしばしば持ち出される最も強力な文学的概念となった。「物語り(ナラティブ)は文学と医学を結びつける『膠』である」とスザンヌ・ポーリエ Suzanne Poirier は述べた。ハワード・ブロデイ，リタ・シャロン Rita Charon，アーサー・フランク Arthur W. Frank，キャサリン・モンゴメリー・ハンター，アーサー・クラインマンの仕事はみな，「医学的知識と医療の実践に本来備わっている物語り(ナラティブ)的構造」に注意を促すものであった[5]。バージニア・ウルフ Virginia Wolf はかつて，「病いは日常茶飯に見られるが奥の深いものであることを鑑みるならば，病いが，愛とか

戦い，嫉妬と並ぶ文学の主要なテーマにならなかったことは奇妙なことのように思われる」と書いた[7]。両者の接点において，文学は，物語り（ナラティブ）という強力な説明モデルを介して，医学の主要なテーマの中に存在価値を見出したというのが妥当なところだろう。

　物語り（ナラティブ）とはもちろん，物語を意味するが，物語はフィクションでも真実でもあり得るし，書かれる場合も語られる場合もあり，散文と韻文のいずれの形式も取るので，物語り（ナラティブ）の多彩な様式は相互に関連し得る。回想録，事例研究，小説はいずれも，それぞれの物語り（ナラティブ）の特性を相互に比較できる。これは特に，病者役割や医師患者関係の検討に有用であった。さらに，ハンターが示唆したように，「抽象的な知識を個々の患者のケアに」応用する上でも有用であった。医学的な文脈で物語り（ナラティブ）を研究することにより，物語間の関係とか，語り手，聞き手，会話の水準といった観点など，一つ一つの要素に焦点を当てることが可能になる。この種の分析の目的は，知識が実際の場面ではどのように位置しており，相互に関連し，文脈の中に根付いているか，そして文脈から切り離され抽出された知識はいかに頼りないかを示すことにある。医学において，このことは，物語り（ナラティブ）が，医師や患者，病いの間の関係を仲立ちするために用いられるということを意味している。

　ブロディは物語り（ナラティブ）を治療過程の一部と捉え，正面から取り組んでいる。病気はその人の個人的な特質を崩すので苦痛を生じるが，主として，その体験に意味を感じることによって苦痛は軽減される，と彼は論じている。さらに，病気の物語を語りながら意味が醸成されてくると，自分自身の再構成が可能になると述べられている[8]。

　オリバー・サックスの場合，患者の多くが大脳の右半球の障害に伴って，「疾病失認」（自分自身の問題を本当に知らないか，知らないふりをすること）を患っているので，観察者が患者の内的な状態を想像するのが極めて困難な状況に立たされる。それゆえ，臨床的なお話が，患者と観察者の間にあるギャップを埋める上で，極めて重要な手段となる。この意味で，サックスの仕事は，自分自身を失ったと思われるような人々に自分を取り戻させることであるといえる。「人はそれぞれ，人生の物語，内的な物語り（ナラティブ）を持っていて，その連続の感覚が人生である。それぞれが『物語り（ナラティブ）』を作り出してはそれを生きており，『物語り（ナラティブ）』はその人そのものであり，その人自身のアイデンティティであるといってもよいだろう」とサックスは書いている[9]。物語り（ナラティブ）は患者が自分自身を再構成する最も優れた手段となり，それゆえに医学において文学を見出すための鍵概念となった。

　しかし，物語り（ナラティブ）は文学の特性の一つに過ぎず，まして全体などではない。だか

ら物語り(ナラティブ)を重視するときには，文学的観点と医学的観点との間にある緊張を心にとめておかねばならない。例えば，修辞とか比喩的な表象を知っていることで症状の理解が深まるというような，生産的な関連が認められるか否かは明らかでない。しかし，比喩，あるいはくびき語法（訳注：一つの形容詞または動詞で，異種の2個以上の名詞を修飾または支配させる方法）が，医学的概念の形成過程と無縁というわけでもない。オスウェイ・テムキン Oswei Temkin は，ずいぶん前に，人体の生物学に存在する隠喩の力を指摘した。有機体（organism）のような基本的な術語一つ取ってみても，古典時代からルドルフ・ウィルヒョウ Rudolf Virchow の業績[10]にいたるまで，社会的な意味が含まれていることが見て取れる。おそらく，医学的思考の文学的な側面と反文学的な側面の両方を認識することが最も重要なことだろう。

『隠喩としての病い』は，医学と文学に関するエッセイの中では世界中で最も広く読まれた書物だと思うが，スーザン・ソンタグはその書を次の有名な冒頭で始めている。「この世に生まれた者は健康な人々の王国と病める人々の王国と，その両方の住人となる」。さらに進めて，「病気とは隠喩などではなく，したがって，病気に対処するには，最も健康に病気になるには，隠喩にまみれた病気観を一掃すること，できる限りそれに抵抗することである」と論じている[11]。ソンタグは文学に対抗するために文学を効果的に用いている。文学作品が隠喩的な扱いをすることによって，どのように癌と結核に社会的な烙印が押され，社会的，集合的な誤解が促されたかということを彼女は平易に示しているが，同時にソンタグ自身が行きすぎたことも明らかである。病いに意味を求めることは避けられないからである。

ソンタグは特定の隠喩だけではなく，隠喩を与える行為そのものを非難しているが，隠喩というのは避けられるものではない。彼女とて例外ではない。病いは，彼女の表現を借りれば，パスポートあふれる隠喩の王国ということになるだろう。彼女のエッセイに見られる矛盾は文学と医学の間にある強力な緊張を反映するものであり，病いという窮境と癒しの過程に固有の，意味の限定と保留という姿勢の間で交される演劇を反映している。

それゆえ，医学の中に文学を見出し，医学という文学的な織物を観察しようと挑戦するためには，医学，病い，診療を再-想像する必要がある。このために，文化そのものの文学的な側面を認識することが要求される。ウィリアム・カルロス・ウィリアムズ William Carlos Williams は次のように書いた。

私にとって，医学の実践は，いつどこにでも，一瞬だけ現れるような，稀な要素の追求となった。……医師と患者の関係は，一語一語たどっていくと，ほとんど思いも及ばないような類稀なる想像力の世界に通じている。……言葉ではっきりと言うことができないのではないだろうか。それこそ打ちのめされるような体験である。どれほど自分自身の殻に閉じこめられているかを他者に伝えられなくなり，お互いあたりまえの大切なことを言うことさえできなくなる。……医師にとって，ここで医師とは高名な精神分析家のことではないがそういう時こそ好機である。……医師は，言葉が生まれる瞬間を実際に目撃するというすばらしい好機に恵まれているのだ。実際の色や形が小さな荷物を引っさげて，医師の前に置かれる。……何年にもわたって聞いてきた単純な言葉の総体を突き抜けると，変化が徐々に生じてくる。……というのも，終生聞いてきた言葉の底に，すべての会話の底流をなしている新しい言葉，より深遠な言葉が表れてくるからである。それが詩と呼ばれるものなのである[12]。

単語が生まれ，言葉が形を帯びてくる。これこそ，ウィリアムズにとって，医療実践の形而上学である。意味が，それぞれの肉体的な存在に根をおろしては離れていく。すでに言われているように，書き記し物語ることの治療的価値や病いに侵された自己の回復に声が果たす役割は，近年重視されるようになってきた。しかしながら，全体としてみると，ウィリアムズの言葉は，治療的な場面が，詩を，言葉を，そして最終的には文学を生み出すことを思い出させてくれる。ウィリアムズは，医療の社会的表現的な核を構成する文学的な特性をよく見，よく聴くようにと力説する。医療の実践が文学的な理解とか詩によって伝えられるだけでなく，医療の実践の中で詩が創造されているのである。

《文献と注》

1 McLellan MF, Hudson Jones A. Why Literature and Medicine? *Lancet* 1996; **348**: 109-11. Montgomery Hunter K. Toward the Cultural Interpretation of Medicine, *Literature and Medicine* 1991; **10**: 1-17.
2 Rosenberg CE. Introduction Framing Disease: Illness, Society, and History. In: Rosenberg CE, Golden J eds. *Framing Disease: Studies in Cultural History*. New Brunswick: Rutgers University Press, 1992; p. xiv.
3 Foucault M. *The Birth of the Clinic: An Archaeology of Medical Perception*, trans. A.M. Sheriden Smith. New York: Vintage Books, 1975. 大半が18世紀フランス臨床における透明な医学的まなざしの出現を力説しており，その要点は様々な文脈において医学や文学の研究者たちがくり返し言及してきた。例えば以下の著書を参照せよ。Charon R. To Build a Case: Medical Histories as Traditions in Conflict, *Literature and Medicine* 1992; **11**: 118-25. Weinstein A. The Unruly Text and the Rule of Literature. *Literature and Medicine* 1997; **16**: 2-3.
4 Poirier S. Toward a Reciprocity of Systems. *Literature and Medicine* 1991; **10**: 69.
5 Hudson Jones A. Literature and medicine: narrative ethics. *Lancet* 1997; **349**: 1243.
6 Woolf V. On Being Ill. *The Moment and Other Essays*. New York: Harcourt, Brace & World, 1948; p. 9.
7 Montgomery Hunter K. *Doctors' Stories: The Narrative Structure of Medical Knowledge*. Princeton: Princeton University Press, 1991; p. 47.
8 Brody H. *Stories of Sickness*. New Haven: Yale University Press, 1987; pp. 26-30.
9 Sacks O. *The Man Who Mistook His Wife for a Hat and Other Clinical Tales*. New York: Harper &

Row: 1985; p. 110.
10 Temkin O. Metaphors of Human Biology. *The Double Face of Janus and Other Essays in the History of Medicine.* Baltimore: The Johns Hopkins University Press, 1977; pp. 271-83.
11 Sontag S. *Illness as Metaphor and AIDS and its Metaphors.* New York: Anchor Books, 1990; p. 3.
12 Carlos Williams W. The Practice. *The Doctor Stories.* New York: New Directions, 1984; pp. 123-5.
13 例えば Frank AW, *The Wounded Storyteller: Body, Illness, and Ethics.* Chicago: University of Chicago Press, 1995, and Brody H. *Stories of Sickness.* New Haven: Yale University Press, 1987. を参照のこと。

第14章
医学部教育で人文学を教えること

ハリエット・A・スキアー*

なぜ医学部の学生に文学を教えるのか？

　伝統的な医学部の教育カリキュラムは，生理学的な過程や疾患についての事実を丸暗記的に学ぶことに重点をおいてきた。学んだ知識を実際に適用するために総合的で想像的な技術が必要だが，それは研修中の医師に伝えうるものであり，また伝えるべきものでもある，という認識が生じてきたのはごく最近のことである[1-3]。多くの医学部では，大量の知識の修得が求められており，学習に時間を割くために自らの幅広い興味を犠牲にせざるをえない状況で，学生の想像的能力はいっそう限定される[4]。十分に吟味された現実的な読み物が，学生自身の体験や，社会的背景に関連するような形で選ばれたならば，それらは疾患についての事実を**知ること**と，患者の病いの体験を**わかること**との間にある溝に橋を架ける手助けとなる[5-6]。以下の2例が示すように，文学を学ぶことで，学生は，患者や看護者との専門的な関係の情緒的な側面を認識し，それと取り組むことができるようになるのである。

事例1

　医学部2年生のクラスで，医学雑誌から抜き出された記事について批判的分析を行うことが求められた。個別指導教官(チューター)は，高齢者の股関節骨折に対する治療と

---

*Harriet A Squier：開業医で，ミシガン州立大学の生命科学における倫理・人文学センターの助教授を兼務。彼女は，医学と文学，医師患者関係についての本を出版しており，医師患者関係，開業医，そして医学と文学などに関する革新的なカリキュラムを組んでいるが，その中には女性と医療，死と死にゆくこと，マイノリティーと医療，病いの意味などの選択科目がある。

その結果についての3本の記事を選び出し，それらの研究の報告者が言及していないケアの面について考えること，また，こうした報告者が言及していない面が患者の転帰と研究結果にどのような影響を及ぼしているか，を考えることを学生に求めた。小グループの議論で，学生は記事を見つめ，まったく欠陥のないように見えるが，と口ごもった。学生は研究課題をこなしているようには思えず，教官はイライラした。

解　説

　おそらくこれらの学生たちは，厳しい受験勉強の中で，創造的な思考は時間の浪費であって，医学教育の他の科目で期待されるような立証可能な「事実」をほとんど生まないし，それはマークシート式の試験においては何の利点もない，ということを学んでしまっているのだろう。彼らは眼前の紙面以上のものを見ないようにしてきたのだ。面接のセンスを回復し，自分達の想像力の働きに対する自信を回復させるために，教官は，彼らに高齢者の生活を描いた短編を読むように指導した。

　イーサン・ケイニン Ethan Canin の短編 We Are Nighttime Travelers（夜の旅人）を読むことで読者は，様々な健康上の問題を抱え，また，50年の結婚生活で日常の繰り返しに埋もれてしまった高齢の夫婦の生活に引き込まれてゆく。夫は外向的で社交的なセールスマンだったが，退職後，詩を読み，また，自作し始める。そして，2人の愛を再燃させるためにそれを密かに妻に届け始めるのだ。物語の終わりに彼は引っ込み思案な妻を真夜中の散歩に引っぱりだす。彼らは長く忘れていた求愛とロマンスの感情を再体験し，目前にある問題に力強く立ち向かえるようになったと感じるのであった。

　この物語を読んで，学生たちは，この夫婦のどちらか一方が転んで股関節の骨折をしたら，彼らの生活がどうなるか，について推測するよう求められる。例えば，糖尿病をはじめ，いろいろな問題を抱えている夫に，外科手術が必要になったとしたらどうなるであろう。身体的にはまだ健康と言える妻のほうが股関節骨折をしたら，彼女にどのような影を投げかけるのだろう。それぞれ，ナーシング・ホームでの介護体験に対して，どのように反応するだろう。家庭に戻るためにはどのような社会的，人的資源が必要であろうか。

　学生たちはまた，こういった質問に対する彼らの答えが，物語の内容に沿ったものであるかどうかを考えてみるように求められる。こうして他の科目で，生理学的な，あるいは臨床的な知識を裏付ける作業をするのと同じように，フィクションに対する自分達の**解釈的**反応を裏付ける作業を要求されるのである。

そののち，学生たちはもとの医学雑誌の記事に戻り，これらが物語に出てきた高齢の夫婦のケアに対してどのような影響を及ぼし得るか，という点について批判をするように求められる。教官はさらに，議論を痴呆，社会からの孤立，介護者の不在，といった高齢者によく見られる他の問題を含むものに広げていく。最後にグループはもとの課題に戻り，今までなされた議論をふまえた視点から，問題（股関節骨折）について研究記事が言及していない面を考えることができるようになっているかどうかを検討する。

事例2

子どもを産んだばかりの母親に，母乳保育の指導をするように求められた医学部の3年生は，母乳の生化学的組成の詳細な説明をし始めた。母親は当惑したようで，話が終わるまで，ミルクの方がずっと簡単に思えるのに，どうしてこの医学生は母乳で育てることを勧めるのかしら，と思っていた。

　解　　説

この学生は，子どもを初めて産んだばかりの母親が，母乳で育てると決めるのにどのようなことを知っておく必要があるか，ということを想像することができなかった。さらに，個人の健康に関する選択の基礎となる文化的，心理的，社会経済的に複合した問題は，この学生には見えていないし，今までの医学教育の中で履修されたり，あるいは理解されたりしてもいないようである。

患者に対する共感を増強し，母親に与える助言の質を向上する，という特定の結果を目指して，学生たちは Milk（ミルク）という短編を読むように求められる[8]。この短編は中流階級にいる白人の女性の物語で，彼女は帝王切開のあと病院で回復期にある。隣のベッドにいる女性はアフリカ系カリブ人で，社会的に恵まれない地域の出身であるが，公式な医療ケアや指導に対して懐疑的で，母乳では育てない，と決心する。物語の中で，未熟な黒人の赤ん坊は急速に容態が悪化し，胃腸炎で亡くなる。そして，語り手である白人女性は，どうして隣の女性が自分の子どもをミルクで育てようとしたのか分からない，と独白する。

この物語の中には，いくつかの医療従事者と患者の力強い会話が含まれており，人種差別や黒人女性の子どもに対する気遣いのなさ，などをありありと描き出している。語り手（白人の母親）は黒人の乳児の死に対して，また，医師の示した，おそらく医療者として象徴的な反応に対して混乱と悲しみの気持ちを述べている。その医師の「エビデンスに基づく」指導は，はかり知れないほど深い，文化・社会的な理由のために顧みられることがなかったのであった。

経験に乏しい学生は，病床にある患者の病気の体験や健康にまつわる選択に感情移入することができない，としばしば感じる。しかしながら，このフィクションは，異なった文化的背景を持つ2人の母親——1人は自分の子を目の前で亡くすのだが——について述べており，小グループで議論すると，たいていは，物語のさまざまな側面について幅広く，活発に火花が散る。患者の権限，異なる社会的，民族的，そして，その他の不利な立場にある集団の医療ケアとの距離，相互文化的な理解の重要性といった問題が議論の中心的テーマになることが多い。

この実習で，学生たちは，母乳で育てるという決定に影響を与える要素を特に見るように，そして，この社会経済的，心理的，民族誌的なテーマにわたる幅広い議論を事前資料（母乳で育てることの統計と，異なる哺乳における客観的なリスク——ベネフィットについての記事）と関連づけるように求められる。彼らは，物語の中のように，学生が背負っている現行の医学体系に対して不信感を抱いているかもしれない異なった民族的背景を持つ実際の患者に対してどのように話を切り出すか，ということを議論するようになるのである。

この双方の例において，読み物は特定の医学的条件を超えて伝達されるような学習の機会を提供する。すなわち，病気のエピソードや健康教育において，患者に意味のある結果をもたらすためには，それぞれのケースの社会経済的な現実と，心理的，社会的特徴を考慮せねばならないということである。学生が議論しているその事例と，推薦される図書の内容が一致することが一見望ましいように思われるが，忘れてはならないのは，文学は，病気とは異なり，単純な問題解決法の構図に簡単に移し替えるわけにはいかないということである。実際，文学の真価は物語に固有な複雑さとその全体性にあり，それが実世界の複雑な人生を反映したものであるからこそ，患者の苦しみに対する深くて包括的な理解へと学生を誘うことができるのである。

ミシガン州立大学における医療文学の課程(コース)

1990年代初頭から，ミシガン州立大学では，1カ月の医療人文学の課程(コース)を開設している。学生は歴史，文学，宗教，のいずれかを選択し，週2時間，4週間の課程を受けることになる。文学課程を選ぶと，毎週，中心テーマに沿ったいくつかの現代の作品を集めた学習冊子を渡されて，テーマについて多角的な視野を探究することになる。選択テーマには，「女性と医療」「医師と患者」「病いと疾

病の意味」「老い，死，そして悲しみ」「医療，マイノリティと文化」といったものがある。

創造的な作文の課題では，文学作品を新しい視点のもとに描き直すことを行う。それは，人種，性，年齢のいずれか，少なくともひとつは学生と異なる人物の視点とする。議論と作文の中で，学生は一般的に，他者に対する共感や，道徳的な理由づけについて高いレベルを示し，多様な解釈や冷淡な人格に対しても寛容になる。

ミシガン州立大学の医学カリキュラムの中では，この他に医師－患者関係課程(コース)でも，文学を導入している（上記事例2を参照）。学生は，患者は医師に何を求めるのか，病むことはどういう意味を持つのか，文化と癒しの問題，医師であるとはどういうことか，あるいは，医師－患者関係の効果的／非効果的なありかた，といったテーマに関する短編などを読み，議論することになる。また大きなグループ構成では患者，医師，治療者らが自らの物語を語るのに耳を傾け，その後，家族や同級生の「面接」を練習し，物語を引き出すのに用いられる手段について議論する。学生に画一的な「正解」を示さない帰納的な学習スタイルにもかかわらず，7週間の課程の終わりには9割の学生が，患者中心，あるいは関係性中心のモデルを実践するようになる。

「医療文学」のカリキュラムを組み立てること

合衆国ではおよそ3割の医学部でなんらかの形の「医療と文学」の指導がある[9]。これらの課程の多くは選択制であり，普通1学期（半年）間で，小説，演劇，詩，短編などを含む様々な読み物を提供する。これらは多様な話題を提供する幅広いものとなる。より短期の課程がいくつかの大学では提供されているが，それらの本流の医学教育との統合性は，学部によって様々である。

カリキュラム構成のための基本概念は，詳細かつ厳密に「医療と文学」課程に適用されるべきで，それによって，学習者中心の意義深いプログラムとして発達し，また，本流の医学教育カリキュラムへとより良く統合されることになる。こうした基本概念には指針，明確な一般目標と具体的な到達目標，課程の到達目標に対する学生の達成度の評価，適切で実現可能な記述課題の構成，十分な資源の割り当て，そして，課程の全体的な内容と結果に対しての評価が必要である[10]。

指針 課程としての明確な方向づけがされていても，それが学生の要求や背景，今までの経験に即していないものであるならば，カリキュラムとしては失敗に終

わるであろう．課程を組み立てるときに，学生の特徴，すなわち要求，学習スタイル，今までの経験，そして，現在持ち合わせの知識と技術，といったものを考慮に入れることは大変重要なことである．医学部に入る前や，入ってからの実務，あるいは教育で得られた経験や技術は，単純に反復するよりもそれを基礎として課程を進める土台とするべきである．けれども一般には「文学と医療」課程が対象とする基本的レベルの一般的な学生が，個人的な感情の同定，言語的コミュニケーション，あるいは，詳細な語り(ナラティブ)の技術も備えていると仮定するべきではない．

一般目標では，学部が望む，（あるいは求められる）結果や，課程の必要性について述べるが，到達目標，課程内容，評価，などについての具体的な決定を下す際につねに心に留めておくべきものである．もしも一般目標が，医師－患者関係の授業の一部として，医師と患者の視点についての学生の理解を深めるというものであれば，物語の中の隠喩の使い方や詩のリズム，音韻について議論させていても，この大きな目標に近付くことはなく，むしろそれから注意を逸らせてしまうことになりかねない．逆に目標が，人がどのように意志の疎通をはかるか，についての理解を深める，というものであれば，こういった類の文学的な議論は適切なものであると言えよう[12]．他の一般目標の例を Box 14.1 に示す．

課程の到達目標は，特定の知識，技術，行動，あるいは態度といった，学生が課程の終わりまでに修得すべきことを示す．こういった目標は，実現可能，実演可能，学生中心であるべきで，行為を測れるような言葉で記述するべきである．例えば，「対照と比較する」「仮説をたてる」「分析する」「想像する」「推測する」「記述する」「擁護する」「促進する」といった，課程の終了時に学生が行うことが期待されるものが適当であり，また，帰納的で学習者中心の教育に現れる，より高い次元の学習を示しているべきである．課程の到達目標の標準的なものをBox 14.2 に記した．

明らかに到達目標は学生の基本的能力と，課程の全体的な目標にあわせて設定されるべきである．臨床教育を受けはじめたばかりの学生が，学んだことを実際

Box 14.1　医学部生向け医療文学の課程の一般目標の例

・医師－患者関係の課程の一環として患者と医師それぞれの視点の理解を深めること．
・診療技術トレーニングの準備と動機付けを行うこと．
・心理的問題に対する理解と，患者に対する共感を増すことで，これからの臨床実践に備えること．
・人びとがどのように意思疎通をするのかをより深く理解すること．
・自己内省と道徳的想像力を刺激すること．

> **Box 14.2　医学部生向け医療文学の課程の到達目標の例**
>
> この課程の終了までに学生は以下のことができるようになっているべきである。
> ・疾患の生物医学的モデルと，病気の生物心理社会的モデルの違いについて議論すること。
> ・適切な創造的手段を用いて，自分のかかげる理想の医師・患者関係を描き出すこと。
> ・ある出来事が，視点を変えることでどのように記述が変わり，また解釈に変化が出るかについて仮説を立てること。
> ・フィクションと実際の患者との体験を比較し，それを考察すること。

の患者との体験に適用するには経験が浅すぎるだろうし，もっと上級の学生には，課程で提示される素材が，自分の体験を振り返り，それに統合していくことのできないものであるなら，欲求不満を来すであろう。

評価は，どんな教育課程でも，到達目標と結びついていなければならない。例えば，共感を表現できるようになることを目標として設定したならば，学生がそれを達成したかどうか，を評価しなくてはならないのである。共感の表現は「ソフトな」結果に思えるが[13]，登場人物と，同級生に対する学生の共感表現の能力は，議論を促進し，相手の話をじっくり聞く能力と同様に，小グループの議論を観察することでたやすく評価できるものである。

記述課題は，医療文学の課程において，評価の対象になると同時に教育的に意味を持ち，個人的，創造的表現を可能にする。記述課題の採点に過剰な焦点を当てることは避けなくてはならない。さもなければ，（「正解」を再生産するような）間違った動機づけとなるだろうし，それは課程のあらゆる目標をぶちこわしにしてしまう。自分を顧み，解釈するために，また創造的であるためには，学生には安全の保証が必要であるので，採点は，そうした行為を指摘するのではなく，よい点を誉めるほうがよい。こういった流れの中では，創造的で想像的な記述の採点において学生の間に厳密な差をつけることは望ましくない。むしろ，採点者は肯定的なフィードバックを与え，自省を援助するために探究的な，また思考を賦活させるようなコメントを用いるべきである。

資源には，小グループでの議論のためのセミナー室，学習冊子や本，小グループを円滑に進めるために十分な経験を持った個別指導教官，などが含まれる。課程実施要項には，学生と教官の議論のために，明確な焦点を押さえた質問などを記しておくべきである。また，教官にはそれぞれのクラスでの個別の目標を示し，課題の要点と，それが臨床の場面やケースの一風景にどのような関連性を持っているかに言及しておくべきである。

指導教官の訓練とオリエンテーション　医学教育カリキュラムの中に新しい課

程を導入する際に最大の障壁になるものは，提起された変更がもたらしうる価値を評価できない医学部教授陣の抵抗である．いかなるカリキュラムの変更でも，実際に学生を教えている教官が新しい課程のカリキュラム上の必要性に同意し，その変更が個人的な教育の目標を発展させると感じなくてはならない．

　課程主任が開催する事前のトレーニング・セッションでは，教官は自分達で，一つの読み物について議論することで教材を自分のものにしておく．それまで文学を教えた経験がほとんどなくても，このセッションで自信が増す．こういったステップはまた，それぞれの小グループにおいて同質の教育がされることを保証し，教官が教育デザインを理解し，改良できるようになる．そして，小グループセミナーの場合でも，徹底した準備と有能な運営をすれば，そのセッションの効果は一段と増すだろう．

　課程の結果をカリキュラムの他の医学・生物学的な講座に用いられるような標準的なチェックリストで評価することは難しいであろう．学生にいくつかの質問をすることでそれに代える，という案もよいかもしれない．例えば，課程の具体的目標をどれだけ実現できたか，また，この実現のために教材，議論，記述課題はどれだけ効果的だったか，というような質問である．はじめて提供された素材については，全体的な構成だけでなく，それぞれの教材，記述課題についての詳細にわたる評価を，学生にも指導教官にも求めるべきである．この反応は，カリキュラム見直しのための根本的なフィードバックとなる．こういった情報や，学生の記述課題の分析から知識，技術，姿勢の獲得の度合いを知ることで，意義深いフィードバックを管理部に提供することができる．

　理想的には「医療文学」の課程の結果を学生の行動の変化で立証するべきである．現在，この種の立証に必要な方法論は，あまり知られていないし，まして使用されてもいない．行動における結果の客観的な測定はまだ発達段階にある．いずれ，学生の共感能力や，語り（ナラティブ）の分析，あるいは患者の問題の理解に関する評価を，課程の事前と課程後に行い比較することで，改善を立証することができるかもしれない．その代用として，標準的な患者に対して学生がどのような振る舞いをするかを見たり，面接をビデオに録画したりすることで評価できるだろう．究極的には，こうした人文学的なトレーニングが実際に臨床能力を向上するということが証明されれば，医学教育カリキュラムのなかの「医療文学」の課程の地位は堅固なものになるだろう．シドニー大学の革新的な医療人文学課程は現在，公的に吟味されたカリキュラムとして確立している[14]．

障壁を乗り越えること

　医学部に人文学を導入しようとする人は幾多の障壁に直面することになる。例えば，哲学的，制度的，体制的，個人的な障壁がある。医療人文学を医学部の管理者や教授陣に売り込むのが難しい理由の一つには，この科目の学習方法が典型的な医学教育の戦略と大きく異なっているということがある。学生の普段の活動はタスク指向的なのだ。腕神経叢の神経を知っている必要が生じれば，それを暗記する。糖尿病性のケトアシドーシスに対応しなくてはならなければ，インシュリンの投与量，浸透率，カリウム補充量の計算などを公式に従って行い，処方を書き，経過を観察する。いずれにせよ，成功——あるいは失敗——は直接，しかも客観的に評価することができるのである。

　このタスク指向性は何十年にもわたり，医療の実践を性格づけてきた。19世紀，インチキ療法と医学の区別が明確にはつけにくかった時代に，脈を数え，薬の投与量を滴定し，体温表を描き，当時新発明であった顕微鏡を覗いて病原菌を観察することは，医師の専門的技術，知識と，プロ意識の感覚を強調した。科学的な観察，分類，測定への信頼と，これらの活動に附随した熟達の感覚は，医学の多くの分野における実践の評価をいまだに決定しているのである。

　人文学の教育は，客観的な知識とならんで主観的なそれにも価値を置き，演繹的理由づけと同時に帰納的なものに評価を与え，また，科学データと同様に人の体験と情動に重みを置くことで，西洋医学の基礎となる科学的確実性に真っ向から挑戦するのである。実際，この本の他の著者たちは，臨床の実践と医学における思索は，仮説演繹的パラダイムよりも，むしろ対話的(ナラティブ)パラダイムに適合している，といういくぶん異端的な考え方を探究している。加えて，医師と患者の相互関係を改善することだけで治療効果が上がる，という根拠(エビデンス)がどんどん出されてきている[15]。こういった研究は，患者を治すのは，医師の介入の内容であって，その形式ではないという考え方に疑問を投げかけ，また，臨床のあり方としての「治療的ふるまい」の重要性を強調する。この治療的ふるまいこそ，まさに人文学的教育が適している分野である。

　医療人文学において「具体的な」結果が存在しない中では，こういった課程を「売り込む」ための最善の道具は，教官や学生の主観的評価における努力と，他の医学部での実施状況（実施学部の数）であろう。ミシガン州立大学がはじめて人文学カリキュラムを提供した年，この課程は 2 年生履修の授業の中で最も高い

評価を受けた。いくつかの医学部でははじめ，医療人文学の課程は選択制，あるいは，単位さえ出ない課程だったが，大変好評だった（常に学生や教官が肯定的な評価を続けた）ので，学部管理者が選択課程に単位を出すようになり，さらには，必修課程へと格上げするようになったのである。

加えて，より人間的で社会的に責任のある患者へのケアについての社会の要求が高まってきており，米国医科大学協会（Association of American Medical Colleges; AAMC）などを後押しして，単に広範にわたるだけでなく，より意義のある教育を求めている[17]。AAMC 医学目標プロジェクトは，人文学的トレーニングを科学的トレーニングと対立するものと見るのではなく，むしろ，貧しい人々に対して，また個別の患者に対しての，科学的な知識の適用に必要なものである，と宣言している。

結　語

文学の学修は，より高いレベルの学びと，共感，想像力，自己認識，そして道徳的反省の発達を促進する。安全を保証した空間と，意味深い読み物を提供する，綿密に構成された課程であれば，学生の動機を増し，言語に対する興味と理解を向上し，科学的な知識を患者との交流の中に統合する能力を促進することになる。医療人文学の導入にはいまだ障壁が多くあるが，その一方で，現在，新しい課程を導入し，文学を医学カリキュラムの主流に統合する，という過去に例を見ない事態が生じているのである。

《文献と注》
1 Smith BH, Taylor RJ. Medicine — a healing or a dying art? *Brit J Gen Pract* 1996; **46**: 249-51.
2 Weatherall D. *Science and the Quiet Art: Medical Research and Patient Care*. Oxford: Oxford University Press, 1995.
3 General Medical Council. *Tomorrow's Doctors. Recommendations for Undergraduate Medical Education*. London: General Medical Council, 1993.
4 Jackson M. Medical humanities in medical education. *Medical Education* 1996; **30**: 395-6.
5 McManus IC. Humanity and the medical humanities. *Lancet* 1995; **346**: 1143-5.
6 Downie RS. Literature and Medicine. *J Med Ethics* 1991; **17**: 93-8.
7 Canin E. We are nighttime travelers. From *Emperor of the air*. New York: Harper & Row, 1989.
8 Pollack E. Milk. In: Henderson W. (ed.). *Best of the small presses*. Wainscott, NY: Pushcart, 1995.
9 Hunter KM, Charon R, Coulehan JL. The study of literature in medical education. *Acad Med* 1995; **70**: 787-94.
10 Kemp JE. *Instructional Design: A plan for unit and course development*. Belmont, CA: Fearon-Pitman Publishers, 1977.
11 Borgenicht L. For this they go to medical school: student reactions to "Heartsounds". *The Pharos of Alpha*

Omega Alpha, Summer 1983; **46** (3): 32-6.
12 Almy TP, Colby KK, Zubkoff M, Gephart DS, Moore West M, Lundquist LL. Health, society and the physician. Problem based learning of the social sciences and humanities. Eight years of experience. *Ann Int Med* 1992; **116**: 569-74.
13 Moore FD. Criteria of humanity. Defining the indefinable. *Ann Surg* 1985; **201**: 231-2.
14 Cossart Y, Pegler M (eds.). *Doctor! Look behind you.* Sydney: University of Sydney, 1993. pp. 3-31.
15 Stewart M, Brown JB, Weston WW, McWhinney IR. McWilliam CL, Freeman TR. *Patient-centered medicine: transforming the clinical method.* Thousand Oaks, CA: Sage Publications, 1995.
16 Abbey L. Personal correspondence, 10/1/97.
17 AAMC. Oral presentation, Medical Schools Objective Project. AAMC Annual Meeting, Washington, DC, 1997.

第15章
英国医療における「黄金の語り(ナラティブ)」

スチュアート・ホガース*, ララ・マークス**

　症状についての検討を始める前に,(医師は)患者の年齢や職業,平常時の肉付き(太めなのか,痩せなのか),体力の強弱,健康状態(疾病の有無),現在にいたるまでの病歴や体調の善し悪しなどを聞くものである。
ピエール・ルイス Pierre Louis, *Essay on Clinical Instruction*, 1832[1]
(臨床教育への試論)

　病人が伝える必要を感じていることの全てを,自由な形で本人に語らせることは,しばしば彼らに大変な満足をもたらす。公正に,かつ,丁寧に耳を傾けるべきである。たとえペチャクチャ夫人や,タイクツ氏,あるいはナガバナシ夫人の物語りが長くて退屈なものだとしても,決して不用意に切り上げてはならない。たとえ疲れ果てようとも,ひたすらにそれに耐え,敬意をもって聞き続けるべきである。
ダニエル・カーゼル Daniel Cathell, *The Physician Himself from Graduation to Old Age*, 1924[2] (医師自身の卒業から老齢まで)

　患者と治療者のややこしい関係をめぐる歴史上,重要なものが,このルイスとカーゼルの態度の違いに浮き彫りにされている。ルイスは,患者自身が語る病歴の説明を診断プロセスの中心に位置付けている。それとは対照的に,カーゼルは語り(ナラティブ)の社会的,治療的役割こそが重要だとしている。すなわち,患者の話を傾聴することは一種の職業上の礼儀であって,患者はそれを喜ぶが,診断的な価値はあまりないと彼は示唆しているのである。一世紀に及ぶ医学知識と技術の劇的な発展の彼我にある,この対照的な態度がいったい,医師-患者関係における永

---

*Stuart Hogarth:北ロンドン大学で歴史学を修めた後,医学・科学史をウェルカム研究所およびインペリアル・カレッジで学ぶ。彼は現在,19世紀イギリスにおける労働者階級の健康と病気に対する態度についての研究で博士論文を纏めている。
**Lara Marks:インペリアル・カレッジでの医療史の研究でウェルカム賞を取得している。彼女は母子保健の歴史や,避妊用ピルの民族学的問題に関するたくさんの本や記事を書いている。(Yale University Press)

遠の両義性と緊張をどのくらい説明できるのか，あるいは，関係の根本的な変容と，それに伴う患者の語り(ナラティブ)の臨床における役割や重要性といったものの変化をどのくらい示唆するのか，と歴史家は訊ねるに違いない[3,4]。

確かに，この時代の診断技術の歴史は，病にまつわる語り(ナラティブ)の臨床的重要性が劇的に変化したことを示唆するであろう。実際のところ，多くの歴史家は，この200年の診断学の歴史を，病める人の身体から直接臨床データを引き出してくる技術の勃興であり，またそれに伴って，痛みや不快感の体験を表現しようとする患者の営みが軽視されてきたものと理解している[原注]。医学が身体を見聞きするための，新しくて強力な方法を獲得するにつれ，注意の焦点は移動してきた。結果として，病に苦しむ人自身の物語にそれほど注意を傾けることをしなくなった，と言うのである。とはいえ，常にそうだったわけではない[5-7]。

18世紀にいたるまで，医師は診断の大部分を患者が語ったことに基づいて行っていた[8]。身体所見はせいぜい脈を取るくらいのことであったし，それ以上の検査はもっぱら排泄物の分析によるものであった（中世以来，mantulaという尿を入れるフラスコが医師のトレードマークであったのだ）。患者の言葉がいかに重要であったかは書簡医療と呼ばれるものの存在がとてもよく示している。この形態の医療では，診断と処置は全て手紙によってなされていたのだ[9]。歴史家たちはこの人道主義的で，人格を中心にすえた医療を社会的，経済的に理由づけしようとしてきた。この時代は種々の医療関係者がこの業界でひしめき，競合していたのだ，というふうに。医療活動の成否は「患者」の信任を勝ちとることができるかどうかにかかっていた。金払いのよい顧客は，お金に見合っただけの成果を期待するし，有力なパトロンはもともと医者を食客としていたのだから。結局，職業としての成功には，交渉の術，集客力，洗練された物腰，そして，何よりも話を聴く能力が必要とされた。患者の信頼を得ることが，臨床の技術に劣らず重要であったのだ[10,11]。

18世紀後半までには，新しい医師－患者関係が別の空間で起こってくる。つまり病院の出現である。ここで医師と患者の力関係は変化し始めた。たくさんの，貧しい患者を診るようになった医師は，疾患を新しい方法で分類し，定義づけることを始めたのである[12]。病理解剖や，身体所見の新しい技法などの発展に伴い，医師は患者の身体を直接吟味することができるようになり，患者の語り(ナラティブ)に依存しなくなってきたのである。体温計（1700年代），聴診器（1819年），検眼鏡

原注：この章では，劇的な変化のあった時代，つまり18～20世紀のことを扱う。この時代以前は，診断の実践は古典的なガレノス派（Galenic）の体系に根ざしていたが，比較的小さな変化しかなかった。

(1850年),喉頭鏡（1855年）などの発明はこの変化をさらに加速させた。1870年代までには、これらの発明は「健康状態や疾患を表現している生理学的な力が厳密に測定できる」ということを示しており、「体温計の読みは患者の意志や、その他の関係のない外界の影響に左右されることはなく、それゆえに疑う余地のないほど正確である」と言えるのだと、たくさんの医師が信じるようになった[13]。定量的な根拠が定性的なそれを凌駕することによって、科学的客観性へと入れ込む姿勢が医学領域にも現れてきたのである[14]。

　伝統的に歴史家たちは患者の語り（ナラティブ）の減少を、病院医療の勃興と関連づけてきた。この時点で医師が患者の話を聴くのを止めてしまったわけではなく、むしろ患者が語るのを聞く時に、その個人のかけがえのない物語（unique history）を理解しようという態度が消えてしまったということである。代わりに医師は異なった人々のもつ同じ疾患に共通に見られる特徴を見い出すことを始めた。個人のケースヒストリーの役割は、病院で開発された新しい形の臨床的知見にとって替わられたのである。

　19世紀以前、医学の知見は、病いを全人的なもの、つまりその個人特有の身体状況から派生して来たものであると捉えていた。これに対して、新しく生じた病院でのパラダイムは、膨大な数のケースを観察し、比較することによって組み上げられた、理想的病態像をもとに病気を分類する、というものであった。こうして「病気の人」は「疾患という災難が、たまたま飛びついた一時的な客体」と読み替えられたのである[15]。

　新しい知識と実践を作り上げていくのと同時に、病院は新しい形の医師を作りだした。すなわち、それまで分離していた外科医と薬医の技術を統合するものである。一般診療医として知られるこの新しい医師はこの時期の医療現場における緊張を浮き彫りにした。彼らは医療機関ではより個人を離れた型の医療を行っていたが、家庭医としての実践は患者の生活やその環境についての懇意な知識に基づいていなくてはならなかった[16, 19]。本書の他の章で示されているように、患者の語り（ナラティブ）に対して強調される点は医療現場のそれぞれの階層によって様々に異なるが、その違いは19世紀に明らかになってきたものである。

　家庭医——信頼できる友人——の新しい役割は主に、急速に拡大した中流階級の需要に応えるものであった。医療の処置が売買される商品である限り、処置の質には患者の社会的地位などによって差異が生じるものである。裕福な人はその金に物を言わせて、有能な医師に注意を向けさせることで、いつでも話を真剣に聴いてもらうことができた。一方、貧困層にある患者はしばしばわりを食うこと

になったのである[20]。以下にケイト・テイラー Kate Tayler による回想を示すが，彼女は1891年，サフォーク州（訳注：イングランド東部の北海に臨む州）のパッケナムに15人兄弟の14番目として生まれた。これは19世紀の終わりに，兄弟の一人が亡くなったときの描写である。

> マージェリーは13歳になる前に学校を終え，地元の食料雑貨店で女中として働きはじめました。当時の鼻もちならない階級意識は信じられないほどひどいものでした。そこの主人は，女中に費すお金の持ち合わせもなく，週に1シリングしか払わなかったし，彼女の物の洗濯は母がしなくてはなりませんでした。可哀想なマージェリーはつねに過労で栄養不良でしたし，休むところは薄暗く，じめじめしていました。その上，家に帰れるのは週にたった2時間だけでした。ある晩彼女は，家に帰ってきた時に，手をひざの上に放り出して，母に「ちょうどこんな感じがするの」と言いました。それを見た母は，彼女が病気であることに気がつきました。それで，私が雑貨店に言伝をしに行きました。「マージェリーは調子が悪いので今晩は戻れません」。あの嫌な女性の答えは，「明日の朝早くに来るように言ってちょうだい」でした。けれども姉は次の日の朝，起きられないほど調子が悪く，私は今度，イクスワースにいる医者のところまで行くことになりました。医者は瀉利塩（訳注：下剤のこと）を一瓶くれただけでした。彼は姉を診に来ようともせず，10日のうちに彼女は亡くなりました。父は診断書をもらうために医者のところに，また教区の棺を注文してもらうために救世軍のところにいきました。医者は彼女がジフテリアで亡くなった，という診断書にサインをしました。彼は姉を一度も診ていなかったのに。もちろん肺炎だったんです。けれども医者のジフテリアという診断書のために，棺は教会の中に入れてもらえませんでした。ただ墓地の傍で天に送る祈りがなされだけでした。祈りの後，母は教区牧師の顔を真直ぐに見つめてこう言ったのです。「あなた方はあの子を教会からは閉め出しました。けれども，あの子を天国から閉め出すことはできないのです」[21]

ケイトの姉が無視(ネグレクト)されたというこの話は，貧困層にある人々が医者にどれほどのケアを期待できたかを示す20世紀の痛烈な例である。18世紀以来，医学理論家や倫理学者たちは，感受性は階級に固有のものであると論じた。つまり，人の環境や身体に対する感受性はその人の社会的地位によって決まるのだ，という議論である。これには医師側の懐疑主義もあった。つまり，貧困層にある人々には，自分の病気について正確な，あるいは診断・治療の役に立つ説明をする能力がない，というものである。ジョン・ルーサーフォード John Rutherford という医師はエジンバラ王立病院を拠点としていたが，病院に来る患者の多くが「貧困で，その多くが怠惰に無知であるために，いつ病気が始まりどのように進行したのかきちんと説明ができない」と愚痴をこぼしている[22]。19世紀には，貧しい患者に対して持たれていたこの不信感は全ての女性に対して拡大された。たくさんの男性の医者によって，女性はヒステリックであると性格付けられたからである[23]。

病気になった人々が，より多くの時間と手間とをかけて話を聴いてくれる医者を求めて歩き回ったのは驚くことではない。早くも1840年代には，薬草治療師，同種治療者(ホメオパス)，催眠療法師，といった代替療法家たちが，話を丁寧に聴いてくれるという評判を基盤として急速に自らの仕事の枠を広げていった[24]。今日の代替療法家たちはこの伝統を引き継ぎ，それに加えて多様な医療に関する世界観を提示しているが，そのどれもが診察と治療の中心に「患者自身」を据えている。

20世紀の医学技術の成長，国による医療提供のシステム，それに，最近の根拠に基づく医療（EBM）などが全て，患者の語り(ナラティブ)の重要性を縮小する動きを強化する傾向にあるという議論もできるだろう[25]。しかしながら，語り(ナラティブ)の重要性がまるっきり失われてしまったわけではない。医療従事者の中から，患者中心のアプローチを臨床過程に取り入れよう，という無数の声があがっている。これはある面では，たくさんの医者が，自分達の行っているのは臨床のアートであり，それには患者を人として見る感受性が大原則であると信じていることの現れである[26]。今世紀の初頭の頃に，患者の話に耳を傾けることの必要性が改めて強調されだした。それはちょうどそのころ勃興してきた精神分析と心理学の研究に刺激を受けたものであった。X線などの，診断のための新しい技術が，医師の診断における機械への信頼を勝ち取るようになった時に，医師は共感的な聴き手としての技術を洗練させる必要に迫られたのである[27]。20世紀後半の始めに同じようなプロセスが一般診療において見られることになった。一般診療医がはじめて，診断のための強力な検査機器を手にする機会が増え，自分の仕事に科学的に有効な支持をえられるようになった頃，マイケル・バリントは，医師と患者とのふたつの語り(ナラティブ)が，診療の場面で複雑な形で交錯していることを示した。これを認識することで，臨床における出会いに対して人間的で，内省的な接近が容易になり，とくに一般診療の卒後研修に大きな影響を与えた（1章，11章参照）。

医師の語り(ナラティブ)

ここまで私達は患者の語り(ナラティブ)をみてきた。それでは，医師の語り(ナラティブ)はどうだろうか。患者の物語に対して懐疑的になりつつある時に，医師は自分達の物語を記録する新しい方法を開発していた。ケースヒストリーは従来，参照資料として，あるいは，教育の目的のために医師の手許におかれていたが，19世紀には，それが臨床実践の中心になっていった。新しい診断技術の勃興と時を同じくして，特に，病院や研究機関では，医療記録の保存の標準化がなされた。全体として見ると，

第 15 章　英国医療における「黄金の語り」　*151*

語りは削除されるどころか，検査の新しい技術は（新しい官僚的な記録の基準と絡んで）患者の物語りをケースヒストリーへと変容させたのである。これは，福祉制度の礎石となった。

　収監者，学生，精神異常者，そして貧困者といった人々全ての生活の詳細が，役人によって几帳面に記録された[28]。新しい形の社会関係が医療に起こってきていた。一人ひとりの個人的な知識よりも，人々の分類という一般化されたものに関係の基盤が移っていったのだ。それに続いて起こった標準化のプロセスはそれ自体問題を生じた。役人が病人から提供される情報に混乱させられる一方で，医師によってなされた記録も，患者のみならず，他の同僚の医師にも理解できないということが生じた。例えばベラ・アアロノヴィチは，1928年に受けた盲腸の手術の後，ひどい合併症で苦しんだが，その体験を見てみよう。1928年から1932年にかけて，ベラは，幾多の治療と手術を受け，最終的に13年にわたる歩行障害に苦しむことになった。彼女は2年ほど歩行困難に悩んだ後，助けを求めようとした。

　　　次の週，私は医者に診てもらいに病院へ戻って来ました。医者は私の記録を読みましたが，本当にわずかなことしか分かりませんでした。これは別に驚くことではありません。病院の私の記録はとても長くて詳しく，整理されたものではないので，他の医者が情報をほしいと思っても，読み取れるのは私が入院した他の病院のあまり正確でない記録と手術の回数，そして最後の「現在，明らかに改善しており，仕事をすることができる」という文章くらいのものでした。
　　　解読しなくてはならない5年間の病歴は原因とその影響が手のつけようもないほどに絡み合っていて，そのことは，この情報の迷宮を扱える大きさに削ることを難しくしていました。それはまた，十分に興味深いものであるかどうか，ということも疑問でした。ほとんどの医者がこういった症例に向き合うことを嫌っているということを自分の経験から知っていました。彼らにはもとの病気についての直接的な知識がなく，報告書と，患者がたまたま自分の病気について知ったことから情報を集めねばなりません。こういった事柄はとても時間を食い，間違った解釈をしてしまいがちです[29]。

　ベラの物語は，ケイト・テイラーのそれに似て，医師が語られた物語から何を作り出そうとも，病いを持った人々は自ら，病いと健康の経験から個人的な意味を創り続けることを示している。実際，患者が自らの健康に関する体験を語る時，内容も，目的とするものも医学的であるとは限らない。例えば，苦しみと救済に関する語りは宗教的に重要な文章の形式であった。病いを抱えた人々は，彼らの痛み，苦しみ，障害，そして死の恐怖といったものをより広い文脈，つまり家族の歴史や，労働状態，生活必需品からの距離などを含む生活全般の中に据え続け

てきた。啓蒙歴史家のジョージ・ルソー George Rousseau はこれらの豊かな物語的背景に対する認識の不足を，不満としている。彼は「もし医療史家が自伝を学んだならば，ケースヒストリーをもっと良く理解したであろうに」と書いている[30]。

病いについての物語り(ナラティブ)が診察室の外にあり，実際，診察室に入る前に形成されていることがほとんどである，と知ることは，臨床における出会いをより広い文脈で理解するために大切である。19世紀においては，罪と救済の物語からなる宗教的な自伝は依然重要であったが，世俗的な自伝も増え，広く社会全体にゆきわたった。自伝はもはや政治家や，将軍の特権物ではなく，労働者階級の人々ですら自分の物語を語り始めたのだ[31,32]。

19世紀はまた，患者が社会的に重要性を呈してきた時代でもある。ロマン派の視点から見るならば，例えば結核は芸術家気質を示すものとなった。ビクトリア朝文化では病人の役割がしっかりと確立されてきたので，病いについての物語り(ナラティブ)はより重要なものとなった[33]。チャールズ・ダーウィン Charles Darwin や，ハリエット・マルティノー Harriet Martineau といった偉大な人物の自伝では，仕事の業績と成功について語ると同時に，身体的苦悩について詳細な記述がなされている[34,35]。創作活動さえもが新しい流行に引きずられた。「ビクトリア朝時代に創作された物語において，病いに苦しむ主人公，あるいは病室での生活についての記述がない作品はほとんどない」[36]と言うほどである。このように，ビクトリア朝文化においては，一般に病いについての語り(ナラティブ)が重要な役割を果たした。急性，慢性を問わず，病いに苦しむ病者自身による闘病記にいたっては，その後も発展し，20世紀にはひとつのジャンルをつくるに到ったのである[37]。

結　語

17世紀であれ，20世紀であれ，医師と患者の対話は，常に臨床における出会いの中心にあった。それでもなお，健康と病気の構図の中で医師と患者それぞれが重要とみなすものの間には緊張が残っている。現代の医師−患者関係の複雑さは時を越えて起こった医学知識と実践の多層的な変化を映し出している。こういった発展に埋もれる形で医師と病人との相対的な社会的・経済的関係が変化してきた。

近代医学において語り(ナラティブ)の重要性が低下してきたことは18世紀の貧民向けの病院までさかのぼることができる。疾患を物理化学的な障害と捉える新しい疾病観

は，病に苦しむ人の物語を顧みることなく疾患を同定し，治療することを可能にした。対照的に，20世紀後半の，再び語り(ナラティブ)に目を向けようとする動きは，専門職の力が落ちてきたことと，患者が家族や幼児期の体験によって強力に色付けされている複雑な個人であり，要求と権利を有する消費者であると捉えなおすことに結び付けられる。患者の語り(ナラティブ)は減少したかもしれないが，決して失墜したわけではない。

ナラティブ・ベイスト・メディスンには，歴史（ヒストリー）があり，本書の他の章で示される通り，将来もあるのだ。

謝辞： Dr. Brian Hurwitzに感謝したい。彼はこの章を作り上げるのにどのように展開したら良いか示してくれ，また，いくつかの有用な歴史的資料を教えてくれた。

《文献と注》

1 Louis P. *Essay on clinical instruction.* London: S. Higley, 1832.
2 Cited in: Shorter E. *Primary care.* In: Porter R ed. *The Cambridge Illustrated History of Medicine.* Cambridge: Cambridge University Press, 1996, p. 145.
3 Porter D and Porter R. *Patients' progress: doctors and doctoring in eighteenth-century England.* Cambridge: Polity Press, 1989.
4 Wear A. *History of the doctor-patient relationship.* Euro America, Ishikayu, 1995.
5 Reiser SJ. *Medicine and the reign of technology.* Cambridge: Cambridge University Press, 1978.
6 Reiser SJ. The decline of the clinical dialogue. *J Med Philos.* 1978; 3: 305-13.
7 Reiser SJ. The science of diagnostic technologies. In: Bynum WF, Porter R eds. *The companion encyclopaedia to the history of medicine,* Volume 2. London: Routledge, 1993, pp. 826-51.
8 Nicholson M. The art of diagnosis. In: Bynum WF, Porter R eds. *The companion encyclopaedia to the history of medicine,* Volume 2. London: Routledge, 1993, pp. 801-25.
9 Nicholson M. The art of diagnosis: medicine and the five senses. In: Porter D, Porter R eds. *Patient's progress: doctors and doctoring in eighteenth-cenrury England.* Cambridge: Polity Press, 1989, pp. 72-8.
10 Jewson ND. Medical knowledge and the patronage system in eighteenth-century England. *Sociology* 1974; 8: 369-85.
11 Jewson ND. The disappearance of the sick man from medical cosmology. *Sociology* 1976; 10: 225-44.
12 Waddington I. The role of the hospital in the development of modern medicine: a sociological analysis. *Sociology* 1973; 7: 211-24. 地方の研究としては次の文献も参照のこと Fissell M. *Patients, power and the poor in eighteenth century Bristol.* Cambridge: Cambridge University Press, 1991, especially Chapter 8.
13 Reiser SJ. *Medicine and the reign of technology.* Cambridge: Cambridge University Press, 1978, pp. 118-19.
14 Trohler U. To improve the evidence of medicine: arithmetic observation in clinical medicine in the eighteenth and early nineteenth centuries. In: *History and Philosophy of the Life Sciences,* 1998; 10(Suppl.): 31-40.
15 Foucault M. *Birth of the clinic.* London: Allen Lane, 1973, p. 59.
16 Loudon I. The Concept of the Family Doctor. *Bull History Med.* 1984; LVIII: 347-62.
17 Loudon I. *Medical care and the general practitioner.* Oxford: Clarendon Press, 1986, pp. 275-9.
18 Shorter E. *Doctors and their patients, a social history.* New Brunswick: Transaction, 1991.
19 Digby A. *Making a medical living: doctors and their patients in the English market for medicine, 1720-1911.* Cambridge: Cambridge University Press, 1994.
20 Fissell M. The Decline of the Patient's Narrative. In: French R, Wear A eds. *British Medicine in an Age of*

Reform. London: Routledge, 1991, pp. 92-109.
21 Taylor K. Destiny. In: Burnett J ed. *Destiny obscure: autobiographies of childhood, education and family from the 1820s to the 1920s.* London: Penguin, 1982, p. 293.
22 Rutherford J. *Clinical lectures 1752.* MS. London: Wellcome Institute for the History of Medicine, 1752. 3. Cited in: Lawrence C. The meaning of histories. *Bull History Med,* 1992; **66**: 638-45.
23 Ehrenreich B, English D. *For her own good: 150 years of experts' advice to women.* London: Pluto Press, 1979.
24 Barrow L. Democratic epistemology: mid-ninteenth-century plebeian medicine. *Soc Soc History Med Bull* 1981; **29**: 25-9.
25 Lock M. The return of the patient as person In: Wear A. ed. *History of the doctor-patient relationship.* Euro America, Ishikayu, 1995, pp. 99-130.
26 Gibson R. *The family doctor, his life and history.* London: Allen and Unwin, 1981, p.9.
27 Jackson S. The listening healer in the history of psychological healing. *Am J Psychiat* 1992; **149**: 1623-32.
28 Foucault M. *Discipline and punish: the birth of the prison.* London: Allen Lane, 1977, pp. 184-92.
29 Aaronovitch B. *Give it time: an experience of hospital 1928-32.* London: Deutsch, 1974, pp. 1168-9.
30 Rousseau GS. *Enlightenment borders, pre and post-modern discourses, medical, scientific.* Manchester: Manchester University Press, 1991, p. 10.
31 Gagnier M. *Subjectivities: a history of self representation in Britain, 1832-1920.* Oxford: Clarendon Press, 1991.
32 Vincent D. *Bread, knowledge and freedom: a study of nineteenth-century working-class autobiography.* London: Methuen, 1981.
33 Barnes D. *The making of a social disease: tuberculosis in nineteenth-century France.* Berkeley: University of California Press, 1995.
34 Darwin F ed. *The autobiography of Charles Darwin and selected letters.* New York: Dover, 1958, p. 40.
35 Martineau H. *Autobiography,* Volume 1. London: Virago, 1983, p. 10.
36 Bailin M. *The Sickroom in Victorian Fiction, the Art of Being Ill.* Cambridge: Cambridge University Press, 1994, p. 5.
37 McLellan FM. Literature and medicine: narratives of physical illness. *Lancet* 1997; **349**: 1618-20.

第16章
看護，物語り(ナラティブ)と道徳的想像力(モラル・イマジネーション)

P・アン・スコット*

はじめに

　現在，看護と医学において，医療従事者の人間性や道徳的対応，役割遂行，医師の行動と患者に対する振る舞いに強い関心が寄せられている[1-3]。道徳的対応とは，倫理に関係することについて私達がいつ，そして，どのように取り組むかといったことである。例えば，臨床治験に患者が参加する際に，いつ，そしてどのようにして参加するよう依頼されるかなどの対応である。役割遂行とは，医療従事者がそれぞれの仕事の中で果たす役割の質を意味する。これらの質は，業務自体に内在するものとしてまとめることはできず，医療従事者自身の人格的要素によるものである。

　道徳的な想像力を積極的に使うことは，医療従事者の役割遂行や道徳的対応の点からも重要である。道徳的想像力が何であるかを正確に述べることは難しいが，本章の目的からすると，道徳的想像力とは医療従事者がどのような道徳的決定を下すべきかを考えている最中に働く想像力であると私は考えている。つまり，「情動的反応」を用いて知覚図式との調整を図り，道徳を行うものが状況の多面的な理解を構築できるようにする能力のことである。この能力に影響する基本的要素は3つある。それは理性，情動的反応，ヒューム Hume のいう創造的空想力に似たある種の力である[4]。

　少なくとも感受性のある看護婦や医師が非言語的な手がかりに気づくことがで

---

*P Anne Scott：スターリング大学看護学部の看護と倫理講座の上級講師。彼女の研究の興味はヘルス・ケア倫理と医療人間学の領域にあり，特に徳の理論や道徳観念の役割の領域にある。

きるのは，道徳的想像力の働きによると私は考える。例えば，悪い知らせを単に感情を混じえずに患者へ伝えるよりむしろ，その患者が悪い知らせにも対処できることが十分によく分かってから話を伝えるという対応も道徳的想像力によって可能になる。患者の自律性を尊重することは重要である。しかしまた，病気によってもたらされる脆弱性も考えると，個々の患者の物語り(ナラティブ)の文脈において個々の患者の特別な状況を考慮することも重要である。こういった配慮が道徳的想像力が働く作用[1,2]によるのであるとすれば，その育成は教育によってどのように支援されるのだろうか。

マードックMurdochは次のように考えている。適切かつ私心なく注意を払うことによって人は何がなされなければならないか分かってくる[5]。これはベイユWeil（訳注：シモーヌ・ベイユ。フランスの思想家）のいう公正で愛情あるまなざしを人や物へ向けるということである。彼女が指摘するように，「人は自分が見える世界の中でしか選択できない。ここで見えるとは道徳的な意味で見えるということだが，というのも，明確な視覚は道徳的想像や道徳的努力の結果として得られるものだからである」[6]。さらに次のように続けている。「美徳が問題となる場合にはしばしば，私達は明確な理解以上にその意味を把握することになり，私達は見ることによって成長するのである」[6]

看護学生や医学生は，膨大な情報の塊を抽出するよう積極的に訓練されるが，その際，身体的愁訴に焦点をあてるよう促される。このような臨床トレーニングの結果，学生はおそらく無意識のうちに何を無視してもよいか体得するようになる。病気の心理社会的側面に気づくようになると，患者が入院したり，患者としての生活様式に適合させられたからといって，明らかな効果が示されるとは限らないことが分かるようになる。医療者から無視されたり，個性を剥奪されることが患者の人間性を喪失させる影響を及ぼすということは，患者との関わりが比較的短い医療者にとっては簡単には分からないであろう。しかし，そのような人間味のない関わりは患者（とか，その問題に関わったスタッフ）を傷つけるかもしれず，そのため道徳的評価の必要性をもたらすのである。医療従事者は，自分達には分からず，意識的には気づき得ない影響をもたらすような，患者（あるいは他の専門的職種）との交流に対しても道徳的な責任を持たなければならないのだろうか。

この質問の答えはおそらく「状況次第」という意味合いを含んでいるに違いない。すなわちそれは医療従事者が患者へ与える影響や，特定の診断，治療が患者に与える影響を，医療従事者自身が予測することが当然とみなされるかどうかし

だいである。通常の社会的関わりにおいて，もし，ある行動や態度がある人に反対されたり，逆に要望されたり，あるいは害を引き起こすなら，それらは医療状況においても，同様の影響を与えると考えることに異論はないだろう。例えば，大衆食堂や店の真ん中で他人の口にガラス管を入れることは暴行であると言われよう。それが診察室ということであれば，おそらく医師は体温を測ろうとしてそうしたのであると分かる。しかし，病棟において（いやそれどころか一室の中でも）衆目の前で裸になることは，デパートで客が服を脱ぐよう要求されても受け入れられないのと同様，受け入れ難いものなのである。

医療従事者の中には，（隠喩的意味で）患者を病棟で裸にすることに匹敵する出来事を，体温を測ることと変わらないことと見なしているものもいるように思われる。例えば，患者が聴いてほしいのに医療従事者が耳を傾けられないこととか，関連する情報を上手に患者に提供できないなどがこれに当てはまる。また，患者の権利や尊厳への配慮不足，あるいは患者をひとりの人間として扱わないことなども，同様である。

このようなひどい態度をとることは特定の医療従事者の役割遂行に関した質的問題によるもので，それは患者への同情や共感の欠如によって起る。看護婦（と他の医療従事者）には，患者に対して同情と共感の感情を持ち，同情的，共感的な態度をとることができ，さらにそれを促進するために必要な想像的な感受性を持つことが当然期待されている。いやしくもケアの専門家を自認する者にとって，これらは欠くべからざる必須の資質である。そして，患者を（実際，人間として）傷つけることになった時，医療従事者は自らのこれらの資質の欠如に対して責任をとらねばならないのである。

想像，何がそれに関連するか？

年をとった女性がベッド上で便器を使おうとしている最中に，教育回診を行うような医療従事者の配慮のなさは，想像力が不足しているというような単なる感受性の問題だけではない[7]。もちろんこのような場合，医療者に欠けているのは想像力における細やかな気づかいであるという意見に異論はなかろう。想像に関する考え方で初期のものはヒューム[8]やカント Kant[9]によって，また，最近のものはメアリー・ワーノック Mary Warnock によって詳しく論じられており，その働きを「感覚的なデータと知的思考の間にある溝に橋を架けること」として述べている[10]。

「細かな気づかい」とは，想像力の次のような側面を意味する。それは医療従事者が患者の中に人間性を感じとることができるということである。それは，ある特定の患者が変わることなくそこに実在しているということを信ずるというだけでなく，ここに「私と同じ一人の人間」が実在していることを医療従事者に理解させるようなものである。ヘンリー・ジェームズ Henry James の言葉の中に，このような視点は人に「細やかな気づかいと十分な責任」を持たせるとある[11]。

道徳の麻痺

しかし，医療従事者は忙しいあまり，自らの仕事が「細やかな気づきと十分な責任」を持てるようにと気を配るひまがないのではないか。この種の質問には批判がつきものである。例えば，想像したり，患者の気持ちになろうと想像的に同一化し過ぎると，道徳的あるいは職業的な麻痺を引き起こすかもしれないなどと（12章を参照）。

しかし，もし，医療従事者が患者に大きな影響を与える決定に対して最終責任をもとうとするならば，単なる医学的観点からだけではなく，それぞれの患者の持つ物語り的な文脈を尊重すること自体が，医療者の判断材料になるということをしっかり理解することが重要である。自分が患者に対してある種の治療を決定するのであると認識するならば，医療従事者にはこの特定の患者の個人的世界を十分に把握すべき義務がある。このような取り組みは，道徳的想像力の働きを通じてのみ実現するのである。

道徳的想像力は教育されていない感情レベルでのもがきではない。それは医療従事者の中で養成され発展していく能力が働くことである。その能力とは，アリストテレス的な用語の意味[12]でいう知的美徳と同類のものではないかと思う。さらに詳しく言えば，アリストテレスのフロネーシス（実践の根拠）（訳注：phronesis. 思慮分別のある生活を送るための道徳的な知恵）の徳と直接関連する能力を育成することである。道徳的想像力を働かせることは，道徳心の育て方と医療従事者としての役割の果たし方，共感に対する個人的資質などの問題の中心にある。したがって，この道徳的想像力を働かせることは一般の人々が受ける福祉の質に間接的に関連してくるのである[1,2]。

「患者であるところの人」の世界にある程度想像しながら入っていかなければ，多くを理解することは不可能であり，理解なくしては共感することもできない。例えば，乳癌が36歳の女性に与える意味や衝撃は，その患者が5人の子どもと

アルコール依存症の夫を持つことを医療従事者が知らなかったり，考慮に入れなければ，知られる由もない。患者の社会歴をもう少し詳しく知ることが役立つ時もあるが，そのこと自体が必要不可欠なわけではない。患者を治療する過程で，このような情報が直接に関係しないのは，おそらく，心肺蘇生のように生死を争う状況だけだと思われる。この時医師が本当に知りたい情報は，「心臓は動いているか？」や「患者は息をしているか？」などであろう。しかし，この状況でさえ患者が治療に反応せず期待どおりにならなければ，医療従事者は患者のことを想像して，扱っている患者がどんな人間なのかを認識し始める必要があるため，十分な物語り(ナラティブ)が提供されなければならないのである。そこで，当初は明らかに関連の薄かった社会歴が治療選択に影響を与える判断材料として取り込まれるのである[13]。以上のような理由から，道徳的想像力を育成することは看護や医学教育においても重要な課題なのである。

コンプライアンス不良

患者にとって信頼関係が築けそうにないと思える医療従事者や，あるいは同情や共感，思いやりを表せないような医療従事者とは，そもそも患者は（やけでも起こさない限り）十分な意思の疎通を図ろうとしないものである。このように意思の疎通ができなければ，不適切な治療選択やコンプライアンス不良という結果を引き起こし害になる可能性がある。これらの事柄だけでも看護婦や医師に対して，患者へ適切な人間的医療を提供する能力を育てる必要性があるとする十分な理由に思える。しかし，他にも関連した考慮すべき点がある。

仮に医療従事者が患者との間で病気が彼らの人生や世界の中でどのような意味を持つかといった認識の基盤作りがいくらやってもできないならば，損害を被るのは患者だけではない。マードックは，私達は「見ることによって成長する」と言っている[6]。もし，人が見ようとしなければ，見ることによって学ぶことはできない。見ようとしなければ，よくて鈍感，さらに悪いことに，経験を重ねても臨床家の腕は落ちるばかりである。見たり理解したりできないということは，現実に気づかないということである。その結果，現実はその人の世界に入っていくことができないということになる。そのような人は自己防衛的な壁の後ろで鈍感になり，あるいはまた，その壁を強くしようとエネルギーを注ぐのである。その結果，その人本来の人間的な感受性がますます小さくなるのである。マードック[6]やグリフィン Griffin[14] はそのような鈍感さや感受性の縮小は自己保存的な利己

主義の結果であると述べている。ここでの重要な質問は「見ることを妨げているのは，単に利己的なためなのか，それとも，たまに目にすると痛みを伴うためなのか？」ということである。

確かに医療従事者が事態を凝視することには強い痛みを伴うことがあるため，見たくないとか，分かりたくないといった願望に圧倒されてしまうことがある。過酷な状況を見る，見つめる，一緒に甘んじる，そこから学んで成長する能力こそが，何にもまして必要であるという理由は，医療従事者がほとんど毎日，偽りなく純粋な形でこの現実に直面するからである。もしそのような能力が育たなかったら，医療従事者の個性はなくなり，日々の仕事によって磨耗し燃え尽きることは避けられない筋書なのである。

医療従事者に降りかかるこの種の不幸な筋書きに抵抗する力をもつことは，医療従事者が道徳的想像力を発達させるべきであるとする意見を支持するもう一つの理由となるのである。もし，ある苦しい状況におかれている患者に医療提供者が想像を通じて同一化することができれば，その医療従事者の注意は自分自身や自分に必要なものに向けられるよりも（意識的あるいは無意識的に関わらず），患者へ向けられことになるであろう。このため，医療従事者の実務は医療従事者中心よりも患者中心（患者に向けられた，あるいは，患者に焦点を当てた）となる。そして，このことが医療従事者の感性を豊かにし広げるのである。

このように想像する能力とは医療従事者が身に付けるべき役割遂行の質や道徳的規範において非常に重要な役割を演ずるのである。また，この想像する能力は二つの面で中心的役割を演ずるであろう。一つは患者と意思疎通をするために必要な能力として，もう一つは医療従事者が目指す一つの人間のタイプとしてである。臨床現場での看護に関する概念の有用な分析の中で，グリフィンはいくつかの重要な指摘を行っている。

> 看護ができるためには，看護婦（士）はまずどのようにあらねばならないだろうか？　もし，彼女あるいは彼がひとりの人間の重要な経験に積極的に関与しようとするなら，彼らはこの状況の成り行きを理解しようとし，理解できることが必要である。そして，看護婦は「自らの経験を生かす心」（誰しも自分に起こったことを十分理解しているわけではないので）を持って，痛みを伴う感情的な質問も受容するといったことが必要である。このような理解に至る一つの道のりは反省によってなされるのである。……その価値の本質的な部分は，自分本位の関心や強迫といったものを払いのけることができる個人の成熟と関連している。これには，自己中心から開放されて，他人が必要としているものに対する気づくことが要求される。これを達成することが道徳教育の大きな目標の一つである。というのも看護婦やその他の多くの人々もこれまで十分にそのような教育を受けていないからである。

グリフィンは，看護婦の多くが，患者の必要としていることを正確に感受し理解するための道徳教育やそれに関連した教育を受けていないと指摘している。この指摘は看護婦（やその他の医療従事者）に道徳を教えようとしている人々が考慮すべき十分な材料を提供する。教育者が医療従事者に倫理を教えるねらいは何であろうか？　私達の目標は何であるべきか？　なぜ，道徳を教えることは良いことで，カリキュラムの中に必要なのか？　私が申し出たい一つの答えは，倫理とは学生がより良い医療従事者になることを助けるというものである。より良いという意味はより人間味にあふれ，より思いやりがあり，患者となる人に対してより良くケアできるということである。

道徳的想像力は強化したり育成したりできるのだろうか。ナスバウム Nussbaum はできると考えている。

> もし，あなたが具体的な人生を実際に鮮明に体験するなら，つまり，その人生がどんなものか想像し，同時にその具体的な人生にありとあらゆる情緒的反応を示すことを自分に許すなら，(つまり，良い道徳から始めるならば) その人に何か害を為すことは不可能になるだろう。鮮明に体験することで優しさが生まれ，想像力から共感が生まれる。

ここでナスバウムが展開した「良い道徳から始める」という考え方は，アリストテレスの徳[12]の概念に立ち戻る。そして，道徳的想像力を教えようとすることは，医療従事者となる人の適性を考慮する必要性に次いで大切であると示唆される。これはアリット Allitt の質問表[16]によって提唱された考えであるが，もし想像力の容量が，医療従事者の発達する特性の一要素とみなされなければ，道徳的想像力を刺激し，発展させ，教育しようとする試みは「石のように硬い地面に倒れる」ことになることがわかったのである。

「道徳的想像力を触発し育成することはできるか？」という質問の答えは「できる」であると声高に主張し，支持者を増やしている一派がある。彼らの考えによると，おそらく道徳的想像力は人文科学を使用することで育つ。特にまじめに文学，中でも小説を読むことによって道徳的想像力が触発され育まれるという。この理論に関してはナスバウムが説得力ある現代の支持者であろう。また，この立場は文芸評論の分野からもさらに支持されている。例えば，プライス Price は「他人の人生の中へ想像しながら入って行く能力とは，後戻りできない成長の過程である。そうして手放すことのできない知識を，従わざるを得ない知識を得る」と信じている。さらに彼は続けて，

> 私達がどんな意味であれ読もうとするならば，すなわち登場人物の道徳的想像の中へと自らを没入させて感じ取ろうとするならば，その時には私達が「読本」とみなすものが必要となる。私達は読み進んだり戻ったり，あるいは登場人物になりきったり，外から眺めたりするかもしれない。……しかし，その登場人物が生きている道徳的現実に少しでも入り込まなければ，小説が提示する体験を理解し始めることはできないのである[17]。

　文学が人々の行動に影響を与えうるという考えは新しいものではない。プラトンは『国家』の中で詩人や芸術家の活動を禁止した。それは，彼らの仕事が一般の人たちに損害を与える可能性があるからである[18]。検閲規定はこれと同じような根拠に基づいている。もし，文学や芸術のある形が人々に悪い影響を与えるならば，反対に，それらの別の形が人々によい影響を与えると考えることもまったく理にかなうことなのである。このことは最近でも，医学における人文主義文学の提案者であるトラウトマン Trautmann[19] やブロディ[20]，ダウニー Downie[21] などによって盛んに言われている。
　アリストテレスの伝統に従うナスバウムは，道徳と同じように感性や情緒の重要性についても十分理解することが，いろいろな分野の専門職としての基礎を発展し育成するために大切であると述べている。そして，そのより効果的な方法の一つとして小説の利用を挙げている[15]。この本の他の著者，特に14章のハリエット・スキアーは意識的にある種の小説を読むことが，道徳への感受性や想像を育てるのに役立つと指摘している。そうすることで読者は，自分の直接経験したことを超えて，特定の状況の重要性を理解することができ，さらに，物語の中で読者と登場人物を結びつける共通の人間性の絆を知覚できるようになるからである。そして，このような方法を一段進めて，医療現場で出会う患者に対しても医療従事者の共感的態度を育てることに進むのは，それほど難しいことではない。
　もちろん，この考えは，2つのさらなる問題を引き起こす。第1に，もし，文学が道徳的想像力を刺激するなら，それが医療従事者の特性や患者ケアにおいて悪影響よりも良い影響を与えるとどのようにして確認することができるのであろうか。そして，第2にナスバウムのような学者が勧める文学は，一般的な医学生や看護学生にはただちに理解し難いかもしれない。とするなら，彼らがどんな文学を使うかについて，どのように決めたら良いだろうか（13章，14章，21章と付録を参照）。
　はじめの問題点に答えることは簡単なことではないが，あえて言えば「ケア」や「治療」の中心となる概念に基づいた臨床現場のある種の理想を受け入れるこ

とに基づくべきである。その答えはまた，医療従事者の理想的な性格傾向を規定することに直接関わってくる。2番目の問題に答えるために，ナスバウムは道徳教育としての小説に焦点を当てている。医療倫理学の多くの教育者もまた，現代の短編や戯曲，詩（コールス Coles[22]，トラウトマン[19]，ダウニー[21]）などを使ってきた。私は，そのような書物や視聴覚教材を取り入れたり，あるいは書物と視聴覚などのメディアを混ぜて使用することには利点があると思っている。小説や映画は歴史的な見方や，状況，登場人物に関する長い記述などの点において利点がある。それらはまた，学生に対して病歴聴取の技術向上の良い教材となる。しかし，膨大な履修科目がある現実を考えると，学生への期待はほどほどにしなければならないだろう。詩や短編であれば問題となっている事柄に鋭く，そして効果的に心をあてることができる。

　マードックは芸術の中でも特定の作品に焦点を当てることを推薦している。医学や看護学教育においてこのような取り組みは，ますます考慮されるようになってきている[21]。このことは，芸術にさほど抵抗がない人には非常に有用である。また，文学はこの分野で2つの利点を持っている。1つは，学生の多くが，その後はともかく中学生までは文学に接しているからである。だからこそ，この分野から文学を削除しようとすることはできないのである。もう1つは，さらに，文学は言葉の一次的，あるいは二次的概念といったものをもたらし，学生の言語や思考様式を豊かにするのである。医療現場について考えたり，書いたり，政策を作っていく分野において言葉の概念は広がっており，そのような状況の中で文学を教育に使用することは重要でないなどとは到底思えないのである。言葉というものは考え方に影響を与え[5,23,24]，そして，言語的思考が想像を働かせることの限界に明らかに影響を及ぼすのである。

結　語

　道徳的想像力は医療従事者の役割遂行の質や，身に付ける道徳的対応，そして，患者とコミュニケーションをとる能力にとって重要である。患者が医療従事者から受けるケアの質とは，臨床上の手技や専門的技術だけではなく，傾聴したりコミュニケーションをとったりする能力と医療従事者としての役割遂行や道徳的対応の性質にも関係する。それゆえに道徳的想像力を働かせるということは，患者が医療従事者から受ける一つの重要なケアの形なのである。

　道徳的想像力が人文科学，特に文学を通して刺激され，育成されることは多く

の理論家によって次々と示されている。もし，これが事実であるならば，すでに過密なカリキュラムであることは承知しているが，医学生や看護学生が文学を学ぶための場をもうけるべきである。もちろんこれは新しい考えではないが，道徳的想像力の働きを患者ケアの他の側面に結び付けようとする試みは，ますます必要とされる重要な要素であると私は考えている。

この章は，Scott PA. Imagination. *Journal of Medical Ethics* 1997; 23: 45-50. に加筆したものである。

《文献と注》

1 Scott PA. *Virtue, imaginative identification and the health care practitioner*. Unpublished PhD thesis, University of Glasgow, 1993.
2 Scott PA. Care, attention and imaginative identification in nursing practice. *J Adv Nurs* 1995; 21: 1196-200.
3 Downie RS. *Government action and morality*. London: MacMillan, 1964.
4 Hume D. *A treatise on human nature,* 2nd edition. (Text revised by P. Nidditch.) Oxford: Clarendon Press, 1978.
5 Murdoch I. *Sovereignty of good*. London: Routledge and Kegan Paul, 1970.
6 Murdoch I. *Sovereignty of good*. London: Routledge and Kegan Paul, 1970, pp. 31-7.
7 Caplan AL. Can applied ethics be effective in health care practice and should it strive to be? *Ethics* 1983; 93: 311-9.
8 Hume D. *An enquiry concerning the human understanding and an enquiry concerning the principles of morals*. Oxford: Clarendon Press, 1902.
9 Kant E. *A critique of judgment*. New York: Hefner, 1951.
10 Warnock M. *Imagination*. London: Faber and Faber, 1976.
11 James H. *The art of the novel*. New York: Charles Scribner and Sons, 1907.
12 Aristotle. *The nicomachean ethics*. Translated by Sir David Ross, revised by JL Ackrill and JO Urmson. Oxford: Oxford University Press, World Classics Series, 1980.
13 Kleinman A. *The illness narratives: suffering, healing and the human condition*. New York: Basic Books, 1988.
14 Griffin AP. A philosophical analysis of caring in nursing. *J Adv Nurs* 1983; 8: 289-95.
15 Nussbaum MC. *Love's knowledge*. Oxford: Oxford University Press, 1990.
16 Clothier C (chairman). *The Allitt inquiry: independent inquiry relating to deaths and injuries on the children's ward at Grantham and Kesteven General Hospital during the period February to April 1991*. London: HMSO, 1994.
17 Price M. *Forms of life: character and moral imagination in the novel*. New Haven, CT: Yale University Press, 1983.
18 Plato. *The Republic*. Translated by Lee D. Harmondsworth: Penguin, 1974.
19 Trautmann J. *Healing arts and dialogue — medicine and literature*. Illinois: Southern Illinois University Press, 1981.
20 Brody H. *Stories of sickness*. New Haven, CT: Yale University Press, 1987.
21 Downie RS ed. *The healing arts: an Oxford illustrated anthology*. Oxford: Oxford University Press, 1994.
22 Coles R. *The call of stories: teaching and the moral imagination*. Boston: Peter Davidson, Houghton Miffin, 1989.
23 Vygotsky L. *Thought and language*. Revised and edited by Alex Kozulin Massachusetts: MIT Press, 1986.
24 Diamond C. Losing your concepts. *Ethics* 1988; 98: 255-77.

死者の記録
―般診療における瞑想と調査

ブライアン・ハーウィッツ

　私はロンドン中心部の一般診療医（general practitioner; GP）として勤務しているが，その診療の中で，私の現在の患者と，彼らの亡き友人や親戚で過去に私の患者だった人々との間に，ある種の繋がりが生まれることにしばしば遭遇する。このようなケアの連続性とも言うべき側面については，実はほとんど知られていない。死を越えてケアを連続させる事が可能なのだろうか？　死亡した患者たちは，一般診療（general practice）にどんな足跡を残すのか？　私達はどのようにして彼らを覚えているのか？　彼らはどのようなネットワークを後に残すのか？

　1985年に診療を始めてから，私達はずっと死亡登録を付け続けてきた。目的は死亡調査を維持することであったが，それが主に使われたのは，クリスマスにその1年間で亡くなった人の遺族に便りを書くときであった。保健機関の許可を得て，私達は診療リストに載っている間に亡くなった，すべての患者の診療録を保存している。このように死者についての記録が増えていくと，その記録は，過去の患者や彼らとの関係，その家族，および残された人々についての少し変わった思い出となる。

　私はこの記録を見ると，ゴーゴリー Gogol の小説『死せる魂』を思い出す。その小説では，19世紀ロシアの実業家チチコフが，地主から死んだ農奴の名前を買い占める。その土地に住む人が多くなればなるほど，それを担保にした貸付金も多くなるからである。死者の名前が役所の公式記録で生きている限り，その死せる魂を購入することで土地の価値が上がるのである。チチコフは土地から土地へと渡り歩いて名前を買うが，ある地主たちにとって，売りに出した名前にはそれ以上の意味は何もなかった。その土地で一生ずっと働き，生きた人々ではあっても，彼らは地主の記憶からは全く消え去っていたのである。一方，ある地主

たちにとっては，名前をちょっと言うだけで，その人に纏わる話が思い起こされ，笑いが沸き起こる．農民個々人やその家族，村や田園風景，そこでの働き者や怠け者，彼らの細々とした欠点等々，彼らが働いていた当時の様々な記憶が生き生きと蘇えってくるのである．

20世紀のGPたちは，一定の地域（診療区域）に住む人々のリストを受け継いでいる．登録リストは19世紀の親善団体やクラブの診療業務から引き継がれてきたもので，NHSの報酬システムによって保持されている．GPは亡くなった患者の親戚や友人の医療相談役となることも多いので，その診療は死者との接触の重要な場となる．それゆえ，ある意味ではこれらの亡くなった患者は登録リストを残して消え去ったわけだが，別の意味では，恐らく，彼らは去ることもできないのである．

私は死亡登録を用いて，リスト登録患者中過去9年間に亡くなった人について，診療所の担当者がどれくらい思い出せるかを調べてみた．主たる担当者3人が各患者について8つの質問（Box参照）に，はい／いいえで答えた．

9年間診療にあたってきた私ともう一人のGPは，359人の患者の諸事項（名前，住所，性別，死亡時の年齢）を見てこの質問に答えた．また，4年間診療を行っているGPは，そのうちの169人の患者（彼女が診療業務を行った4年間に亡くなった人々）について同様に行った．私達は3人とも，名前については患者の65～69％を思い出すことができたが，顔を思い出せたのはそのうちの半分しかなかった．性格や生活史，病歴については3分の1で思い出された．私達は各々，31～43％の患者について，そのケアに関わったことを覚えていた．そしてケースの16～24％で，死んだ人の親戚や友人のケアへの関わりを思い出すことができた．死者の知識や記憶についての活用を想起できたのは20％ないしそ

Box　質問内容

1. あなたはこの名前を思い出すことができますか？
2. あなたはこの患者の顔を覚えていますか？
3. あなたはこの患者の性格や特徴を覚えていますか？
4. あなたはこの患者の生活史で，何らかのことを覚えていますか？
5. あなたはこの患者の病歴で，何らかのことを覚えていますか？
6. あなたはこの患者のケアに関わっていましたか？
7. あなたはこの患者の友達や親戚のケアに関わったことがありますか？
8. あなたはこの患者についての知識や記憶を，患者の死後に活用した覚えがありますか？

　質問1～6は特定の患者についての医師の記憶に関したものであり，質問7～8はその家族や社会関係および，死者についての知識の活用に関連している．

れ以下に過ぎなかった。

　私達3人の記憶を合わせてみると，全患者の84％の名前を思い出したが，その名前に顔を重ね，何らかの性格や特徴を思い出せたのは53％にすぎず，なんとか生活史の一部を思い出したのは45％であった。58％の患者については，病歴がある程度思い出され，また28％のケースについて，その患者にまつわる知識を死後に活用したことを覚えていた。

　患者についての8つの質問すべてに対して答えが「はい」であった場合には，ケアの連続性が完全に生じていると言える。私達の患者の20％がこのカテゴリーに入った。しかしながら，もし質問2～6に対する答えが「いいえ」であった場合，患者は同定できる個人としては，完全に痕跡がなくなったわけではないとしても，事実上消えてしまったのである。亡くなった患者についての私達の記憶の痕跡は，42％でおおむね残っている（質問1～6に「はい」と答えた）。しかし，亡くなった患者の35％は，私達の記憶から消えてしまっていた。つまり私達は，わずかのケースで名前だけ思い出せた以外は，彼らのことを何もかも忘れていたのである。

　この結果から，私達の登録リストの人々と長期にわたって繰り返し接触することで作られる記憶について，その射程範囲がおおよそ分かる。この結果については，なんら外的基準に照らした証明はなされなかったが，個人間の誤差は相殺されて問題にならないように思える。また，この亡くなった患者への作業によって，私達は診療に当たっている3人のGP間のさまざまな差異に敏感になった。例えば，1人のGPは他の2人に比べ，生活史を思い出せるケースの割合が少なかった。それは多分，そのGPが患者の物語り（ナラティブ）に対して他と違った関係を持っていたか，物語り（ナラティブ）を心に留めるのに違った傾向があることを示唆している。わずか4年前から診療に加わってきた医師は，彼女が診療の場に着く以前に亡くなっていた100人の患者の名前に，見覚えがあることがわかった。これは恐らく，診療の場における医師－患者関係の波及効果の一例であろう。この医師が誤認したのはわずか1人で，彼女の知らなかったある患者を別の人と混同しただけであった。もし，彼女の誤りの確率が3人の医師に当てはまるものなら，人物同定の偽陽性率は1％以下になりそうである。

　過去20年余りにわたる死別と悲哀の研究によって，個人や家族が近しい家族の死にどのような反応をするのかについて，理解が大いに深まってきた。一般診療における死についての優れた研究も行われてきており，とりわけバリント Balint M らの研究のおかげで，私達は診療での一人一人の死に対して私達自身

の情緒的な反応に注意を向けることができるようになった。しかしながら、多くの患者が亡くなることで、GPが長期的にはどんな影響を受けるかについては、誰も研究してこなかったようであるし、以前の患者についてのGPの記憶がその後の診療で果たす役割についても、ほとんど注意が払われてこなかった。

　この作業で用いられた、GPの認知に関わる質問票は標準的なものではなく、定義がやや不明瞭な質問で構成されていた。にもかかわらず、この作業は過去の物語り(ナラティブ)と現在の物語り(ナラティブ)の間にある断片を繋ぎ合わせながら、その連続性を顕わにしたのである。そしてこの作業によって、私達はかつての患者の記憶を解き放ち、自らの内にある過去の患者の心象と接触し、それを生き生きと蘇らすことができた。『死せる魂』の地主と同様私達も、かつてよく知っていてケアをした人々について笑ったり、追憶にふけったりしているのに気づいた。そしてこの作業過程で、私達は、断片的ではあるにせよ、死んだ患者についての経験や認識をどの程度持っているのか、よく理解できるようになった。

　患者の中でもある人々の死は、私達にとって、他の死より痛ましく、個人的に悲しいものであった。一方、我々全員の記憶から事実上消えてしまった患者がいることで、私達は後ろめたい気持ちになった。老人施設に移り住んでから亡くなった患者のことは忘れやすい傾向が見られ、そのことが罪の意識を引き起こした。しかし、全体として、この作業によって、私達は記憶の綴れ織る世界に近づくことができた。その綴れ織りを作り上げるのは、感動、苦衷、冗談、個人的感銘、足跡、贈り物、言葉、心象、痛み、成功、自責感、失敗などであった。そして、これら全てが一般診療で繰り広げられる物語り(ナラティブ)の構成要素なのである。

　ジョン・バーガー John Berger の言い方を借りれば、GPは「死の知人」として、地域と「累々たる死」との生ける仲介人の地位を占めている。私達の記憶力の範囲と限界とを認識することは、この診療分野における私達の思考と感情とのバランスを取るのに役立つであろう。

　謝辞：まず、私のパートナーである、Berry Beaumont と Imogen Bloor (2 Mitchson Road Practice London N1, UK) に感謝したい。彼らは、私がこの研究に携わることに同意してくれて、私達が共働した最初の9年間の診療経験を報告することを許可してくれた。ここで展開されている考えについて度重なる議論を行い、論文に意見をのべてくれた Ruth Richardson にも感謝したい。この研究結果の詳細は著者から入手可能である。

　この章は、*The Lancet* 1988; 351: 593-4. に発表されたものである。許可を得て、ここに再録した。

第5部
ヘルス・ケアにおける物語り(ナラティブ)の理解

第17章

聴く物語と語る物語
臨床現場における会話の分析

グリン・エルウィン*, リチャード・グイン**

どんなに科学的であったとしてとも, 医学はいつも社会的な営みである[1]。

臨床を支える全ての科学にとって重要なことは, 医師も患者も「物語る」という方法で物事を理解している, という点である[2,3]。「根拠に基づく医療」（EBM）を熱狂的に支持する医師でさえ, その「生物統計学的真実」を他人に理解してもらうには, まずそれを言葉にしなくてはならない。このように「物語ること」は臨床にとって重要なものではあるが, 医師と患者の間でなされる対話の形式やとりかわされる物語が注目されるようになってから, まだほんの40年あまりしかたっていない。医療におけるコンサルテーション過程についての研究は, 主にプライマリ・ケアの現場で行われてきた。それらは主に面接の構造や[4], 挨拶から終了までの流れのうちの記述可能な局面[5]などに焦点を当てたものであった。様々なコミュニケーション形式が確認されていくにつれ[6], 医師は状況に応じた柔軟な対応が必要であるにも関わらず, 多くの場合, 患者に対していつも同じパターンで対応をしていることが明らかとなってきた。今日では「医師中心性（doctor centredness）」あるいは「患者中心性（patient centredness）」という概念が提唱され[7], 様々な方法で測定されており[8], これらの概念は疑いなく臨床実践に重大な影響を与えている[9]。こうして得られた研究結果から, コミュニケーション形式が患者の満足度と臨床成果の両面に与える影響を明らかにするという

---

*Glyn Elwyn：カーディフにあるエリー・ブリッジ外科病院で総合医として勤務。ウェールズ医科大学の総合診療上級講師でもある。主な研究分野は患者との意志決定の共有, 健康管理の文脈的側面, 根拠に基づく診療——そしてこれらの分野の共通領域である。

**Richard Gwyn：カーディフ大学ヘルス・コミュニケーション・リサーチ・センターの研究責任者。同大学で彼は「ヘルス・コミュニケーション」の講義を担当している。彼は現在, 健康と病いの対話に関する本を執筆中であり, その中で病いの経験の物語り的な基盤を強調している。

研究テーマが導かれ，現在も続けられている[10]。

　しかし，医師と患者の間でなされる対話には，このような表面的なものだけでなく，より研究されるべき奥深いものがあると言える[11]。しかも通常用いられる手法では，たとえ，それが患者中心性を半定量的に分析する方法であったとしても，臨床現場での対話のテクストの奥にある幾重もの意味の重なりを調べることはできないだろう。あたかも「科学者」となるために選抜されトレーニングを受けてきた医師たちは，このような問題にほとんど興味をもたないし，実際，医療面接で生ずる微妙にして複雑な相互作用を明らかにできる解析方法を他分野から見つけだすのも容易ではない。逆説的ではあるが，診療における意志決定が「ブラック・ボックス」の中でどのようになされているかを理解する必要性は高まってきている。医療経済的問題とEBM（根拠に基づく医療）という2つの大きな力が臨床現場の自由裁量を限定しているが，それと同様の，時には対抗する圧力として，患者の選択とか情報に触れる機会の増加が，様々な利害関係を生んでいる。はたして会話を詳細に分析することで臨床の本質を明らかにできるのだろうか？　効果的なコミュニケーションのための原則が定義できるだろうか？　患者の個人的物語に意味を与えると同時に，患者の将来の不安と希望，つまり医学的にいえば「危険と利益」についての考えを医師が患者と共有することに役立つのだろうか？[12]　我々は対話の構成要素を最後の一呼吸まで細かく解体し脱構築することで，私達が聞く物語を，最大限まで詳細に，聴きとることを学ぶ意義を明らかにしたいと思う。

　その生物学的側面とは異なって，病い（illness）とは社会的に構築されたものであり，対話，特にその基本的な構成単位である「物語り（ナラティブ）」を通して，再生され永続化されるものである[13]。医師は通常「病いの経過」を問うが，この場合，「経過」（旅の隠喩）を時間順の経験の連鎖とみなしている。これは自然に経時的な物語り（ナラティブ）の形式として理解される。臨床におけるトレーニングの基本的な仕事は，病歴を「拾い上げ」，「与える」ことである。そして，それは人間がお互いの経験を理解しあうためにいつも用いてきた，物語を聴き，語るということを通して得られるものである[14,15]。あるコメンテータが述べているように，この物語り（ナラティブ）という枠組みは患者同様，医師にとっても有用なものである。たとえ医師たちが（物語を排除し）「事実」のみを「客観的に」提示し続けようと試みたとしても，「ここにこの一人の男性がいました」[2]というフレーズで始まる物語が，セミナーをたびたび中断してしまうことになるだろう。近年の認知科学の進歩は，人間が物事を意味づけする上で物語り（ナラティブ）が中心的役割を果たしているという認識を高めた[16]。

また，いわゆる文法は物語るための原始言語学上の必要性から生まれたとも言われている[17]。我々の場合は，より広い対話の枠組み――「面接」あるいは「会話」――に組み込まれた物語り(ナラティブ)にしばしば出会う。このことを念頭において，我々は対話分析，すなわち逐語的で詳細なテクストの分析形式の研究に取り組むこととする。この研究法は本章における基本的な分析の枠組みとして用いられることになる。

　本質的に，対話分析とは「文脈(コンテクスト)の中の言葉(テクスト)」の分析である[18,19]。具体例として，医師が外来で患者とどのように会話しているのか[20]，巡回保健婦がクライエントとどのように問題を話し合うのか[21]，そしてHIVカウンセラーが情報とアドバイスをどのように与えるのか[22]といった研究が挙げられる。これらの研究の中で，対話分析の技法は，以前は見過ごされていた重要なパターンや観点を明らかにしてきた。ここで行われる対話分析は，言語学，社会学，そして心理学をその起源とする。しかし，本質的に異なる複数の起源をもつにもかかわらず，実際の対話分析は自然に語られる対話のプロセスを調査する以上の何者でもない。その構成と流れに焦点をあてることで，我々は日常の会話から「**修辞学的な構造**」を見分けることができる。例えば，出来事を語る際，多くの解釈の中からどのようにして一つの解釈が選ばれるのか，ごく普通で疑いのないものと確信して語られているありきたりの現実とはいったいどのようなものか，などである。広義には，対話分析とは「（口頭であれ記述であれ）知識と信念，事実と誤解，真実と解釈といった認知に関する問題が，どのように思いつかれ，表現されるかを理解するために，対話を調査すること」といえる[18]。対話分析を「実行する」にあたり忘れてはならない重要なことは，実際に語られたテクストに忠実でいるということである。テクストの多くは，我々が以下に抜粋で示すような，実際の診療場面で交わされる医師と患者の対話の一部である。

　患者は52歳の女性で，都心部の診療所を訪れた。症状は切迫しており，「かかりつけの」医師を受診できず，今まで会ったことのない医師を受診しなければならなかった。彼女は堰を切ったように以下のような訴えを述べた。はれぼったい瞼と脚，焼けるような尿意のためひっきりなしにトイレに行くこと，背中の痛みと喉の痛み等々。彼女の物語が次第に明らかになる間に，医師は彼女の尿を検査した。彼は「尿路感染症」と診断し（実際，彼女は尿路感染症を繰り返していた），抗生物質にアレルギーがないか尋ねた。彼女はため息とともに「ひどいです（I feel terrible）」と答えた。「terrible」という言葉はこの場合，意味深いものとも受け取れるし，特に意味のないものともとれる。ある臨床家によれば南ウェール

ズ地方の英語では「terrible」はあらゆる状況で用いることのできるありふれた言葉であるという[15]。この時点では，診療は処方を出して何事もなく終了すると思われた。しかし，続いてその患者は咳をした。大げさなものではない。ほんのちょっとした咳だった。

　それではここから対話の書き起こしに移り，最初に対話分析を行ってみよう。その目的は最後の「うーん」までの対話を忠実に再現することである。その中には最初は多少当惑するような記号が含まれている。話を遮ること，中断（途切れ，間，ポーズ），会話の重なり，そして言葉の抑揚などにはすべて意味があり，記号はこれらを表現している。録音記録の詳細は実際に行われる対話分析の本質的な部分である。対話分析ではやりとりの中で起こっている力動にできるだけ近づく必要があるからである。句点を含む括弧（.）は2秒以内の中断を意味する。丸括弧の中の数字はその他の中断した秒数を表している。角型括弧 [ ] には意味のある 文脈的 （コンテクスチュアル）な情報が含まれており，イタリック体の角型括弧 [ ] には非言語的な発声が記入されている。対話の行間にある記号 [は会話が重なっていることを示している。下線は強調を意味し，等号＝は相手のフレーズに途切れなく続いたフレーズを意味する。コロン：は「うーん」などの先行する発語が延長していることを示す。ここでは計6分45秒行われた診察のうち2分30秒の対話を示す。抽出した部分は最初から2分経過したところから始まる。

```
047   医師   ……私はあなたにオーグメンチン（Augmentin）という薬を処方しようと思
                います
048          小さな白い錠剤です（.）
049          3日ほど服用されれば（.）
                                    [
050   患者                           はぁ
051   医師   効いたかどうかわかります
052   患者   わかりました。よさそうですね ［軽い咳］
053   医師   その他には何かありますか？
054          （.）
055   患者   えー（.）それってジ, ジ, ジアザイド（Dyazide）のことですか？（.）
056          私が（.）服用している利尿剤の？
057   医師   定期的に服用しているのですか？
058   患者   ええ, 毎日（.）
059          今はいつも朝に服用してますけど（.）
060          夜に服用しても大丈夫でしょうか？（.）
061          というのも ［溜息］
062          気がおかしくなりそうで……
```

063		その，(.) 何度もトイレにいくものですから＝
064	医師	＝それで＝
065	患者	＝それで，休日はいいのですが
066		四六時中トイレに駆け込むのは嫌なのです
067	医師	なぜあなたは (.) 利尿薬を服用されるのですか？
068	患者	HRT（ホルモン補充療法）を受けているからかしら？
069	医師	はぁ，なるほど＝
070	患者	＝えー (.) シラ，シラフ，シラフィン（Cilafin）でしたっけ？　もう十分なのですけど (.)
		[
071	医師	ふむふむ：んー
072	患者	でも，私が欲しかったのは，あー，セロキサット（Seroxat）という
073		抗うつ剤なのです．
074	医師	それを服用していらっしゃるのですか？
075	患者	ええ
076	医師	服用し始めてどのくらいになります？
077	患者	(.) えー：そうですねぇ，息子が殺されて (2.0) 5年前に (2.0)
078		ちょうどその後 (.) 3カ月後に (.)
079		私の (.) 孫娘が
080		3カ月になる双子の孫娘が髄膜炎で亡くなりまして (.)
081		その年の1月に (.) 義理の息子が，えー，
082		心臓病で亡くなりました．
083		22歳で．それで私はすべての薬をやめたんです．
084		ですが，その後 (.) Y先生が強く言われて (.)
085		それで内服を始めました．そして，仕事を始めました
086		30年ぶりに受付として働きました，あー
087		[有名なウェルシュ研究所の名前を挙げる] (.)
088		私はそれが本当に (.)
089		ずっと救いになっていたとわかったのです (.) [大きなため息]
090		それなのに，Y先生はまだ私に抗うつ剤を処方されたがるのです
091		でも，私は思うのです (.) お薬を服用するにしても1錠を，1日服用したら
092		1日おいてその次の日に
093		服用してもいいんじゃないかと (.) 先生は
094		それでも良いとお考えですか，それとも？
095	医師	あなたはそうしたいのですか？

医師が処方を決めようとした時（047-051），患者は「わかりました。よさそうですね」と答え（052），ごく控えめな咳払いをした。この状況での咳は明らかにまだやりとりを終わりたくないという意志を示す「**会話マーカー（discourse marker）**」として機能している[23]。医師の次の発言「その他には？」は，医師が医療面接の終了前に使う常套句であり[24]，診療はそろそろ終わりになるが，どう

するかは患者にゆだねられていることを意味する。この患者は医師に対してそのまま終了の手続きを進めてもらうことも，彼女から新しい話題に移ることも可能な立場にある。彼女はそれに反応し（055），出だしをしくじった後，しばらく短い間をおいて，利尿剤を話題にした。この中断は，新しい話題に移ることを示しているが，それは品のない性急さをあらかじめ非難されないようにするものであり，単に買い物リストを読み上げているような簡単なことだと思われたくないことを窺わせる。診療と処方の決まりきった流れの中である程度必要な緊張を維持するためには，このような適切なタイミングでの儀式が必要である。その中断はわずか2秒にも満たなかったが，だからといってその意味が過小評価されるべきではない。

　高い上がり調子の語調で語った陳述／質問のフレーズ「えー，それってジ，ジ，ジアザイドのことですか？　私が服用している利尿剤の？」（055-056）では，患者は商品名を思い出すのに苦労しているようにみえている間に，「利尿薬」という新しい話題を効果的に前面に**押し出し**ている。高い上がり調子の語調は，この地方の方言の特徴である。それは申し立てをする時の上がり調子の抑揚パターンと関係している[25]。この語調は時に確認を促すものとしても役立つ。このときの医師の反応はあきらかに困惑した時のものである。「定期的に服用しているのですか？」（057），この中で「定期的に」という言葉は，いったいなぜこの患者はそれらを内服しているのかという，より立ち入った質問をするための資格を与える言葉として機能している。一通り患者が説明し終えた（065-066）後，医師は「なぜあなたは利尿剤を服用されるのですか？」（067），と質問し，それに対する患者の答（HRTを受けている）は，また高い上がり調子の語調で述べられている。これは，患者が自分の答が不確かな答えであると言いたいのか，あるいは自分の質問が適切な答えになっているかという医師への質問か，のいずれかと思われる。しかし，いずれにしろそれは生物医学的に満足できる内容ではなく，医師の質問に対する答えとはなっていない。医師はその説明に対し言葉を濁したが（はあ，なるほど＝）いずれにせよ患者の説明に納得はしていない。だがすでに，患者は次の話題に移り始めている。彼女は医師がまだ熟考している間――長い「ふむふむ：」（071）――に利尿剤の話題を離れ，先を続けている（072-073），「でも，私が欲しかったのは，あー，セロキサットという抗うつ剤なのです」

　ここで，現在時制で要望する代わりに過去時制（欲しかった）を使用することは，彼女自身を「今，ここ（here and now）」から立ち去らせてしまうのに役立つ。すなわち，それは，「否定的な丁寧さ（negative politeness）」[26]の一般的な

表現である。これは余りに押しつけがましくあるいは要求がましく思われたくないという態度と一致しており，終わりに「お願いします（please）」と添えることで慎ましやかな態度がより強化されている。この時の医師の驚きは隠しようのないものであった。「それを服用していらっしゃるのですか？」。患者の利尿薬の使用について今しがた質問したばかりで（067），彼女の説明に対し明らかに納得できておらず（「んー，」(071)），医師はおそらくぶしつけにうつ病の原因を聞くのはためらわれたのだろう。しかし同時に，医師には利尿薬を服用していることとホルモン補充療法を受けていることと抗うつ剤を希望したということ，この一見関連ないと思われる出来事の連鎖をもっとはっきりと確認する必要がある。その上，おそらく，この医師は薬品を管理する専門家としての役割を強調する必要もある。患者は医師の質問（「それを服用していらっしゃるのですか？」，わずかだが思いがけない「服用して」という強調は医師がいかにも困惑していることを示している）に対し，簡単に「ええ」(075) と答えた。そして医師は職業的関心から時間の流れに沿った形で質問を続けた。「服用し始めてどのぐらいになりますか？」

　ここで中断があり，再びしきり直された（えー：），次に患者は実際の時間（linear time）ではなく，出来事が起きた時間（event time）で答えることを選んだ。「(.) えー：そうですねぇ，息子が殺されて」(077)。こうして彼女は最終的に抗うつ剤を常用するに至った一連の出来事の最初の事件を語り始めた。この始まりのフレーズには所々に長い中断がある。

　(.) えー：そうですねぇ，息子が殺されて (2.0) 5年前に (2.0)

　5年という実際の時間は，出来事が起きた時（彼女の息子の死）についてのみ適切な繋がりがある。この問題に関して，ミシュラー Mishler E[11] は有名な「医療の声（voice of medicine）」と「人生の声（voice of the lifeworld）」という言葉を用いて両者を区別することを提唱した。彼はある開業医と若いアルコール依存の女性との間のやりとり（コンサルテーション）を引用している。

医師：　　　　　　……………………そんなにたくさん飲むようになってどれくらいになるのですか？
患者：………………結婚してからずっとです。
医師：……どのくらい？
患者：　　　　　　（くすくす）4年です。（くすくす）

ミシュラーは，臨床的判断のための生物医学的な時間の把握をあまり重要視していない。そして彼はこの開業医が4年間という「実際の」時間をより意味の深い個人的な時間よりも重要視し，「人生の声」を「医療の声」より下位のものとして軽視している，と指摘している。我々が提示した例と比較すると明らかだが，我々のケースの医師は患者の話をさえぎることなく，彼女が物語りを語るため十分に間をとる時間を与えた。最初の会話の中断は，医師から話を切り出そうと思えばそうできるぐらいの間隔ではあったが，彼はそうしなかった。遮らないことで，医師は「人生の声」を優先させた（すなわち，時間的意義よりも人生での意味が先に来るということ）。しかし，逆にそうすることで彼は患者にその件に関する経時的に細かいことを語る機会を与え，彼女はとにかくすぐに答えた（「5年前に」）。
　ここで我々が主張したいより重要なことは，このように伝記風に詳細に語るということが，患者のうつ状態とそれゆえ彼女が抗うつ剤を飲み続けているという物語り(ナラティブ)の基礎を確立するのに役立つ方法となるということである。何度も繰り返された肉親の死の話を聴いて，この医師は「自分を支える物語（sustaining fiction）」[27]という考えによって，彼女の話の背景を説明できるのではないかと考えた。人は皆，自分を支えている人生の物語に絶えず新しい話を加え，その物事が「どのようなものなのか」を説明していくプロセスの中にいる。人生のプロセスは全て物語り(ナラティブ)を紡いでいく試みである。物語は上書きされ，作り直され，時には捨てられていくが，いつも個人の自己表現の中心であり，アイデンティティの中心となる。この観点からこのやりとりの一端を詳細に分析すると，患者の息子は単に「死んだ」のではないことがわかる（077）。むしろ，医師は患者の息子が「殺された」こと，すなわち，特定の人物あるいは状況により被った犠牲者としての死であることを受け入れるよう求められている。ここで沈黙には，彼女の息子がどのように殺されたのか医師が尋ねる機会も，その話題を取り上げないほうを選択する機会も暗示されているのである。沈黙の時間は，彼女が喪失体験の重さにひたりきることを許し，薬が処方された経緯について説明してもらう修辞学的なしかけとしてはたらいた。しかもそれだけではない。医師が息子の死についてさらなる情報を要求してこないのをみて（どのような場合でも，相手に物事を要求することはお互いにとってかなり危険を伴う），患者は引き続いて2人の家族を失ったことを挙げた。髄膜炎で亡くした孫娘のこと，そして心疾患で亡くした義理の息子のことを。この2人の場合には死因や死亡時の年齢などが述べられている

ことから，息子が殺されたことに関する説明が欠けていることが，かえって強く再認識される。

　わずかな時間の中で喪失体験を強調することで，この患者は特に理由もなく抗うつ剤を求める患者として扱われる可能性が回避される。どのような患者も仮病として非難される可能性があり[28]，そのため患者はその病いがでっち上げたものではないと証明し，良くなりたいという意志を表明することが必要であるが，この患者が「すべての薬をやめたんです」(083)（すなわち，あらゆる薬を）と即座に自信をもって語ったことで，患者としての立場は強められた。実際，彼女が詳しく話したように，彼女が抗うつ剤を服用し始めたのは，医師の強い勧め（Y医師に強く言われて）があったからにすぎない。薬を内服し，社会と仕事の倫理に関わることでもう一度病気の役割を正当化しながら，彼女は「30年ぶりに仕事を始めた」。彼女は自分が誇りをもって働いている，有名な研究所の名をあげた。それ以上に，薬を「彼女に服用させたがった」のは主治医であることを彼女は強調している（抗うつ剤は確かに効果があったが，彼女はこの決定において自分が受け身の立場であったことを強調している）。そして次に（あたかも彼女から前向きの意志のさらなる証拠が必要とされたかのように）彼女は薬を減らしたい旨を伝え，これにより彼女は回復へ向けての契約責任を保とうとしている。薬を減らしたいという希望は，この主治医の勧めによるものではなく，彼女自身の選択であるとして示されている（「Y先生はまだ抗うつ剤を処方したがるのですよ」という言葉で示唆されるようにむしろ主治医は邪魔をしている）。そしてまた，彼女が処方された薬の危険性も有用性も理解している，責任ある社会の一員であるということを強調している。それはまた，後の数行「私はそれらのことはもう二度と考えたくないんです」(079-082)において彼女が繰り返していることで示されている自己イメージの断片である。

　患者は今，どうやって抗うつ剤を減らすかあるいは中止するか考えている。そして医師に1日おきでの服用で差し支えないかどうか率直に問うている。医師にしてみればこの物語り（ナラティブ）の展開は全く唐突に思えた。彼はこう記録している。

　　まずジアザイドとエストロゲンを処方し，続いて彼女の息子，孫そして義理の息子の死の話に注意深く耳を傾けた。それに加え，彼女はもう次の段階に移りたいと率直に語った。果たしてこれでよいのだろうか，彼女が服薬を止めてしまって？　私の同僚の考えを実質的に否定してしまって？　そして5年前に殺された息子への象徴的な別れ，すなわち喪の終了について共に考えても？　このことを私は考えてもいなかった。私はその後の決定は彼女の自主性に委ねようとした。彼女を見捨てるつもりはな

く[29]，第1に彼女はおそらく服薬を中止しても大丈夫であること，第2に彼女が正しい道を歩んできたということを確信をもって伝えた。しかし，それだけでは十分ではなかったようだ。彼女は私がその決断（決心）についてどう考えているかを知りたがった[30]。自分がわからないことをどう答えたらいいのか？　もし私が息子を亡くしたとして，そのことに耐えられるかどうか全く想像もできないし，薬を減らしていくなんて考えもできない。私は直感的に彼女がそれに挑戦したいのだと思い，言葉よりも態度で支持を表明した。

　それでは，対話分析は医師が診療における内面的な作業を理解するのに，どのように役立っているのだろうか？　上述の例からは，我々が主張し説明してきた多くの注目すべきことが読みとれる。そこには複雑なコミュニケーションの駆け引きがあり，患者がいかに自身の役割を構築していくかがわかる。そして診療の中で注目されずにたびたび見過ごされてきた信号を「聴く」新しい方法を提示している。それは「人間の行動を記号ととらえる想像の世界」[31]を再構築していくのに，とても有効なステップをもたらす。ミシュラー[11]は医療面接の研究をレビューしているが，その中で単なるコード・カテゴリーによる評価に反対し，詳細に文章記述を評価していく折衷的な方法を主張している。診療の中で明らかとなる，生じたことに対する患者の認識の方が，コード分類に基づいて測られたものよりもおそらくより価値があること[32-34]，そして「見解の一致」は客観的知見よりも**感覚的**になされているという事実[34]が，多くの研究から明らかになっている。以上のことは，この分野に興味のある者にとって，文章に隠された意味合い——「行間」が意味する考え，不一致，苦悩，そして優柔不断——を明らかにする方法が必要であることを意味している。患者と共に考えて方針を決めていくことが，その後の生化学的検査や専門医への紹介を有意に減らしているという事実[34,35]は，医師－患者関係が医療資源の中で多くの場合無視されているが，とても重要な役割を果たしていることを示している。

　我々はまた，診療それ自身を越えて，その向こうにある認識されたメッセージ，すなわち患者が彼ら自身の文脈——彼ら自身の人生の長い物語——の中へと持ち去ってしまうメッセージに注目していく必要がある[36]。このような分析が，今まで見逃されてきたであろう，診療における様々な次元での洞察を得るのに役立つと我々は信じている。以上のように対話分析は，鋭敏な研究手段としてとらえることもできるし，ある場合には臨床の多くの分野でのトレーニングの手段ととらえることもできる[37]。患者の話の中からいくつかの警告的行為や対話におけるマーカーに気づくことにより，一般臨床家は患者の物語をより構造的に聴くことが

できるようになるであろうし[38], より「民主的に患者の訴えを整理する」ことができるであろう[39]。最後に忘れてはならないのは, 多くの患者にとって, 物語を語る行為そのものが患者自身の癒しにつながるということある。

《文献と注》
1 Davidoff F. *Who has seen a blood sugar?* Philadelphia: ACP, 1996.
2 Hunter KM. *Doctors' Stories*. Princeton: Princeton University Press, 1991.
3 Brody H. *Stories of Sickness*. New Haven: Yale University Press, 1987.
4 Byrne PS and Long BEL. *Doctors talking to patients*. London: HMSO, 1976.
5 Pendleton D, Schofield T, Tate P, Havelock P. *The consultation: an approach to learning and teaching*. Oxford: Oxford University Press, 1984.
6 Roter DL, Hall JA. *Doctors talking with patients, patients talking with doctors*. Dover, MA: Auburn House, 1992.
7 Levenstein JH. The patient-centred general practice consultation. *South African Family Practice* 1984; 5: 276-82.
8 Stewart M, Brown JB, Weston WW et al. *Patient Centred Medicine: Transforming the Clinical Method*. Thousand Oaks, CA: Sage Publications, 1995.
9 Laine C, Davidoff F. Patient-centred medicine: a professional evolution. *J Am Med Assoc* 1996; 275: 152-6.
10 Kinnersley P. *The patient-centredness of consultations and the relationship to outcomes in primary care*. Unpublished MD thesis, University of Bristol, 1997.
11 Mishler E. *The Discourse of Medicine: Dialectics of Medical Interviews*. Norwood, NJ: Ablex, 1984.
12 Calman KC, Royston GHD. Risk language and dialectics. *Br Med J* 1997; 315: 939-42.
13 Linde C. *Life stories: the creation of coherence*. New York: OUP, 1993.
14 Churchill L, Churchill S. Storytelling in medical arenas: the art of self-determination. *Lit Med* 1982; 1: 73-9.
15 Gwyn R. *The Voicing of Illness: narrative and metaphor in personal illness accounts*. Unpublished PhD thesis, University of Wales: Cardiff, 1997.
16 Edwards D. *Discourse and Cognition*. London: Sage, 1997.
17 Bruner J. *Acts of Meaning*. Cambridge, MA: Harvard University Press, 1990.
18 Edwards D, Potter J. *Discursive Psychology*. London: Sage, 1992.
19 Potter J, Wetherell M. *Discourse and social psychology*. London: Sage, 1987.
20 Wodak R. *Disorders of Discourse*. London: Longman, 1996.
21 Drew P, Heritage J eds. *Analyzing Talk at Work*. Cambridge: Cambridge University Press, 1992.
22 Silverman D. *Discourses of Counselling*. London: Sage, 1997.
23 Coupland J, Robinson J, Coupland N. Frame negotiation in doctor-elderly patient consultations. *Discourse Soc* 1994; 5(1): 89-124.
24 Coulthard RM, Ashby MC. A linguistic description of doctor-patient interviews. In: Wadsworth M, Robinson D eds. *Studies in everyday medical life*. London: Martin Robinson, 1976.
25 Holmes J. *An introduction to sociolinguistics*. London: Longman, 1992.
26 Brown P, Levinson SC. *Politeness: some universals in language usage*. Cambridge: Cambridge University Press, 1978.
27 Hillman J. *Healing Fiction*. Woodstock, CT: Spring Publications, 1983.
28 Parson T. *The Social System*. Glencoe: The Free Press, 1951.
29 Quill TE, Cassel CK. Nonabandonment: a central obligation for physicians. *Ann Intern Med* 1995; 122: 368-74.
30 Quill TE, Brody H. Physician recommendations and patient autonomy: Finding a balance between physician power and patient choice. *Ann Intern Med* 1996; 125: 763-9.
31 Geertz C. *The interpretation of cultures*. New York: Basic Books, 1973.

32 Tuckett D, Boulton M, Olson I, Williams A. *Meetings between experts: an approach to sharing ideas in medical consultations*. London: Tavistock Publications, 1985.
33 Margalith I, Shapiro A. Anxiety and patient participation in clinical decision-making: the case of patients with ureteral calculi. *Soc Sci Med* 1997; **45**: 419-27.
34 Stewart M, Brown JB, Donner A, McWhinney IR, Oates J et al. *The impact of patient-centred care on patient outcomes in family therapy*. London, Ontario: Centre for Studies in Family Medicine, University of Western Ontario, 1997.
35 Redelmeier DA, Molin JP, Tibshirani RJ. A randomised trial of compassionate care for the homeless in an emergency department. *Lancet* 1995; **345**: 1131-4.
36 Charles C, Gafni A, Whelan T. Shared decision-making in the medical encounter: what does it mean? (Or it takes at least two to tango). *Soc Sci Med* 1997; **44**: 681-92.
37 Nessa J, Malterud K. Discourse analysis in general practice: a sociolinguistic approach. *Fam Pract* 1990; **7**: 77-83.
38 Kleinman A. *The illness narratives*. New York: Basic Books, 1988.
39 Silverman D. *Communication and medical practice: social relations and the clinic*. Bristol: Sage Publications, 1987.

第18章

心理療法における物語り(ナラティブ)

ジェレミー・ホームズ*

> 私が書くケースの病歴や面接記録などが短編小説のように扱われ,非科学的とされるのは,私にとって未だに理解しがたいことである。その理由は明らかに,私自身の好みというよりも,主題の本質に関わることだと考え直して,自分を納得させているのである。
>
> ジグムント・フロイト Sigmund Freud[1]

冒頭の引用文と同じことなのだが,フロイトも心理療法での会話が小説のような性質を持っていることと,心理療法を科学として確立しようとすることの矛盾に悩まされていたと論文の中で語っている。しかしこの矛盾を和解させることは,彼にとってさほど根本的な困難ではなかったようだ。フロイトの無意識の見方はむしろ,現代の脳の画像診断家が脳を見るときの見方と似ている。すなわち,脳は手を触れることができず,そして多くの点で不可思議ではあるが,正しい技術を用いれば明確に図解され,そして必要であれば操作できる組織である,という見方である。フロイトにとってこのような技術とは,精神分析的技法であった。すなわち,自由連想,夢解釈,転移分析であった。彼の基本モデルは夢解釈であり,これを精神分析の入り口として位置付けた。患者は治療場面に不完全で理解不可能な物語——それが夢であろうと症状であろうと——を持ち込む。根底に存在する**無意識**の物語を再構築することによって,精神分析は見失われたすき間を埋め,その混沌とした世界をそれが一貫した物語り(ナラティブ)になるまで整理し直す。すぐれた探偵のように,容疑者——通常無意識の幼児的な願望——は,最終的に検証

---

*Jeremy Holmes:北デボンのコンサルタント・セラピストであり,また王立精神科医養成学校の精神療法学部教授。彼の最新の著書は *Healing stories: narrative in psychiatry and psychotherapy* (G. Robert との共著,オックスフォード大学出版, 1998) である。彼の関心は詩,政治,人格障害にも及んでいる。

され，検討される。

　しかし，フロイトが確信していた精神分析の科学性は，次の世紀になって，多方面から反論された。無意識という考え方には目を向けず表に現れる行動を分析の対象とする行動主義は，精神分析の持つロマンチシズムに対抗する別の科学的選択肢として現われた。精神分析的アプローチとは反対に，この心理学的アプローチには根拠と評価が認められていった。1970～80年代には，心理療法の効果などに対する疑問が投げかけられたため，非常に多くの研究が行われた。その結果，心理療法は精神障害の治療法として多大な評価を得た一方で，新たな多くの問題も投げかけられた。ひとまとめにして言うと，ある心理療法技法が他の技法と比べて効果的であるかどうか何ら示されていないではないか，というものであった。

　この結果は，どの患者に対しても唯一の精神分析的な語り(ナラティブ)など存在しないように見える，という精神分析の認識と関連するものである。患者を理解しようとするクライン派，コフート派，カーンバーグ派，人間学派もしくは現代フロイト派，ラカン派の臨床家は，それぞれ別個のストーリーを紡ぎ出す。もちろん精神分析の流派の間には「共通の土壌」なるものが存在するが[2]，それでも物理学とはかなり状況が異なる。すなわち物理学においては全体として状況の「事実」を構成するものは何か，ということに関する論議はほとんど行われない。あるとしても，それらを最もうまく説明するための理論とは何か，ということについての論議までである。

　さらに明らかに精神分析の「材料」は，患者や患者自身の語るストーリーのみから作り出されるものではない。その材料は分析家と患者が共同して作った産物であり，分析家がどの理論を採用するかによって治療の型と意味は大きく影響されるのである。

　このような精神分析内での論争は，語り(ナラティブ)というものが日常生活の中で持つ役割についての，さらに広範囲な哲学的議論にも及ぶものである。その議論ではマッキンタイア Alisdair MacIntyre[3] とブルーナー Jerome Bruner[4] が先駆者として挙げられる。例えばマッキンタイアの人となりと彼の語り(ナラティブ)は切り離せないものである。動機とは，歴史的文脈における目的である。行動は表面に表れない人生や物語の流れの中においてのみ理解され得るものである。つまり「物語は語られる前にすでに生きられている」。自分自身そして他者の行動を理解するには，我々は解釈においてその人物の行動を説明してくれそうな，その底にある物語を探し求める。そして精神分析はこのような常識的で一般的な心理学をより洗練したものである。フロイトの発見とはつまり，見た目では理解不可能な症状も，その作用

が無意識の動機——すなわち「二次的真実」[5]——に還元できるのなら，説明可能であるということであった。

同様にブルーナー[4]は，語り(ナラティブ)に哲学的役割を存分に与えようとしている。彼は真実に対して2つのアプローチがあると主張している。

> よい物語と理路整然とした議論とは性質が異なる。いずれも他者を納得させる手段として用いることができる。しかし納得させる事柄が，基本的に異なっている。議論では真実を説き，物語は生き様を語る。前者は形式的かつ経験的真実を確立する手順にその妥当性を訴える。後者の妥当性は真実味があるかどうかで確かめられる。

心理療法において紡ぎだされた物語は，神話やおとぎ話と同様，真実だと言うことはできないと心理療法に対する批評家は主張するであろう。それに対してブルーナーなら，神話やおとぎ話にも真実，すなわち事実に基づいた真実というより，むしろ情緒的真実が存在する，と反論すると思う。そしてその情緒的真実は科学的水準では判断することはできないが，その物語が正しく響くか，もしくは正しいと感じられ，満足のいくもので，一貫しており，聞き手の情緒に触れるものかどうかによって判断されよう。

「よい物語」の基準は心理療法にも確かにあてはまる。心理療法家は常に，患者の物語り(ナラティブ)を評価するために直感を用い，その物語が筋道立ったものであるか自問自答し，うまくはまらない部分を吟味し，根底に流れていると思われる内容をうまく表すような，決まり文句や熟語もしくはよく語り継がれてきた物語り(ナラティブ)を探す。そして常に，もっと精密で，包括的で，自然で，個別化された柔軟な物語り(ナラティブ)が求められる。それによって体験のさまざまな側面が見えてくる。

このような評価の行為は，美学の一分野として心理療法を見るスペンスSpence[6]の見方と似て，心理療法の「芸術(アート)」の一部である。しかし物語り(ナラティブ)の科学というものも存在するのだろうか。そしてそれは心理療法の物語り(ナラティブ)的側面を含むものでありうるのだろうか。

極端な物語り(ナラティブ)主義に陥ると，次のような欠点が生じてくる。すなわち心理療法的な語り(ナラティブ)に重きを置くことは，患者が訴えてくる苦しみを鵜呑みにするのと同様，信憑性に欠けていて，宗教じみていて，狭い意味で精神医学的に「系統立って」おらず，あるいは妄想的なのではないか，ということである。心理療法における解釈学的な傾向によって，心理療法から科学的な側面が切り落とされてしまう危険がある。——特に進化生物学や発達心理学はそうである。とはいえ，その分野でも対話は必要だし可能である。よって筆者は，**部分的物語り(ナラティブ)主義**（partial narrativism)という立場に立とうと思う。これは，科学的な要素と解釈学的な要素の両方を含む立場である。心理療法の治療的効果は，本質的に語り(ナラティブ)を基盤としたものと見なされがちであるが，その結果と技法が統計的手法で吟味されることによって，科学的にも支持され得るものである。それは歴史学者が炭素年代測定法と統計を，正確な歴史物語り(ナラティブ)を探るのに助けになるように用いるのとも似ている。それに加え，愛着研究（attachment research）の発見は，心理療法の「芸術」と動物行動学の「科学」を結び付けるものであり，成人の生活における会話の様相と子どもにおける観察可能な発達的経験とを結び付けることを可能にする方法を示している。

愛着研究のもたらすもの

　心理療法の当面の目標は症状を取り除くことであるが，その背後にはより一般的でより大掛かりな一連の目標，すなわち一人ひとりが元気で，健康に成長することなどを援助することがある。それはより様々な面に能力を発揮する強い自己が発達するという点に見ることができる。例えば，より安定した自己，創造的な自己，対応能力のある自己，弾力性のある自己，自立した自己，人と親密になる能力をさらに発展させた自己などである。デカルトの**コギト**（訳注：考える自分）とは反対に，マッキンタイアのナラティブ理論では，「私」は，あらかじめ存在する固定された実体ではなく，人為と偶然の相互作用の中から形成される自伝的な自分で，他者に「語られる」必要があり，語られることではじめて存在が可能となるようなものと捉えられている[7]。自己について語るということは，対話という構造があらかじめ組み込まれていることを示すものである。大人においては内的な対話の形式をとっていたとしても，自己が物語を語りかける対象としての他者は常に必要である。

　この「自己の物語」の起源は何なのだろうか？　どのようにして私達は自分自身のことや自分自身の感情について学びはじめるのだろうか？　精神分析家にとって，ウィニコット Winnicott のいう「お母さん鏡（maternal *mirroring*）」の考え方は，通常の発達と，治療のになう役割の両方に1つのモデルを与えてくれる。ウィニコットによれば[8]，母親が赤ちゃんを見ているとき「(赤ちゃんにとって)**母親がどう見えているかは，そこで母親が見ているものと関連している**」。この臨床的な洞察は，近年ジャグリー Gergley とワトソン Watson[9] によって発展してきた。彼らは，情動調律のうまい母親は2つの特徴を持つお母さん鏡（ミラー

リング）行動によって乳児が感情を自覚する手助けをしていると述べている。第1に，母親の顔に現れた感情表現は誇張によって**強調**されている。そのため，子どもにはそれが「見せかけ（振り）」であって，真実ではないとわかる。第2に，その感情表現は子どもの感じ方によって**影響**を受けるので，子どもが特別の感情を経験しているように見えると，その時のその子の感情に限った反応が母親の表情に表れる。そしてその反応はそれ自体で子どもの気持ちを落ち着かせる機能を有しているのである。ここに私達は，自己や感情について表現したり話したりすることの始まりを見ることができる。マーキング（表現の強調）は，語り(ナラティブ)をさらに浮かび上がらせ，語り(ナラティブ)に出てくるその人の基盤に関わってくることなのである。これはちょうど母親が「あなたが見ているのは私ではなくて，あなた自身でありあなたの感情なのよ」と語り掛けているようなものである。そこでは，「正常な」応答の非構造的な流れとは対照的に，母親はいつも，いわば初め，中間，最後において自分の反応が赤ん坊の主導にしたがっていることを確信しているので，「現実生活」と違って，物語は首尾一貫している。このように母親が子どもに対して見せる，状況に即応した変化は，物語をつなぐものとして関わってくるのである。

ジャグリーとワトソンの考察は，ボウルビイ Bowlby の愛着理論に端を発した30年に及ぶ母子相互作用に関する研究に基づいている[10]。最近の愛着に関する研究の発展によって，幼少期に対するこのような理解は，大人の臨床場面における語り(ナラティブ)と結び付けられるようになってきている。人が物語を語る「語り方」は，語り手の世界に対する基本的なスタンスを反映しているということである。1980年代半ば，メアリー・メイン Mary Main と共同研究者たち[11]が大人の愛着に関するインタビュー（AAI）を発展させたが，それらのおかげで臨床場面における現実の素材となる語り(ナラティブ)のうち難解だった点の一部を科学的に検討できるようになった。

心理測定法として，AAI はそのスコアリング・システムが，被験者が語る内容よりもむしろ被験者が**語る**(ナラティブ)文体の形や構造を重視している点で独創的である。語り(ナラティブ)は以下の4つのカテゴリーのうち，どれか1つに分類される。それは，安定した－自律的な語り，不安定な－拒否的な語り，不安定な－とらわれた語り，筋道のない（未解決の）語り(ナラティブ)である。**安定した－自律的な**語りの中心的特質は，首尾一貫性である。つまり，被験者はどんなに問題であろうとも，自分の過去とその浮き沈みについて論理的に簡潔に話すことができる。**不安定な－拒否的な**語り(ナラティブ)（愛着スタイルを避ける）は，詳しく述べられず隠されたものである。すなわち，

被験者は 11 歳以前の子ども時代の記憶がないと言うかもしれないし，あるいは，両親は適切なお手本について詳しく説明したりお手本を示したりができなかったのに，両親は「立派」であったというであろう。対照的に，**不安定な—とらわれた語り**(ナラティブ)（アンビバレントな愛着スタイル）においては，被験者はまるで過去の痛みがいまだ生きているかのように，とりとめがなく結論に達しない話を語りながら，自分の歴史に身動きがとれなくなっているようにみえる。**未解決**な語り(ナラティブ)のカテゴリーは，他のものと共存していること，そして，論理的な流れが遮られたり，壊されたり，支離滅裂になる物語り(ナラティブ)のポイントに言及していることが別々に評価される。メインは語り(ナラティブ)のこれらの断片は，トラウマの記憶を前もって抑圧していることの現われであり，臨床的に乖離状態であることに関係していると述べている。

　愛着研究の成果によると，臨床における語り(ナラティブ)の「本当らしさ」を，首尾一貫性——つまり簡潔さ，適切さ——などによって評価する客観的な基準が存在しうることが示唆される。それはまた縦断的研究が，青年が語る安定し自律的な物語と幼児期の安定した愛着とのあいだに関連性があることを証明して以来，臨床場面での「語りの真実」と患者の事実としての「個人史的真実」のあいだに強力な関連性があることをも示している。同様に，不安定な愛着を受けた子どもは，成長した後，拒否的でとらわれに満ちた語り(ナラティブ)のスタイルを取り入れる傾向があるのである。

心理療法への関連

　治療の実践でこれと関連しているものは何であろうか。患者は不確実性と混乱という状況の中で助けを求めている。何かが「間違っている」のだが，彼らはこれがどういうことなのかを，あるいはそれについて何をすべきかを知らない。これまでの歩みをそのままそれに沿って引き戻されるかもしれない。彼らが現在いるところにどのようにしてたどり着いたのかを説明し，今後の進行方向を指し示すような物語が必要とされるのである。心理療法は芸術のように「自然のままを映す」(訳注：シェークスピアのハムレットの言葉)。患者は自分の感情を言葉に込めることを覚え，そしてその言葉は，治療者（の強調）によって「映し返」され，患者は，この反射を，調和性，偶然性，迫真性において再吟味し——それは彼が「そうだ！」と思えるかどうかによるが——最終的に患者は表現あるいは物語を形作るのである。

この章の最初のセクションで述べられたような精神分析においても，患者に対して語り(ナラティブ)を用いたアプローチは試されなかったわけではない。患者の語り(ナラティブ)についての最も厳しい批評は，ラカン Lacan とその弟子たちから始まった。ラカン[12]は語り(ナラティブ)に重きをおくことに対して一貫して容赦なく批判的（アンチ・ナラティブ）であった。ラカンにとって，自分の人生について語る物語は，実際の体験と異なるものになることは避けられず，むしろ防衛的な補償機能に過ぎない。言語や物語で表現し得ない原始的母性体験から私達を引き離してしまう父性的禁止とか「命名」に象徴されるような社会的言語体系に直面したときに感じる絶望感を補償する防衛だというのである。

妥協を許さないこの考え方は，アメリカの自我心理学に対するラカンの反発という背景を踏まえた上で理解した方がよい。ラカンはアメリカの自我心理学を，精神分析の解釈の根本主義を裏切ったものととらえていた。ボーラス Bollas[13] が行ったように，フロイトの夢解釈の最初のモデルに立ち帰れば，語り(ナラティブ)に重きを置く立場とラカンによるアンチ・ナラティブな批判との統合は可能になる。ボーラスは次のようなあるサイクルを説明した。生(なま)の語られていない体験は毎晩，「日中の残遺物」のかたちで夢の中の語り(ナラティブ)に組み立てられ，そして毎朝，夢が消散してしまうように「砕け散る」。そしてまた新鮮な体験の一塊が現れる。ボーラス[13]はこれを，無意識の活動の一般的な語形変化（パラダイム）ととらえた。彼はこれを生きられた人生を連続的に修飾して物語にしていくこと，そしてもっと新しい経験に照らし合わせてこれらの物語を分解し分散していくことだと見なしている。私達が自身について語る意識的な物語とは異なり，夢は無意識によってつくられた物語である。夢の，あるいは自動的に出てくる語り(ナラティブ)の持つ意味は，意識の語り(ナラティブ)の持つ論理的規則と無意識的情動的反応や要求を形成する流れとを統合し，映し出すことである。心理療法の中で，患者は「物語る機能」(story-telling function) を確立していくようになる。この機能は「意識下」から経験を取りだし，またセラピストによってもたらされた「意識上」の全体的な意味に照らし合わせながら，（それら自身を，蓄積され濃縮された物語と見なすことができる）体験を取り出す。そして患者は，患者自身や患者の世界についての新しい語り(ナラティブ)を作り出す。

治療技法としての語り(ナラティブ)

心理療法家はいかにして「自分の人生を語る人々への補助者」として機能しう

るのだろうか？

　まず治療者の最初の仕事は，患者がストーリーを語れるように支えることである。出発点としては「願いにはいつも邪魔が入った」とか「希望が打ち砕かれた」などという形を取って語られる患者の苦しみであろう。前記の愛着研究によると，安定した愛着は納得できるような首尾一貫した物語によって特徴づけられる。それは細部から全体に至るまで一致しており，話し手の情動が不在になるほど孤立しているわけでもなく，物語の内容からも離れず，圧倒されすぎて会話の隙間に感情が溢れ出ていってしまうこともない。反対に不安定な愛着の場合，物語は凝りすぎていたり，とらわれ過ぎていたり，また，状況との関連への吟味を欠き，全体の形が曖昧な説明となる。ある場合には一貫した物語を見つけるのが困難となり，また他の場合には，物語は事実に基づいた詳細を欠いた大まかであいまいなものとなる。

　診断面接を始めるに当たって，治療者は患者が物語をより一貫したパターンに形成できるよう語り（ナラティブ）の力を使うだろう。とらわれの強い患者には例えば「私達はすぐあとで子どもの頃あなたの身に起こったことに戻りましょう。まずは今あなたが悩んでいることを聞かせてください」といった形で語り（ナラティブ）を形作っていくための視点や区切り方を導入する。ここで重要なのは「私達は〜しましょう」といった治療者と患者がともに物語の聴き手として一体化した立場に導かれる治療者－患者間の構造である。これは客観化の始まりであるのみならず，感情に耳を傾け，また調整する内なる観察自我（あるいは自分を映し出す自分）のモデルでもある。物語を形作ることは安心を与える治療者の調整と共鳴を語るものと言ってもよいのである。

　拒否的な患者には，物語りを引き出すために，治療者は異なった方法，つまり人生の大まかな物語（ナラティブ）を作れるような，イメージや記憶，エピソードを詳しく聞いてみるのもいいだろう。「お母様はどんな方でしたか？」「それがわかるような出来事を思い出せますか？」「そんなにみじめに思うようになったのはいつ頃ですか？」「あなたが落ち込んでいると言う時，どんな気持ちがしているのですか？」「不幸を感じるのはあなたの体のどの部分ですか？」などである。

　いずれの場合でも治療者は，合間合間に要約して注意を促せば，「ここまでのお話しは」と区切りを付けることができ，経験という生の素材を評価できるような物語り（ナラティブ）的構造に患者を直面させるのに役立つ。

　心理療法が進むに連れて，物語を形成していく過程は段々と曖昧になっていき，その過程は多分セラピストの動静のリズムにおいてもっとも明らかに見て取れる

ようになる。動静というのは，言語的なやりとり，ウームといううなり，ブツブツ言ったり，フーッと息を吸い込んだりの動作のことであり，リズムというのはこれらのバランスのことである。良く調和の取れた両親のような効果的な治療者は，患者がいつ語りの糸を生き生きと保つための刺激や方向性を必要としているかを直感的に感じ取るであろう。また，患者が侵入や操作を受けずに自分の感情を探るために一人になりたい，と願っている瞬間も同様に感じ取ることができる。治療者は，とくに治療が行き詰まったと感じられる時，特定のセッションや一連のセッションの中で生じた事柄の流れを患者に簡単に描写してみせたり語り聞かせることもある。「あなたは今日ははじめちょっと悲しそうでしたね。それに，話を絞るのは難しそうでしたね。それから，あなたがいつもクリスマスのことを思い出すのがいかに大変だったかを話し始めてくれたのですよね。そして，突然亡くなった友人の叔母さんのことについて話してくれましたよね」。このような話は実感を呼び起こさせるかもしれないし，例えば次のような洞察の起点となるかもしれない。「あー……私の祖母が死んだのはクリスマスでした。私はいつも，毎年この時期になると，少し落ち込みます。……多分，その理由は……」。これは語り(ナラティブ)の流れに一区切りをつけるものになるであろう。新しい語り(ナラティブ)の流れが始まるまで，語りはバラバラにされたり，新しい体験と一緒くたにされたりするのである。

　心理的な健康（これは安定した愛着と密に関連している）というものは，物語を作ったり壊したりすることの，あるいは語り(ナラティブ)を形作る能力と新しい経験に照らし合わせてまたバラバラに戻すことの弁証法の上に成り立っているという考え方が，この議論に含まれている。これは，メイン[11]の一節を思い出させる。安定した愛着を与えられた子どもは，「流動的視線」を見せる。そして成人した後，語り(ナラティブ)を生み出す能力は，流動性と固定性，構造化と脱-構造化，構築と脱構築，などの間で自由に行き来するのである。この能力は，極言すれば親密性と攻撃性の両者に信を置くことができるかどうかにかかっているのである[14]。それは，心理療法でなされる作業の基盤となるものである。意味と体験が語り(ナラティブ)に織りこめられていくとき，親密さへの信頼があれば語り(ナラティブ)を続けていく上で必要なだけの近しさがもたらされるのである。また，攻撃性に信を置けるならば，それらの物語を壊し，そして新しいパターンへと再形成されることも可能になるのである。筆者がここに採用した愛着を重視する見方によると，語り(ナラティブ)を生み出す能力の病理には，3つの原型があると思われる。1つは硬直した物語に固着する型。もう1つは語られない体験によって圧倒されてしまう型，3つ目はトラウマによる痛みを包み

込むための十分強力な物語り(ナラティブ)を見つけられないという型である。

治療者の役割

　心理療法の作業によって，治療者は自身の技術だけでなく人間としての強さも試されることになる。治療者がどんなタイプの愛着を受けてきた人間であるかは，治療者自身の語り(ナラティブ)のタイプと同じく治療の結果を左右する大事な要素となるであろう。とらわれの強いタイプの治療者は自分の語り(ナラティブ)を患者に押し付けてしまったり，あるいは延々と果てしない物語に患者を嵌らせてしまったりしがちである。また一方で事なかれ主義の治療者は生き生きとした感情の発露を見落としてしまったり，根拠のない結論に飛躍したりするかもしれない。治療者の仕事は，自らのバランスを保持しながら，筆者が「愛着を欠いた」と表現した人々の取っている位置に合わせていくことである。個々の物語は新たな経験，記憶の新たな局面，新たな意味と照らし合わせながら見直されていくのである。

《文献と注》
1 Freud S. *The Complete Letters of Sigmund Freud to Wilhelm Fliess: 1887-1905*. Cambridge, MA: Harvard University Press, 1985, p. 160.
2 Wallerstein R. ed. *The Common Ground of Psychoanalysis*. New York: Jason Aronson, 1992.
3 MacIntyre A. *After Virtue*. Notre Dame: University of Notre Dame Press, 1981.
4 Bruner J. *Actual Minds, Possible Worlds*. Cambridge, MA: Harvard University Press, 1986.
5 Phillips J. The Psychoanalytic Narrative. In: Roberts G, Holmes J eds. *Narrative in Psychiatry and Psychotherapy*. Oxford: Oxford University Press, 1998.
6 Spence D. *Narrative Truth and Historical Truth: Meaning and Interpretation in Psychoanalysis*. New York: Norton, 1992.
7 Brockmeier J. Autobiography, narrative and the Freudian conception of life history. *Phil Psychiat Psychol* 1997; 4 (3): 201-3.
8 Winnicott D. Mirror-role of mother and family in child development. In: Lomas P. *The Predicament of the Family*. London: Hogarth, 1967.
9 Gergely G, Watson J. The social biofeedback theory of parental affect-mirroring. *Int J Psycho-Anal* 1996; 77: 1181-212.
10 Holmes J. *John Bowlby and Attachment Theory*. London: Routledge, 1993.
11 Main M. Recent studies of attachment: overview with selected implications for clinical work. In: Goldberg S, Muir R, Kerr J. *Attachment Theory: Social, Developmental and Clinical Perspectives*. Hillsdale, NJ: Analytic Press, 1995.
12 Lacan J. *The Four Fundamental Concepts of Psychoanalysis*. New York: Norton, 1978.
13 Bollas C. *Cracking Up*. London: Routledge, 1995.
14 Holmes J. *Attachment, Intimacy, Autonomy. Using Attachment Theory in Adult Psychotherapy*. New York: Jason Aronson, 1996.

193

第19章

電子診療記録と「物語りの素材」(ナラティブ・スタッフ)
ナラティブ学のモデル

スティーブン・ケイ*, イアン・パーブ**

はじめに

　「電子診療記録」を創出する話が医療情報学の大きな達成目標の一つとして持ち上がっている[1]。科学的社会で，この聖杯[2]を追い求めて彷徨う騎士たちは，彼らが俗なる混沌とみなすものを，すなわち，患者の言葉がそのまま記されたナラティブに満ちた紙中心の記録を，一掃する使命をおびている。彼らは，記録が不十分なために臨床上の詳細な点を正確に再現できないことから生じる多くの問題を適切に捉えている。彼らが注目しようとしている問題の中には，確かに，臨床家が読みにくい字を書くことに起因する単純な誤解によるものから，データの欠落や依頼時の過失などに関連するもっと複雑な「誠実さの欠如」によるものまで幅広い。その結果，(情報のみならず) 患者が間違った時間に間違った場所にいるようなことさえ起こる。もともとは，少数の熱心な人たちの探求から始まった運動だが，一つの国やヨーロッパというレベルを越えて，今では国際的標準化を目指す機関を巻き込む一つの運動となっている[3]。
　現在，この近代十字軍ともいえる改革運動を行う者は，コンピュータの使用を通じて，診療記録の形式や表現の統一化や体系化を図り，語り(ナラティブ)を「一掃する」ことで完全に手中に収めようと模索している。この運動を行おうとする理由は崇高

---

*Stephen Kay：マンチェスター大学電子工学上級講師。医療情報研究所の共同設立者指導者の一人でもある。関心領域は診療記録システムとナラティブ学に関することで，欧州における医療の電子記録構築計画を指導的に進めている。それには彼の研究であるナラティブを体系化し技術的基準の発展からわかってきた概念が基礎になっている。

**Ian Purves：開業医でニューキャッスル大学健康情報科学ソウビイセンターの主任。健康情報科学や一般診療に関する著作多数。関心領域は医療記録におけるナラティブ学の理解と発展。

なものだろうが，改革にはしばしば危険を伴う。ある問題を解決する一方で他の問題を生み出し，その結果，ほとんど常に文化を侵害し台なしにするといった罪を犯すことになる。臨床過程へのコンピュータ導入は，たとえそれがどのように使用されようとも，ヘルス・ケアの現場を再編成することは避けられない。この再編成がなされた暁には，予測されることやされないことを含め，多くの点において医師と患者両方に影響を与えるであろう[4]。しかしながら，近い将来，コンピュータによる理想的な記録を記述したり読んだりできることには，確実に意義があると言えよう。

医療情報学で，診療記録をどうするかについて議論する者は往々にして，記録媒体として半導体よりも紙の方が良いかどうかという論点にこだわっている。診療記録をどうするかということは，部分的には，記録媒体として何を優れていると認めて使っていくかということであり，この媒体による束縛はマクルーハン Mcluhan の有名な言葉である「媒体とはメッセージである」[5]の中にもほのめかされている。しかしながら，もし，診療記録が語り(ナラティブ)で構成されると考えられるならば，その語り(ナラティブ)は媒体を超越しているはずだという感覚がある。バアセス Barthes は語りについて次のように述べている。「語りははっきりと話された言語，話されたり描かれたりした静止画や動画，ジェスチャー，そしてこれらすべての方法を順序立てて合わせた形によって遂行可能なものである。……さらに言えば，これらのほとんど無限な多様性のある形式のもとで，語り(ナラティブ)はあらゆる時代や場所，社会に存在しているのである」[6]

しかし，今日のどのような組織であれ，システムの多くは本質的には混成物であり，利用者は各々の要求に応じて様々な割合で紙や電子媒体を混ぜ合わせて用いている。このため2種類の媒体間の力関係に対処しながら，システムのあり方が模索されてきた。電子媒体はコンピュータという形をとってより強力になり，その科学はより洗練されていったので，その結果，その画面は要求されるレベルにかなりのところまで近づいた。だが，診療記録に書かれた臨床での会話を再現できる能力があるかどうかと言えば，コンピュータはすでに十分なレベルに達していると考えている人もいれば[7]，逆にまったく不十分であると考えている人もいる[8,9]。語り(ナラティブ)を十分に表現できないということは十分認識しているが，この問題は最小限にとどめられ，より改善できるという実践的な見方を我々はとる。特にここでは，コンピュータによる患者単位の記録という観点から，語り(ナラティブ)を再評価すべきだということについて正当な理由を述べてみようと思う。

ナラティブ学（narrativistics）と構造

　我々の見解では，診療記録とは，語り(ナラティブ)の特殊なジャンルとみなせる。このジャンルの特徴は，一部はそれが構成される臨床状況に由来するものであるが，主として，このジャンルの実例はすべて患者の物語の再構成（あるいは物語のなかの物語）であるという事実に由来する。それに加えて，患者の物語は医師をもその中に取り込むことから，医師が，自身の権利を行使してその行動に影響を与える登場人物として物語りの筋書の一部になる。語り(ナラティブ)は，その形式と表現によって，このより大きな物語の豊かさを捉え伝えることが可能である。

　私達の関心は語り(ナラティブ)であるが，その構造に反対しているのではないという点については強調しておきたい。反対に，コンピュータ式診療記録システムの中では「フリーテクスト（自由な文章）」として低く見られがちな形式の構造を理解しようとしている。「フリーテクスト」を，デザイン完成のためには扱いにくい過剰なものとか，正式な臨床表現のコードに移し換えられない時に使用する最後の手段などとは考えていない。むしろ，「フリーテクスト」それ自体を必要不可欠のものと考える。それは「医師が自分自身をうまく表現できずに残ったデータや注釈」以上のものである[10]。その中には，しばしば価値がないと見下された記録の，重要な「内容」が含まれている。多くのシステムにおいて，いわゆる「フリーテクスト」は，診療記録の最も重要な部分である。さらに，医学には精神科のような別のサブジャンルがある。例えば，精神科は電子カルテをあまり用いようとはしないだろう。なぜなら精神科医が対象とする事柄は，あまりにも雑然としているので容易には形式化できないからである。「フリーテクスト」は，常に簡潔で遂行可能なことがやむを得ず優先される設計過程でも，難しい情報単位とみなされるほうが有用である。しかし，C.S. ルイス Lewis CS は，『詩篇の書』の「呪いの言葉」に関して，「私達が困難を見出すところにはいつも，発見の期待が待ち受けている。発見のあるところには楽しみが隠されている」[11]と述べている。ナラトロジーを使って「フリーテクスト」の難しさを調べながら，優れた電子診療記録を作成できる要因を発見できればと思う。

　オネガ Onega とランダ Landa に共通することであるが[12]，本章では，ナラトロジーという言葉を，ナラティブの科学という，その語源の最も広い意味で用いるが，構造のことは強調しておきたい。これは，歴史的にもこの問題の根底にあり，現在でもその中核にあるとみなされている。オネガたちはナラティブを「一

連の出来事の再現」と定義している (p.5)。ナラトロジーの枠組みは，我々の論文 Medical Records and Other Stories（診療記録とその他の物語）[13] の中に記載されているが，そこにはナラティブの両価的特徴を研究するための包括的な手段が提供されている。両価的とは，ナラティブの「産物」あるいは最終産物としての診療記録だけでなく，ナラティブの「過程」としての診療記録という意味で，後者には著述的要素，受け入れの要素，「良い物語」を創造するための広範な文脈上の要素が含まれる。医療情報学については，このような枠組みを作ることで，テクストを書き始めたり受け入れたりする多様な動因を考慮できるようになり，さらにそれは，多様な文脈の中でテクノロジーの手段によって，促進されたり濾過される。この章では，主として「物語の産物」とそれを表現し利用できる種々の構成や技術に焦点を当てる。主題としてのナラトロジーもまた，そのような問題を含むことになる。しかし，構成について話す時には，「**ナラティブ学（narrativics）**」という，もう少し専門的な言葉を用いたいと思う。それは「ナラティブ（の構造）を説明するためのモデルを開発」することを目指す[14]。

　コンピュータ科学と臨床とを背景にもつ医療情報学者と同じく，我々はナラトロジーの袋小路に迷っていることを鋭く意識している。例えば，文芸評論に関心のある人たちは，我々の功利主義的な見方は時代遅れであり，我々構造主義者の強調するものを無効で，時代遅れであると考えるかもしれない。文学作品に応用される構造主義は，作品の意味を解釈することよりも，それが意味するものの表現方法に関心を示して，与えられた作品の中にどのような暗黙の規則や習慣が作用しているかを示すことにしか興味をもたないではないか，と。とはいえ，我々の言い分としては，テクノロジーは常に芸術の後を追うと言えるだけの確たる根拠もあるし，それゆえ，構造主義者の理論が私達の領域でも助けになり得るかどうかを考えることは，何らかの価値があると思う[15]。その上，ナラトロジーとはもはや，オネガが指摘するように，単純に構造主義者の立場と同じではない。私達の仕事は構造主義者の仕事のみならず，臨床的ナラティブの脱構築（deconstruction）とも関係する。『ディコンストラクション』[16] の著者であるカラー Culler J を引用するならば，解体は構造主義の理論を覆すものというよりはそれを補完し正当化するものといえるだろう[17]。一部の批評家に文学への構造主義的アプローチを嫌悪させる理由を考えることは，問題解決のために還元主義的方法のみに邁進する科学文化にとってもかなり大切なことである。その有用性を発見したのは我々だが，他の科学者もそれを信頼に足るものだと認めてくれると信じたい。とはいえ，現在の考え方は終わりではなく始まりであり，このモデルが当

面の暫定的なモデルであることはいうまでもない。

　私達が探し求めるモデルは「物語り的な診療記録(ナラティブ)」である。さしあたり，「物語り的な診療記録(ナラティブ)」は，臨床の文脈に置かれたナラティブな方向性をもつ医学的記録であり，かつ医療記録サービスを表していると主張しておこう。診療記録の別のモデルと同様に，ここからは多くのデザインや成果が導かれ得る。しかしながら，ここでは私達の考えに役立つ構成や技術，関連表現について考えることにしよう。

診療記録表示形式の各世代

　いかなる分類もなにか特定の目的があり，それに従った見方を選ぶものである。図19.1の目的は，一見してわかるように，口頭発表から論理的記述にいたる診療記録の「技術」的発展を描写することであり，話素との関連は，これらの発展がどのようにそれを表現するかとは無関係に保たれることを示している。ここで**話素**（*fabula*）という言葉は，基本的な物語の材料という意味で用いているが，「語られる一連の状況や出来事を継時的な順序で並べたもの」[19]あるいは，単純に「物語りの素材(ナラティブ・スタッフ)」[20]のことである。（話素が本当に物語の「原材料」なのか，それとも抽象的概念なのか，あるいはナラティブの緊張から生じる産物なのか，といった点について速断を避けるあいまいな表現をここではあえて選んだ。）

　図に示した時間軸は診療記録の各世代を，現代の「新しい波」である第5世代に至るまで継時的に示している。診療記録の新しい各世代は先行する世代に対する何らかの批判を含んでおり，科学技術の新たな発展によってその批判に応えている。特定のヘルス・ケアの場面では，これらの「世代」の多くは同時に存在することもあるだろうが，いくつかは現場の大多数の人が聞いたことがないものも

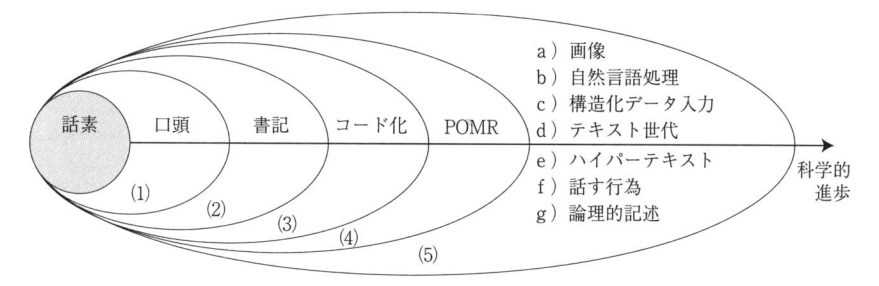

図19.1　話素と診療記録の5つの世代との関係（POMRは問題指向型診療記録）

あろう。いずれの世代も使用（ある程度は文化，組織や資源による）という点で，あるいは支援の承認（ある程度は政策，イデオロギーや発表の場による）という点でも普遍的に受け入れられるようなものはない。後で紹介する構造化されたデータ入力や記述論理学などのような最近の進歩は，今ちょうど研究から生まれ，商業的にも利用できるようになり始めているところである。

診療記録の科学技術とナラティブ

第5世代におけるこれらの新しい分野のいくつかは，他の世代よりは新しいものだが，その開発されたものが完成品なのか，まだ発展過程のものなのかはっきりしないし，それぞれの関係もあまりはっきりとしていない。これら最近の開発は，専門を同じくする科学技術者の批判や，診療記録に関連する新たな要求への理解などから起っている。これらの分野の後先を話題にすることは明らかに時期尚早である。1948年はマンチェスター[21]で最初の記憶装置を持ったコンピュータが誕生した年であること，そして診療記録の最新世代でも，例えば最も古くからある口頭による伝承と比べても，まだまだ非常に未熟であることを覚えておくことは，おそらく重要なことである。また，将来の診療記録はそのようなアプローチを組み合わせて表現されるものであり，これらの理由から私達は同じ「波」の中の時間軸に沿ってそれらをグループ化している。図19.1に示した異なる発展については，これらの科学技術との関連の中で，ナラティブな診療記録の重要性を作り上げる上で次のような視点を与えてくれる。本章の残された部分で図19.1に示した表示形式の多様な型を構造化したい。

1. **口頭による記録**（口述ではない）は，人間の記憶に蓄えられ，話すことによって伝えられる。口頭提示は限局されたもので，あらかじめ伝えられなければ元々の個人と共になくなってしまう。記録は話され，そして語り継がれていくことによってのみ保存される。
2. 一方，**書かれた記録**は，書いた人とその文脈に留まらず存続することができる。口頭であれ記述であれ，いずれの形でもナラティブの分析を通じて改善の見込みがある[22]。例えば，コルサード Coulthard[23] は，イギリス糖尿病協会の「糖尿病患者の休日と旅行」と題されたパンフレットについて，「私達の患者はこれを理解できない」と言う看護婦の要求を聞いて，その分析評価を行った。診療記録の標準化については様々な試みがあるが，口頭記録も書かれた記録も，現時点では形式や様式の普遍的基準から独立した**その場限り**の表現と見なされている。コンピュータが出現するまで，記録間の類似性はまったくの偶然によるものか，ある施設とか専門家が好んだ「独自のスタイル」を参照することによるものと説明されていた。

3．ひとたび，コンピュータが，そのような記録を表象し表現する媒体になると，従来の医療情報学はコード化された記録の開発の方に関心を向けてきた。紙主体の手書きの記録は，個々の患者のケアという面でも表面化しつつあるその他の副次的な結果（例えば，資源の管理）などの面でも問題を含んでいると考えられた。皮肉にも，「紙」は，私達がその成果を見つける前に枯渇する危険があるのである。最初の「代替品」，すなわち，初期のコンピュータ記録はそれらを生み出した技術にかなりの束縛を受けていた。臨床的効果のみならず，効率（例えば，高額な記憶装置や処理能力の制限，使用者にとってやり取りにかかる時間やその努力）という理由からも，様々な臨床上のコード化システムが開発された。イギリスでは，おそらく最初期の最も包括的なコードのセットは一般診療においてはペリー Perry によって開発された[24]。そのようなコード化システムでは臨床医の要望に到底応じきれないと分かり，システム開発者は，臨床データのより豊かな表現を可能にするため「フリーテキスト」を提案した。コンピュータに基礎を置くやり方に求められた潜在的利点や，基礎となるコード化システムによるいくつかの暗黙の構造化にも関わらず，これらの記録は紙によるものに比べてややもすると，後退したものであった。それらは**場当たり的**な，状況に依存した構造化されない記録から構成されるからだけでなく，記述の際にシステムやそのデザインからくる制約によって限られた見方が押しつけられるからである。もっと広い事態を考慮し，臨床医が日常業務をどのように行うかを反映した医学記録の内容にまとめようと試みられたが，うまくいかなかった。

4．医療情報学で分水嶺となったのはローレンス・ウィード Laurence Weed が枠組みやモデルの革新を行ったときである。彼は**問題指向型診療記録**（*Problem Oriented Medical Record; POMR*）によって，ナラティブの過剰な氾濫を抑え，コンピュータのためにデザインされた診療記録を提供しようと試みたのである[25]。POMR を用いれば，コンピュータは，「以前は不可能と思われていた正確さをもって，医学知識と医療行為を結びつけることによって……主要な参照手段」となる[26]。これに対応して，多くの人たちは完全な電子カルテがすぐにでも実現されると信じていたが，当時の技術は極めて簡単な仕事に対してすら初歩的な支援しかしていないし，コンピュータと使用者間のやり取りも非常に限定されていた。ウィード自身の PROMIS も含めて多くのシステムが，「問題（problem）」という捕らえどころのない観念を基礎に作られている。ウィードによる多大な貢献は認める一方で，彼のモデルの実用性に疑問を抱き始めるものも少なからずみうけられた[27]。POMR は，医師にとっては「自然な」行動さえ修正を求めるほど堅苦しいものであり，また，病院以外の分野においてはあまりそぐわないものでもあった。特に一般臨床は，「問題」が完全に形式化されて現れるというより，かなり時間をかけて雑然と生まれるため，POMR を実際に行うのに困難なことが多いのである。POMR はあまりにもきれいにまとめられていて，問題の後で，構造を使うことによって，問題がどのように「きれいに片付け」られるかということを示す印象的な例である。SOAP とはなかなかうまい命名であるが，それによると，患者の発言は**主観的**（*subjective*）とされ，医師の考えや発言は**客観的**（*objective*）とされる。これと同様の説明や事象の一連の「円滑な流れ」は医学以外の他の領域でも見ることができ，サックマン Suchman[28] によって取り上げられている。それによると事務手続きの中にも「標準化された行為とは，物事の結果が何であるべきかといった関心のもとで創られ，物事がいかにして結果に至るべきかは必要でない」とある。このような問題があるにしろ，現在の「新しい波」の中では，POMR はおそらく依然として，臨床目的のために特別にデザインされた概念的枠組みと

しては、唯一広く認識されたものである。また、POMR は臨床的に注目すべき焦点として「問題（problem）」を明確化することによって、様々な媒体をしのいでいると考えられる。
5. 次に、第5世代の診療記録の呈示法を示す。
   (a) **画像**は新しい世代の電子診療録の中にはじめてとりこまれた。画像に対する関心は、臨床場面においては通常、文書レポートにフィルムが伴っているという以上の意味を持つ。それはモニター機器に含まれる一般に普及した技術であり、例えば、監視モニター（病棟や家の）とか、もっとよく見られるものとしては、紙文書の管理にも使われている。実際、文書のスキャンは「それぞれの絵には物語がある」というよく言われる言葉を実感させてくれる。チャトマン Chatman はさらに進めて、*Story and discourse: narrative structure in fiction and film*（ストーリーと談話：小説と映画の中の物語り的な構造）[19]と題された本の中で、媒体の違いは、ナラトロジーの価値を低下させないといっている。これは特に重要で、なぜなら今のところ画像技術はおそらく第5世代の中でもっとも受け入れられた技術革新であり、この技術が影響する分野として文書のスキャンだけでなく放射線学も含まれるからである。シミュレーションや視覚化、さらに仮想現実の研究もこの分野に関連しており、仮想現実などはすでに、ビジュアルアートと関連させて展開している[29]。今ではこれらの技術は、理論の研究だけでなく、ヘルスケアの実践領域へ応用されつつある。
   (b) **自然言語処理**（Natural Language Processing; NLP）は人々の関心をより伝統的なナラティブの様式へ戻す新世代のアプローチである。それは、自然言語がコンピュータによって分析され、表現される方法を研究している。会話や文章に焦点を当てる[30,31]なら、NLP は一段と精巧になっているが、これは技術の発展に負うところが大きい。そして、それは私達がナラティブな診療記録と呼んでいるものにとって極めて重要である。自然言語処理技術が初めて臨床領域に応用されたのは、臨床家がキーボードで記録を直接入力する時にコンピュータにうまく入力できないという問題を解決するためである。このように、自然言語処理と医学用語の分析は、通常、どこにでもある紙主体の記録の存在を考慮して進められてきた。では、この紙の記録を与えられた時、私達はそれで何をするのであろうか。
   (c) これとは反対に、もっと最近の**構造化されたデータ入力**[32]は、臨床医が臨床データを直接入力する助けとなることを意図しており、キーボード技術への依存をなるべく減らしている。図19.2に Clinergy GP システムによる例を示した。構造化されたデータ入力は記述という概念を中心として作られており、それは十分柔軟性があるので臨床医がどのようにしてデータをそのシステムの中に入れるかは規定していない。このような対策により POMR においては困難であった問題をある程度克服している。このアプローチは、ポインターやクリック形式を用いたグラフィク使用のインターフェイスや強力なハードウエア、そして精巧なソフトウエア言語といった新技術によって可能となった。その結果、診療記録は構造化された一連の形式（書式）によってシステムの中に組み込まれている。フリーテキストはこれらのシステムにおいても依然残されており、形式主体の入力を補うことができ、しかも、臨床上の詳細な部分は構造化データの入力システムの中で形式的な方法を用いて、初期のシステムより多く表現される（できる）。興味深いことに、本来、使いやすさ[33]を追求して構造化データ入力を試みていたのであったが、この記述的アプローチは使用者（記入者や読者）に必要に応じて詳細を表現したり、見る自由さも与えてくれた。さらに推進されて診療記録の

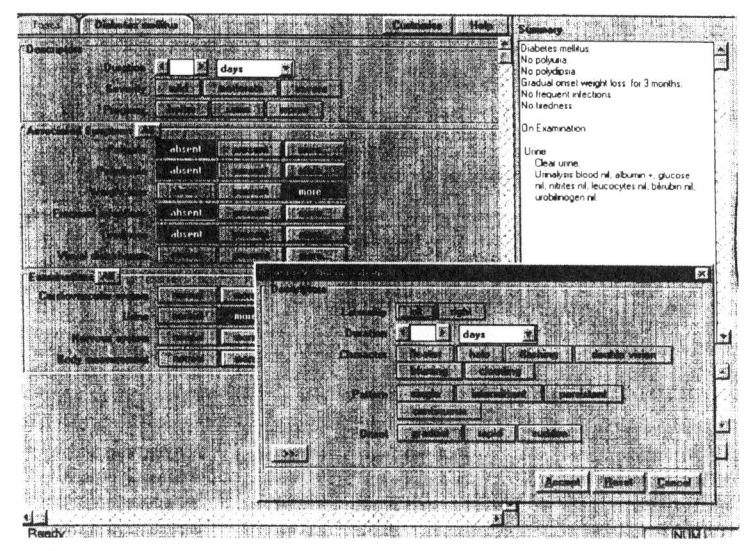

図19.2 「視力障害」の形式（書式）は医師が 'more …' のボタンをおすと示される。その形式（書式）に詳細を入力すると，ボタンが強調されて出てくる。選択された詳細な部分は要約記録の中に構造化されたテクストとして出てくる（「体重減少」によって示される詳細項目は表の右隅の最上段に示されている）

　モデルとなり，記録された文章が臨床的な感受性をもつものとなるだけでなく，形式（書式）それ自体が，臨床上重要なものだけを臨床家の特定の目的にあわせて含むという形になった。予想されるこの形式[34]は依然，記述に基づくアプローチであるが，過程やより広い文脈は暗黙に考慮されているにすぎない。構造化されたデータ入力は現存する多くのデータ入力より優れていると考えられるが，これだけを情報獲得の唯一の方法とするならば，わずかながら危険が伴う。というのは，構造化されたデータ入力のみではいくつかのデータ入力作業については他のデータ入力作業（例えば，解剖学的な記載は社会心理的な記載に比べ）より簡単になることから，マクウィニーMcWhinney IRが心と体の2つに分けて対応する心身二元論と呼んでいる医療をかえって再強化しかねないからである[35]。これらの技術を導入することによって，コンサルテーションの仕方が変わるようになると，これら技術が，臨床医のみならず患者にとっても価値のあるものになるので重要である[36,37]。

（d）テクスト世代，もっと一般的にいうなら自然言語世代（NLG）は，データ入力よりむしろテクストのアウトプットの仕方に重きをおいたアプローチである。そのため情報の記入者よりも，むしろ診療記録の読者に価値を置いている。もしも，論争や教育のために，読者としては想定されていないものに記録の一部を示したり話したりしなければならないとしたら，自然言語世代（NLG）は使用者に応じた設定されたテクスト部分を発展させることになるだろう。これらのテクストは，いわば，患者指導[38]や他の専門医から臨床医への紹介状や退院時要約と言った形での情報提供に適している。その法的適用の例として，イギリスの患者は自らの診療記録から説明のための記録を

見る権利を持っている。これらの例では，用意される記録は，記録の一部とか，その部分の説明にすぎないかもしれない。記録の背景にある表現が直接の呈示に適さないような症例では[39,40]，自然言語世代（NLG）を用いることによって読者がより読みたがっている内容を示すことができよう。それはまた，より広い，ナラトロジーの枠組みの部分とみなすこともできる[41]。ウィード自身，すでに1973年には，フィードバックや品質管理の目的から患者は自分の診療記録の個人コピーを持つべきで，これは自明であると考えていた。

　　ソフトの提供者は，「患者」が自分の問題の完全なリストを見，それぞれの問題に対する計画をはっきりと見て，それぞれの問題に対して丹念に書かれている経過記録を見ることができる日にむけて仕事を進めていかねばならない。そうすれば，私達の思考パターンから生じた優先事項や実践結果，そしてその実践の良し悪しを患者自身も知ることができるのである[42]。

　私達はこのような日が来ることを目指して現在も仕事を進めている。議論されている自然言語世代がその到着を早めるのに重要な役割を果たすだろう。コージー Cawsey[43] らによる最近の総説では，自然言語世代の異なるタイプやこの分野で研究を続けるための動機が考察されている。自然言語世代は，初期に参照された自然言語処理に見られたいくつかの特徴や潜在的能力を共有している。しかしながら，このことに関わらず，自然言語世代は依然として現在のヘルスケア状況の中ではめったにみることはできない。

（e）対照的に，**ハイパーテクスト・アプリケーション**は，インターネットやウェブの普及により局地的にも全世界的にもますますよく使われるようになっている。柔軟性，特に容易な操作でアクセスできるという点で，診療記録に対する，あるいは少なくとも，診療記録の特定の側面対する，理解しやすいアプローチとなった。マクレラン McLellan は，身体疾患のナラティブは，患者によって組み立てられ，多数の語り手によって創られることがこの新しい媒体の特徴になっていると指摘している[44]。ソオティクノ Soetikno ら[45]は潰瘍性大腸炎の患者の自伝的記述を基にした生命の質（QOL）の研究で Web がどのように使われているかを示している。しかしながら，ハイパーテクストによる取り組みを十分一般化し，普遍的なものにしたのは，技術とその「後押し」である。診療記録におけるハイパーテクストの使用は理論的支柱の欠如に悩まされていて，診療記録として適用することは質の点から非常に様々な問題がある。ここでも，ナラティブの科学[46]や特にその中の修辞[47]に関連した要素については，将来の発展も見越して，重要な役割を担うようバランスがとられているが，この仕事は臨床領域とさらに「関連」させる必要性がある。Box 19.1 は第5世代の診療記録の方法による初期の例を示している。これをみると，どれか一つのアプローチだけを用いるのではなく，いくつかのツールの組み合わせに重点を置いていたことがわかる。PIGLET（簡潔に説明したテキストが入っている個人コンピュータプログラム）は単純な自然言語世代（NLG）とハイパーテクストによるアプローチを包括した構造の例であり，説明文を個人用にあつらえるために患者記録の中の情報を使っている。Box 19.1（ビンステッド Binsted K らによる）[48]で，さらに情報を得るには太字の言葉に触れたり，クリックするとカッコ〈　〉の中の文のような説明が表示される。

（f）複数の執筆者の共著作業と考えられるハイパーテクストもまた，ここでコミュニケ

> Box 19.1 言語の生成と適用したハイパーテキスト例
>
> 〈マーク・スミス氏の診療記録に基づく問題点〉
> 1型糖尿病：1965年診断
> 糖尿病性網膜症：1975年診断
> ネフローゼ症候群：1988年診断
> 高脂血症：1992年診断
>
> 〈もし，マーク氏が高脂血症の説明を見たければ，次のような個人的な情報を取り込んだ一般的な情報のテクストが示される。〉
>
> 高脂血症
> 「高脂血症」とは血液中の脂質（脂肪）特にコレステロール値が高いという単語です。検査結果を見ると，あなたにはこの問題がありそうです。可能性のある原因として，家族性のもの，糖尿病，アルコールの摂取過量があります。一般的な治療方法は食事療法と脂質を下げる薬を服用することです。高脂血症は動脈硬化症や冠動脈疾患発症の危険を高めます。あなたの最新のコレステロール値は 3.8mmol/L（1994年6月15日）です。あなたが服用している脂質を下げる薬の名前はベザフィブレートです。
>
> 〈マーク氏が薬のベザフィブレートについてもっと知りたければ，本文のベザフィブレートの部分をクリックすれば，ベザフィブレートの構造式やマーク氏がどのくらい服用したら良いかの指針がリンクした文章となって示される。〉

ーションの領域とか言語の研究に再び入る。私達がナラティブを診療記録へ持ち込もうと考えているのとほとんど同じ方法で，他の研究者は「行動としての言語」のアプローチを通して，新しい枠組みを作り出し使用する方法を見つけようとしてきた。Speech Acts（発話行為）という著書，特にオースティン Austin J[49]やサール Searle J[50]の理論は，会話体を形式化しようとしていて，言語的な行動の背後にある論理に関心を寄せている。この観点からすると，臨床記録は，厳密で包括的な診療記録の構成を要求するというよりもむしろ，主として効率的な共同作業の問題となる。確かに，臨床的な目的から専門の境界を越えて記録を共有する必要性は，患者と医師も含めてチーム医療に対する要求が増える中では，自明のことだろう。グループウェアやワークフロー，協調したシステムも今や臨床の現場では重要とみなされている[51]。しかしながら，話す行為を含めるということは，一般的に，ナラティブと言語的接近との非常に密な関係を強調することでもある。ある意味では，私達は口頭や記述による記録に戻っている。つまり，少なくとも，民俗学や技術的手段により会話や対話を分析する方法を用いて臨床における会話を分析する力を持っており，そして，コミュニケーションの哲学（例えばハーバーマス）を将来への指針とする可能性ももっている[52]。この分野はまた，決定と選択[53]に関する社会政治学的問題を扱う学派から「コミュニケーション・モデル」や「表象」への伝統的な認識に対して異議を唱えている推論的心理学[54]におよぶ思想学派間の緊張を強調することになる。

（g）この分析における最新の方法は記述論理学（Description Logics）である。臨床画面では，（上述したような）記述に基づく構造化されたデータ入力と，記述論理で扱われる用語の選択とにははっきりとしたつながりがある[55]。GRAIL[56]は図19.2に示され

るような対話形式を推し進める記述論理で，書式に現れる詳細な点を抑えるようになっており，こうして臨床家が入力する事項が決まってくる。それぞれのモデルが，「臨床的に目立つ」ものを代表していて，データの適切な入力形式は，それに応じて決まってくる。ヘルス・ケアに適用しようとしたオースティンやサールの仕事のように，それは，有用で利用可能な形式主義を創りだすという仕事に理論を与えようとしている。記述論理は数学的である。したがってその出力は専門化されているだけでなく厳密である。また，それは，診療記録の前面よりもむしろその背後で働いている。例えば，GRAIL は，自然言語用の PIGLET の最新版の中で，知識の基礎を構造化するために使われている。ナラティブは少なくとも文学理論の中では，記述より高次の概念とみなされている[57]。しかしながら，記述はすでに電子診療記録の基礎として働くことが証明されてきた[58-60]。そして今，記述が医学情報理論にさらに寄与できるかどうかを見ることがナラティブの仕事である。

問題(プロブレム)と物語り(ストーリー)

「ヘルス・ケアの技術はもはや問題ではなく，むしろ解決されなければならない単なるマネージメントの問題である」としばしば言われる。組織的な問題を軽く扱いたいとは思わないが，今まで述べてきた診療記録の技術の概説によれば，我々が技術的道のりの終わりではなくむしろ始まりにいることがわかる。新たな技術によって利益を得たり価値を加えたりすることができるようになったとはいえ，紙の中にある（あった）重要なことをくみ取るにはまだまだ遠い道のりである。

私達が進めてきたナラティブの枠組みは，それを表現する媒体とは無関係に，ナラティブが診療記録において果たす役割を（再）発見することを可能にした。他の発展と共に，ナラティブな診療記録は，効果的に機能するために，既存の技術形式と新たな形式との融合を求めるだろう。しかしながら，このモデルは文章自体の外にある意味の研究を可能にし，また，それを取り巻く動因や過程に対する考察を可能とし，対話に富んだ文脈を用意する。さらに，このモデルは，完成された多数の文学理論に基づいて内的特性と外的特性の双方を考察するための分析的道具を駆使している。ナラティブな診療記録は，推論的な要素と直接測定可能な要素とを同等に扱うことによって，心身症的疾患とその他の疾患との間にある硬い区別を取り除く可能性を持っている。それはおそらく，「癒しの技」[62]つまり，「心と身体ではなく心身が語る新しい言語」[35]を促進する新たな発展[61]である。話素（ストーリーの材料）は根本的には医療に本来備わっていると主張することにより，患者の話を「問題」として扱った POMR の提唱者であるウィー

ドが歩んだ道をたどることになる。「飼いならす」という問題は臨床実践では不成功に終わっていることは間違いないが，もう少し推論的なアプローチが必要とされる部分では，ナラトロジーの中から引き出される豊富な材料を利用することができるので，「野生」のままのナラティブや縛られないテクストも成功しているといえるだろう。

謝辞：図 19.2 で示した形は，Clinergy GP システムを開発実用化した Semantic Technologies 社の好意による。

《文献と注》

1 Sittig DF. Grand Challenges in Medical Informatics. *J Am Med Inform Assoc* 1994; **1**: 412-13.
2 Dick RS, Gabler J. Still Searching for the Holy Grail. *Health Management Technol* 1995: 30-80.
3 McDonald CJ. ANSI's Health Informatics Planning Panel — The purpose and progress. In: De Moor GJE, McDonald CJ, Noothoven van Goor J eds. *Progress in Standardisation in Health Care Informatics*. Amsterdam: IOS Press, 1993, pp. 14-19.
4 Berg M. Practices of reading and writing: the constitutive role of the patient record in medical work. *Soc Health Illness* 1996; **18**(4): 499-524.
5 McLuhan M, Powers BR. *The Global Village: The Transformation in World Life and Media in the 21st Century*. Oxford: Oxford University Press, 1989.
6 Barthes R. Introduction to the Structural Analysis of Narratives. In: Onega S, Landa JAG. *Narratology*. New York: Longman, 1996, p. 46.
7 Kluge EHW. Advanced patient records: some ethical and legal considerations touching medical informatics space. *Meth Inform Med* 1993; **32**: 95-103.
8 Button G, Coulter J, Lee JRE, Sharrock W. *Computers, Minds and Conduct*. Cambridge: Polity Press, 1995.
9 Grémy F, Leplège A, Hève D. The computerized medical record is not the patient analog. A four partners scenario in clinical encounters. *Meth Inform Med* 1993; **32**: 339-40.
10 Rector AL. Marking up is not enough. *Meth Inform Med* 1993; **32**: 272.
11 Lewis CS. *Reflections on the Psalms*. London: Fontana Books, 1972. p. 29.
12 Onega S, Landa JAG. *Narratology*. New York: Longman, 1996.
13 Kay S, Purves IN. Medical Records and Other Stories: a narratological framework. *Meth Inform Med*. 1996; **35**: 72-88.
14 Prince G. *Dictionary of Narratology*. Aldershot: Scolar Press, 1993, p. 64.
15 Schlain L. *Art and Physics: Parallel visions in space, time and light*. New York: William Morrow and Company, 1991.
16 Culler J. *On Deconstruction. Theory and Criticism after Structuralism*. London: Routledge & Kegan Paul, 1982.
17 Culler J. *Saussure*. London: Fontana Press. 1985.
18 Prince G. *Dictionary of Narratology*. Aldershot: Scolar Press, 1993.
19 Chatman S. *Story and Discourse: Narrative Structure in Fiction and Film*. Cornell University Press, 1978. p. 19.
20 COMPUTER 50, http: //www/computer50.org .
21 Riessman CK. *Narrative Analysis*. Newbury Park, CA: Sage Publications, 1993.
22 Coulthard M. On analysing and evaluating written text. In: Coulthard M *Advances in written text analysis*. London: Routledge, 1994.
23 Perry J. Records for Clinical Care and Epidemiology. In: Symposium on Automated records in primary care.

Oxford Community Health Project, 1980, Y1-Y10.
24 Weed LL. *Medical Records, Medical Education and Patient Care.* Cleveland: The Press of Case Western Reserve University, 1971.
25 Weed LL. Quality Control. In: Walker HK, Hurst JW, Woody MF eds. *Applying the problem-oriented system.* New York: MEDCOM Press, 1973, p. 8.
26 Rector AL, Kay S. Descriptive Models for Medical Records and Data Interchange. In: Barber B, Cao D, Qin D, Wagner G eds. *MEDINFO 89.* Amsterdam: North Holland, 1989, 230-4.
27 Suchman LA. Office Procedure as Practical Action: Models of Work and System Design. *ACM Trans Office Inform Systems,* 1983; 1(4): 320-8.
28 Chatman S. *Story and Discourse: Narrative structure in fiction and film.* Ithaca, NY: Cornell University Press, 1993.
29 Laurel B. *Computers as Theatre.* Reading, MA: Addison-Wesley, 1993.
30 Sager N, Friedman C, Lyman MS. *Medical Language Processing: Computer management of narrative data.* Reading, MA: Addison-Wesley, 1987; p. 24.
31 Bateman J, Teich E. *Selective information presentation in an integrated publication system: an application of genre-driven text generation.* 1994.
32 Howkins TJ, Kay S, Rector AL, Goble CA, Horan B, Nowlan WA, Wilson A. An Overview of the PEN & PAD Project. In: O'Moore R, Bengtsson S, Bryant JR, Bryden JS eds. *Medical Notes in Medical Informatics,* No.40 MIE 90. Berlin: Springer-Verlag, 1990; 73-8.
33 Horan B *et al.* Supporting a humanly impossible task: The clinical human-computer environment. In: *Interact 90.* Amsterdam: Elsevier, 1990; 247-52.
34 Rector AL, Nowlan WA. Predictive Data Entry. In: *AIME-91.* Berlin: Springer-Verlag, 1991.
35 McWhinney IR. The Importance of being different. *Brit J Gen Pract* 1996; **46**: 433-6.
36 Kay S, Horan B, Goble CA, Howkins TJ, Rector AL, Nowlan A, Wilson G. A Consulting Room System with Added Value. In: O'Moore R, Bengtsson S, Bryant JR, Bryden JS eds. *Medical Notes in Medical Informatics,* No.40 MIE 90. Berlin: Springer-Verlag, 1990; pp. 73-8.
37 Purves IN. The Changing Consultation. In: van Zwanenberg T, Harrison J eds. *GP Tomorrow.* Oxford: Radcliffe Medical Press, 1998, pp. 31-47.
38 Carenini G, Mittal VO, Moore JD. Generating patient-specific interactive natural language explanations. In: Cawsey A ed. *AI Patient Education.* Glasgow: GIST Technical Report: G95.3, 1995; 39-43.
39 Bullock JC. Text generation from semantic network based medical records. MSc Thesis, University of Manchester, Department of Computer Science, 1994.
40 Bullock JC, Solomon D. Generating Narratives from Medical Records. In: Cawsey A ed. *AI in Patient Education.* Glasgow: GIST Technical Report: G95.3, 1995; 23-6.
41 Kay S, Bullock JC. Generation of clinical narrative: PEN & PAD: Reporter and Story. In: Richards B ed. *Proceedings of Healthcare Computing, Harrogate,* 1996; 513-20.
42 Weed LL. Quality Control. In: Walker HK, Hurst JW, Woody MF eds. *Applying the problem-oriented system.* New York: MEDCOM Press, 1973; p. 5.
43 Cawsey AJ, Webber BL, Jones RB. Natural Language Generation in Health Care. *J Am Med Inform Assoc* 1997; **4**: 473-82.
44 McLellan MF. Literature and medicine: narratives of physical illness. *Lancet* 1997; **349**: 1618-20.
45 Soetikno RM, Mrad R, Pao V, Lenert LA. Quality-of-life Research on the Internet: Feasibility and Potential Biases in Patients with Ulcerative Colitis. *J Am Med Inform Assoc* 1997; 4: 426-35.
46 Aarseth EJ. Nonlinearity and Literary Theory. In: Landow GP ed. *Hypertext theory.* Baltimore: John Hopkins University Press, 1994; pp. 51-86.
47 Landow GP. What is a critic to do?: Critical theory in the age of Hypertext. In: Landow GP ed. *Hypertext theory.* Baltimore: John Hopkins University Press, 1994, 1-50.
48 Binsted K, Cawsey A, Jones R. Generating Personalised Patient Information Using the Medical Record, AI

in Patient Education (AIPE) August 1995. *GIST Technical Report*: G95.3.
49 Austin J. *How to do things with words*. Oxford: Oxford University Press, 1962.
50 Searle J. *Speech Acts*. Cambridge: Cambridge University Press, 1969.
51 Purves IN. Decision support at the primary/secondary care interface. In: Pritchard P ed. *Decision support in primary and secondary care*. London: NHS Executive R & D, 1987, pp. 33-41.
52 Schoop M. Habermas and Searle in Hospital: a description Language for Cooperative Documentation systems in Healthcare. In: Dignum F, Dietz J eds. *Communication Modelling — The Language/Action Perspective*. Report 97-109, Eindhoven: Eindhoven University of Technology, 1997, pp. 117-32.
53 Suchman L. Do categories have Politics?: The language/action perspective reconsidered. *Computer Supported Cooperative Work (CSCW)*, 1994; **2**(3): 177-90.
54 Edwards D. *Discourse and Cognition*. London: Sage Publications, 1997.
55 Rogers JE, Rector AL. Terminological Systems: Bridging the Generation Gap. In: Masys DR ed. *Proceedings 1997 AMIA Fall Symposium*. Philadelphia: Hanley & Belfus, 1997, pp. 610-4.
56 Rector AL, Nowlan WA, Glowinski A. Goals for concept representation in the GALEN Project. In: Safran C ed. *Proceedings of the Seventeenth Annual Symposium on Computer Applications in Medical Care*. Washington, DC. New York: McGraw-Hill, 1994; pp. 414-8.
57 Prince G. *Narrative. Dictionary of Narratology*. Aldershot: Scolar Press, 1987, 57-8.
58 Rector AL, Nowlan WA, Kay S. Unifying Medical Information using an Architecture Based on Descriptions. In: Miller RA ed. *Proceedings of the Symposium on Computer Applications in Medical Care, SCAMC 90, Washington*. 1990, pp. 190-4.
59 Rector AL, Nowlan WA, Kay S. Foundations for an Electronic Medical Record. *Meth Inform Med* 1991; **30**: 179-86.
60 Rector AL, Nowlan WA, Kay S, Goble CA, Howkins TJ. A framework for modelling the electronic medical record. *Meth Inform Med* 1992; **32**(2): 109-19.
61 Grémy F, Lelaidier, Hève D. Is there anything new about the so-called "medical" record? *Meth Inform Med* 1996; **35**: 93-7.
62 Smith BH, Taylor RJ. Medicine — a healing or a dying art? *Brit J Gen Pract* 1996; **46**: 249-51.

第20章

臨床における逸話

ジェイン・マクノートン*

はじめに

　逸話（anecdote）が持つ「誤解を招く力」は，ひとつの驚くべき事例（逸話の素材）が心に突き刺さって離れない，という事実によるものである[1]。教科書の疾患の記述は典型的な症状に焦点を合わせているのに対し，逸話は我々に典型的でないものを語り，明らかに偏った医学的視点を与える[2]。しかしながら医師もこのような物語を語らざるをえない。「昔，このような患者を診察したことがある」というような言い回し[3]は，医療者のミーティングや回診のあちこちで聞かれ，重要で有用な機能を果たしている。

逸話とは何か？

　「逸話」という言葉は2つの意味で用いられる。ひとつは次のような文章で使われる「〜についてこのような話（いわゆる，逸話）がある」という言い方で，もうひとつは「それはたいした逸話だ！」という言い方である。前者はもともとこの言葉の持つ意味で，語り手は単に事実を述べるのみならず，実例を挙げて印象的に語ろうとしている。後者はむしろ軽蔑的な意味である。例えば，医師が新薬の治療効果を聞いて「これは全く逸話的だ！」と反応したとしよう。これは「それは単なる話に過ぎず，**信頼できる証拠**を他に探す必要がある」という意味である。

---

*Jane Macnaughton：グラスゴー大学総合診療部門講師を勤めるかたわら，パートタイムの一般診療医（GP）としても活動している。医学の研究に先立って彼女は文学を研究していたが，最近では医療の実践における根拠と洞察をテーマとして博士号を取得するために研究を重ねている。

二つの例で逸話の異なった側面の実例を挙げてみよう。一つ目はスタンダップ・コメディアンであるが，彼らはその素材の中で逸話を多用する。彼らの話は短く，（「事実を修飾した」）作り話も多く，観客を爆笑させ，「おち」に向けてどんどん盛り上げていく。結婚式のスピーチでの例を挙げることができるが，ユーモアのある逸話は集団の文化やアイデンティティなどによって決まる。スピーチの聞き手は家族や友人などで，そのカップルについてよく知っている。

逸話は新聞の死亡欄でもよく見かける。次にあげるのは最近死亡したイギリス画家の死亡欄からの引用である。

> 彼は上機嫌であった時にも，決して本当の意味では芸術界に所属してはいなかった。恐らく彼の個人的背景がこれには関与していたのだろう。彼はランカシャーの労働者階級に生まれ……彼の父親が将来どのような職業で生計を立てたいかを尋ねたときに，彼は画家（painter）になりたいと答えたが，父親は塗装工（painter）になりたいのだと思って喜んだ，と言われている。

死亡欄は，ある人物の人生を短い物語でその人柄について（通常実際よりもよく）まとめねばならないという点で伝記とは異なっている。故人の人柄の特徴を示す実例を挙げて説明するために，死亡欄には愉快で印象に残るような逸話が紹介されることが多い。ここでは画家の裕福ではない生まれが語られ，父親が誤解したという逸話で，彼の生まれや育ちがあまり面白くないもので，その結果芸術界のパーティーや魅力的な世界にあまり参加したがらなくなった，と実例を挙げている。

これら医学とは関係のない逸話の使用の例をみると，いくつかの点がこの型の物語り（ナラティブ）の特徴となっていることがわかる。

1. 逸話はひとつのテーマ，あるいは要点を説明するための短い物語である。だから，他の小説や伝記のように筋書きや登場人物の成長などを含んではいない。
2. 面白みを加えたり強調したりするために，フィクション，ノンフィクション，「実話を修飾したもの」のいずれの形式もとりうる。
3. 逸話には，道徳的あるいは教育的な何かの実例となる劇的あるいは面白い内容，あるいは個人の特徴の面白い点が含まれる。
4. 逸話を語る目的は通常，聴衆に大まかな主題を記憶してもらい，理解してもらうためである。
5. もし逸話がその土地独特の意味で，また聴衆の背景や文化が共通である場所で語られる場合，理解はより容易である。

すべての逸話がこの特徴を満たすわけではない。が，このような定義から見れば，「逸話的な根拠」が科学という輪のなかでは信頼性が限られていることは驚

くにあたらない。このような根拠が，しばしば即座に，単に効果を狙って語られる，修飾されていることの多い，短い劇的で印象に残る話として片付けられてしまっている！　しかし，逸話のこれらの特徴こそが，広く認識されている限界と同時に，その強力な可能性をも構成しているのである。

経験的学習：逸話の集約としての知識

なりたての医師は膨大な知識を持っているが，決定を下すのは苦手なことが多い。実践的な専門知識（個々の事例をどうするべきか）は複雑な現象で，それぞれを構成する能力を分解することは難しい[5]。医師が，最初のうちは個々の患者の物語を積み重ねて学んでいくことは良く知られており，これは「病いの脚本（illness scripts）」[6]と言われる。この言葉は，医学知識はさまざまな患者の疾患や処方箋の臨床経験を通して形成されて行く，という意味である。

たいていは無意識のレベルで，医師は目の前の患者を過去の「病いの脚本」と比較している。二つの物語の間に何か相違があれば，医師はさらに検査をしたり，証拠を探したり，アドバイスを求めたりという行為に及ぶ[7]。医師には典型的でない，めったにない，あるいは印象的な問題を抱えた患者のほうが記憶に残りやすいし，医師個人個人の経験は偶然によることもあって，逸話によって学習していくためには，何か他に系統的な根拠をもったもので補填する必要がある。しかし，逸話が医師の知識を得る手段の中心であるということを，専門教育に携わるものは現実として認識する必要がある[8]。

逸話に基づいた医学：医師の間の語り

公式，非公式にかかわらず，医師は集まると決まって逸話を交わす。誰もがこのような話を好む。逸話は単調なカンファランスの過程や深刻な医療集団会に活気を与えるし，医師同士の会話のかなりの部分を占める。これをある批評家は，医学の本能の現れに違いないと評した。K・M・ハンターはこのように記している。

> グループが小規模で定期的なものであるほど，またメンバーが同じ臨床活動に携わっている場合ほど，より多くの逸話が語られるだろう[9]。

ここに述べられたような状況は，病棟回診や病院の各部門のカンファランスな

どで最もよく見かける。カンファランスやミーティング，雑誌の中など公式な設定の場所で，これらの物語りは実例としての役割を果たす。カンファランスのプレゼンテーションで，新しい治療法に関する科学的なデータとともに，いかに著効したかの症例が引用されることがある。この引用される症例は通常，その治療が著効した例，あるいは逆に全く無効であった例である。

このように，逸話は平凡なことを詳しく述べるのではなく，科学的な根拠に加えて，その治療の最善の例か，あるいは最悪の例を示すのに役立つ。このような状況において，それゆえに逸話は新しい治療法の効果と盲点に関心を払わせるのに役立つ。カンファランスのディスカッションで，傍聴者は逸話を，そこで示された例とは反対の例を紹介するのに，次のように用いることがよくある。「あなたの患者さんはその治療法によく反応したかもしれないが，私は以前その方法を自分の患者に試してみたが……危うく死ぬところだった」。逸話は本質的に記憶に残りやすいものだから，話し手が語った逸話がきっかけになって，聴衆に別の症例の記憶を呼び起こし，別の患者の異なった状況における治療の有効性に関する議論に発展することがよくある。

これらの例から分かるように，臨床に携わる医師が医学的知識を磨き確かめられるような実例や反例をあげながら，医学教育を進めることができるという点で，逸話には教育的な価値がある。医師はまた，逸話を交わすことで同僚の症例にたいする臨床判断能力も高めることもできる。しかし，逸話は在学中の医学教育で用いられることも多い。そこでは，臨床教育は特定の疾患と臨床症状を持つ患者のベッドサイドで行われる。教育にあたる臨床医は比較のために他の似通った事例の逸話を引き合いに出す。この他に，教員は「もしこの患者が以前に心臓発作を起こしていたらどうだろうか？　君の治療方針は変わるだろうか？」というような仮説を設定することもある。これらのシナリオは，一つの症例の教育的価値を拡大するために役立つ仮想事例に関する逸話とみなすことができる[10]。

非常に基本的な医学的真実の重要性の実例を挙げるために，過去の偉大な医学者についての逸話が医学生に語られることも多い。そのような例として，今世紀初めの総合医であり，心臓病学の先駆者でもあるジェームズ・マッケンジー卿 Sir James Mackenzie の話がある。

> マッケンジー卿が週末にエディンバラの母校を訪問していた。胆嚢摘出術のために入院中である女性の循環器の状態について外科医が意見を求めた。彼女には心雑音があった。外科医の胸の中に，手術をすることが賢明かどうかという疑問が湧いてきた。マッケンジー卿がやってくることはすぐに広まり，大勢のスタッフや学生が病棟に集

まった。マッケンジー卿は彼女に家の状態について訪ねた。自宅はローン・マーケットにあり，最上階だった。「6人の家族のために買物をしているのはあなたですか？」「もちろん。他に誰がしてくれるのですか？」「荷物を自分で持って階段を上がるのですか？」「その通りです」「1日に何回ぐらい階段を昇り降りするのですか？」「数え切れないほど何度も」「つらいと思ったことがありますか？」「いいえ。ぜんぜん」。マッケンジー卿は外科医のほうを向き，心機能に関して手術は問題ないと答えた。

教育的な役割をもつと同時に，逸話は医師が専門職としての礼儀を身につけるのに疑いなく役立つ[12]。例えば病院のレジデントが新しい病棟で，好ましい手技に関して先輩にアドバイスを求めることがあるだろう。「もし～ならば，間違いなくこうするように」「～だから，こんなことはしないように」などと警告的な専門的な逸話でアドバイスを受けることが多い。しかし逸話はもっと支持的な機能が必要とされる場合にも有効である。医学において臨床医が過ちや判断上の間違いを犯したときに，公に支持することはあまり好ましくない。ケース・カンファランスや病棟のミーティング，診療のミーティングでは，支持的な逸話の形でなら援助することができる。我々の診療部門の若い同僚が，若いやせた咳の患者で，結核の診断をつけられなかったことで動揺していた。シニアの同僚が答えた。「起こりうることだ。以前自分も食欲不振だと思って診察した女性患者が，直後に喀血してしまい，病院にとんでこなければならない，という同じような経験をしている」。「我々もみんな経験したことだ」というのは，医師の間で同僚の過ちを受け入れるときによく聞かれる言葉で，他の医師の過ちについても「我々みんなに起こりうることだ」と保証する。支持的な言葉は，単に誰かの肩にすがって泣くのと同じではなく，みなで学習経験を分かち合う効果がある。

医学雑誌における逸話：根拠としての症例報告

体系的な科学的リサーチの代用にはならないが，逸話はリサーチを新しい方向に向かわせるのに有効な「水平思考」である。医学雑誌の一例報告は，良く知られた科学的知識に合致しない複雑なケースのことが多い。そのような例外がさらなるリサーチや医学的発見を刺激する。特に同じ分野で働いている医師が，同じような例外を経験したことがわかれば，一連の症例研究が始まるかもしれない。一例報告の形で記述された逸話，あるいは *British Medical Journal*（BMJ）の「思い出に残る患者」の章で紹介される逸話は，研究を刺激するのに大切な役割を持っている。

ハンターが報告した有名な症例は，アザラシ肢症（四肢が短い疾患）発見の発

端となり，後に，妊娠中のつわりに対して用いられるサリドマイドと関連して起こることが判明した[13]。最近の例では豊胸術に用いるシリコンの危険性に関する懸念がある。薬品の副作用を英国医薬品安全委員会に報告するイエローカード組織は，医師からの薬剤による重篤な副作用や副反応で被害をこうむったと考えられる個人個人の患者に関する逸話的な報告を集め集計する公式の機構である[14]。

逸話もランダム化臨床試験も，個々の患者でランダム化するいわゆるn＝1試験であれば，同じ結果になる[15]。このような試験はある特定の患者に関する臨床的なジレンマに答えようとする際に用いられるかもしれない。二つの異なった治療法（一般的には有効な薬とプラセボ）を体系的に変え，それぞれに対する反応性を報告してもらう。このような研究の目標は，それぞれの治療法が眼前の個々の患者に有効であることを証明する，あるいは否定することが目的である。先に述べたようなすべての必要な特徴を備えているので，このような「試験」は同様に逸話となる[16]。

診察での逸話

患者はなぜ診察を受けに来たのかを説明するために，逸話をおもな媒介として使う。一般外来では，患者が自分の問題をどのように評価しているかは，一般に未分化で，医学的なものとなっていない。なぜなら医師によって彼らのストーリーがまだ再度解釈しなおされていないからである。例えば，狭心痛は「労作時の強い胸の痛み」ではなく，次のように表現される。

> 私がここに来た理由はね，先生，先週妻と買い物に出かけた帰りに，バスが故障していて，たくさんの買い物を持って，自宅までの丘を登らなくては行けなかったのですよ。丘の頂上についたとき，突然胸が痛くなり，立ち止まって深呼吸をしなければなりませんでした。

患者はある症状がいかに自分の生活に影響しているかという実例を示すために逸話を用いる。これは最近，ローン・ボーリング（訳注：芝生の上で球を転がし，的球に近づける競技）に夢中になっている患者と交わした会話である。

筆者：ひざの具合，今はどうですか？　今度の鎮痛剤は良く効きますか？
患者：いいえ。私にとって今シーズンのローン・ボーリングの女性代表ももうだめですわ。
筆者：ローン・ボーリングの方はどうしているのですか？
患者：今はとてもできません。この前競技をしたときにはボールをとろうとして立ち上がることができませんでしたもの。男性何人かで私をグリーンの外まで運んでいただいた

の。みんなの笑い者になって,それからプレーできませんでしたわ。

　このような種類の患者の逸話が重要なのは,個人がその問題をどのように体験しているかを映し出し,機能がどの程度障害されているかについて,明確な概念を医師に与えてくれるからである。この患者にとっては,軽度の変形性膝関節症がライフスタイルに大きな影響を与え,そのために彼女は理学療法や整形外科医の意見に重きを置いている。他のライフスタイルのそれほど活動的でない老年の女性にとっては,この程度の状況では急いで行動を起こすことはないだろう。この逸話からわかるのは,患者が関心を持っているのは自分がどのくらいできるかという機能であって,症状の重症度や病理学的な所見などではない,ということである。
　患者が実例を挙げる逸話で,疑われている病気を彼らがどのように理解しているか,あるいは誤解しているかと言うこともわかる。尿路変更術後の瘢痕からヘルニアを起こした患者がこんなことを語った。

　　　でも,私の叔父のジェームズはヘルニアをこの下（自分の鼠径部を示しながら）で
　　　手術しました。ヘルニアになるのは男性だけだと思っていました。とはいうものの,
　　　私の姉は（心窩部をさしながら）この上の中の方にあって,食事に支障があるので
　　　す。

　これらの逸話は,患者がヘルニアを混同しており（それもよくわかるが）,なぜヘルニアが異なった場所に存在するのか疑問に思っていることを示している。患者の逸話に関心を払うと,患者の誤解がどこにあるのかを明らかにすることができ,患者が自分の病気と,それに関して何かをする能力をどのようにとらえているかがわかる。
　他の患者の逸話は,医師が大丈夫だと保証したり,病気の症状がどの程度続くかという例として話されたりすることもあるだろう。このような状況における逸話は,患者が他の患者の経験に興味がなく,特に自分の病気とは違うものだと感じる場合は,その成果には限度があるかもしれない。

病いの民間モデルの中での逸話

　医学的な会話のために逸話が使われるのはカンファレンス室や医師の診察室だけではない。患者は,患者同士,あるいは親戚と家庭や職場,飲み屋での逸話を通して病いの経験や医学的治療を共有している。これらの物語が,医師を訪れる

かあるいは訪れないかを決める主な手段となっているかもしれない[17]。
　一般医を訪れること，あるいは病院を訪れることは，重要な出来事であり，逸話として家族や友人に知らされることも多い。医師が患者と共有していると思っている理解が歪むのは，この段階である。受診の話が語られ，聞き手がそれについて次々と逸話で自分の経験と知識を引き出しながらコメントする。バス停で待っている間に次のような会話を耳にした。

> 患者：先生は血圧が高いからこの薬を飲み始めるように言うんだ。
> 親戚：本当かい？　この道を下ったところにすんでいるマクドナルドさんは血圧が高いけれど，君の倍も太っているし，煙突のように煙草を吸っているよ。ひどい頭痛がしたとき，主治医が，血圧のせいだから体重を減らすようにと言ったそうだ。たぶん君も少し減量すればいいんじゃないの。
> 患者：そうだね。ぜんぜん気分も悪くないし。しばらく様子をみてみよう。

メディアの逸話

　新聞を開いて，医学に関する逸話を見つけない日はない。英国の病院の「ベッドの危機」に関する記事は，頻回に実に適切に実例を挙げている。救急医療室で何時間も待たされた高齢患者（のことが多い）の経験についての「トローリーの話」や，ICUのベッドを探して重症患者の救急搬送がたらいまわしになった「救急の話」などである。病者のドラマチックな経験が心に焼き付き，無味乾燥な事実や数字だけでは無力な場合でも，人々や政治家に行動を起こさせるかもしれない。
　BMJやBMAのような医学雑誌のニュースレビューには，患者の疾病や治療に関する経験談が定期的に掲載されている。BBCのジャーナリストのフランシーヌ・ストック Francine Stock は，彼女の乳癌の経験をBMAのニュースレビューに寄せており，初期診断がどのように行われたかを記載している。

> 　上申医が生体組織検査を行うために飛んできた。「大丈夫ですよ，手術で何とかなります」と彼らは口をそろえて言った。医師はいくつかののリンパ節を見つけたが，「大丈夫ですよ，ちょっと化学療法をするかもしれませんが，おそらく乳腺腫瘍摘出術ですむでしょう。心配いりません。癌については，少しばかり幸運を祈ればいいのです」と彼らは言った[18]。

　こういった話は，おそらく主に，医師が独りよがりから目を覚まし，患者がどのように自分達を見ているかに気づかせる役割を持っている。

結　語

以上見てきたように，逸話とは医療のコミュニケーションの中で欠かせない本質的な部分であり，医師同士の間，医師と患者の間，一般の人々の間で常に用いられている。逸話はそれぞれの状況に応じてさまざまな役割を果たすが，大切な点は，印象的で，短くて，それゆえに記憶に残り，医師の教育，患者の苦痛の理解に効果があり，時には政治的な決定にさえ影響を与えることである。

医学の芸術(アート)において，すべての情報源を考慮し，多くの根拠の源に当たることができることは重要である。そして臨床判断の芸術(アート)によって，問題となっている事例において何がもっとも重要かを決定することができる。臨床医学は個人個人を扱うものであり，医学的な逸話は「病者の経験」こそが注意を向けられ尊重されるようにと強く主張するものである。

《文献と注》

1 Hunter KM. *Doctor's Stories: the narrative structure of medical knowledge.* Princeton: Princeton University Press, 1991, p. 71.
2 Mann RD. Breast implants: the tyranny of the anecdote. *J Glin Epidemiol* 1995; **48**: 504-6.
3 Macnaughton RI. Anecdotes and empiricism. *Br J Gen Pract* 1995; **45**: 571-2.
4 *The Times* October 4 1997, p. 25.
5 Eraut M. *Developing professional knowledge and competence.* London: Falmer Press, 1994.
6 Schmidt HG, Norman GR, Boshuizen HPA. A cognitive perspective on medical expertise: theory and implications. *Academ Med* 1990; **65**: 611-21.
7 Sullivan FM, Macnaughton RJ. Evidence in consultations: interpreted and individualised. *Lancet* 1996; **348**: 941-3.
8 Tannenbaum S. What physicians know. *New Engl J Med* 1993; **329**: 1268-71.
9 See reference 1, p. 74.
10 Hunter KM. "There was this one guy...": the uses of anecdote in medicine. *Perspect Biol Med* 1986; **29**: 619-30.
11 Gillie A. The James Mackenzie Lecture : James Mackenzie and General Practice today. *The Practitioner* 1962; **188**: 94-107.
12 See reference 10, p. 621.
13 McBride WG. Thalidomide and congenital abnormalities. *Lancet* 1961; **ii**: 1358.
14 BMA and Royal Phamaceutical Society of Great Britain. *British National Formulary* **Number 34** (September 1997).
15 Guyatt G, Sackett D, Wayne Taylor D *et al.* Determining optimal therapy — randomised trials in individual patients. *New Engl J Med* 1986; **314**: 889-92.
16 Charlton B. Medical practice and the double-blind randomised controlled trial. *Br J Gen Pract* 1991; **41**: 355-6.
17 McKinlay JB. Social networks, lay consultation and help-seeking behaviour. *Social Forces* 1973; **51**: 275-92.
18 Stock F. My life in their hands: "I confronted cancer stormtrooper style". *BMA News Review* 1997; **23**: 50.

患者の個人的体験のデータベース

トリシャ・グリーンハル

　The Cochrane Collaboration は，医学文献におけるすべてのランダム化臨床試験の体系的レビューを国際的に行っていることと，メタアナリシス（すなわち，臨床試験の数的結果の数学的統合）の理論と実践面で貢献していることで最もよく知られている。また，広く使われ，継続的に更新されている，量的研究の3つの電子的データベース［the Cochrane Controlled Trials Rsgister (CCTR), the Cochrane Database of Systematic Reviews (CDSR), the Database of Abstracts of Reviews of Effectiveness (DARE)］を含むコクラン・ライブラリーを CD-ROM とインターネットで出版している。

　CDSR と並んで使われることを意図した新しいデータベース，患者個人の経験のデータベース，the Database of Individual Patient Experience (DIPEX) が現在開発されている。DIPEX の目的は，ヘルス・サービス利用者や臨床試験参加者の病い体験を物語り（ナラティブ）の形にして，索引化し，照合可能にし，出版することであろう。DIPEX は，最終的には医師と同様，患者，家族や介護者，自助グループ，政策立案者，研究者，社会科学者，医学・看護の教育者によってもアクセスされることを想定している。

　今書いている時点で，イギリスのオックスフォードに基盤を置き，アンドリュー・ハークスハイマー Andrew Herxheimer とアン・マクファーソン Anne McPherson に率いられた6人の研究者のコアチームは，4つの臨床領域，すなわち，乳癌，骨盤痛，高血圧，大腸癌スクリーニングにおいて，患者の病い体験を収集するために用いられてきた方法について体系的レビューを行うべく準備している。DIPEX チームはこのレビューに基づいて，データベースを作成する方法の適切な範囲を決める予定である。彼らは出版された文献のレビューと，半構造化面接の形で行われる新しい一次研究とが，このデータベース構築に主要な貢

献をしてくれるだろうと予想している。

　DIPEX チームは患者が外来受診や入院の後に記入した予備的質問票を分析した。その示唆するところによれば，DIPEX データベース上に載る最終的な項目は，個人の話(ストーリー)で，診断や患者の病状との関連にはっきりと焦点を当てたものになるだろう。その記載は可能な限り，経時的視点を有したものとされるだろう。それゆえ，ここで取り上げらる物語り(ナラティブ)は，病気の期間中のある一時点における患者の感情や懸念の断片的記載ではなく，むしろ正式な診断がなされる前から始まり，臨床での面接，検査，治療計画，疾病の解消ないし進行へと続く一連の流れを通した，感情や心配を追ったものとなる。

　DIPEX 計画についてのより詳しい情報の入手先は以下の通りである：Pamela Baker, General Practice Research Group, Institute of Health Sciences, Headigton, Oxford OX2 'LF, UK; Fax 01865 227 137; e-mail pamela.baker@dphpc.ox.ac.uk

謝辞：ここに収録した情報を提供してくれたイギリス，コクラン・センターの名誉研究員，Andrew Herxheimer 博士に感謝の意を表する。

《文献と注》

1 Chalmers I, Sackett D, Silagy C. The Cochrane Collaboration. In: Maynard A, Chalmers I eds. *Non-random reflections on health services research*. London: BMJ Publishing Group, 1997, pp. 231-9.

第6部
ヘルス・ケアにおける物語り(ナラティブ)の展開

第21章

医療倫理における物語り(ナラティブ)

アン・ハドソン・ジョーンズ*

「物語り(ナラティブ)」が医療倫理にとって重要であるというのはずっと以前より言われ続けていることである。しかしながら，文学者，倫理学者および医療従事者がその役割に直接焦点を当てるようになったのは，わずか最近の20年間のことである。物語り(ナラティブ)は主として2つの方法で医療倫理に貢献する。第1は，物語り(ナラティブ)を，現実の模写として利用することである。すなわち，物語が何を語っているかの内容を利用するのである。第2は，文学批評の方法と物語り理論から物語形式の分析を行うことである。すなわち，物語がどのようにして語られ，なぜそれが重要なのかを理解することである。文学の形式と内容のように物語り(ナラティブ)と物語り(ナラティブ)理論は分かちがたく結びついているけれども，医療倫理の枠組みの中での物語り(ナラティブ)の重要性を理解する道筋をつける手助けを促すためにあえてこの2つを別々に論じたい。

物語(ストーリー)の利用

過去20年間，医療倫理にとって物語(ストーリー)は少なくとも大きく3つの点で重要であった。第1に，原則に基づいた専門家倫理（principle based professional ethics）を教えるための実例として重要である。西欧ではこれが医療倫理の主な形式であった。第2に，よりよい人生を送るための道徳的指針として重要である。これは単に医療実践においてだけではなく，人生の全ての側面について言える。第3に，経験に裏打ちされた真実や情熱によって，すでに受け入れられている医

---

*Anne Hudson Jones：テキサス大学のガルベストン医学校，医療人間学部の「文学と医学」の教授であり，そこでは「文学と医学」コース，医療倫理コースを教えている。雑誌 Literature and Medicine の創立編集者であり，10年以上その編集長を務めた。最近では，ナラティブ倫理に関する論文を The Journal of Medicine and Philosophy 誌と The Lancet 誌に掲載した。

療実践と倫理的指針を再検証する証言としてのナラティブとして重要である。

原則に基づいた医療倫理を教える実例としての物語

　医学における人間性教育プログラムは，1970〜1980年代に米国の医学校で最初に確立された時，一般には歴史家，倫理学者，法律家が文学者に先行して学部の講義を行っていた。歴史家が含まれていたのは，医学が自身の歴史に対して飽くなき関心を持っていたからであろう。倫理学者や法律家においては，その時代に医療実践について問題が生じた際，倫理や法律面での妥当性を検討する必要があったからであろう。文学者が必要であることは一般には理解されていなかった。1982年までは米国の3つの医学校のみが常勤の文学教授を雇っていた[1]。これら医学校の初期の時代には，医学部の人間性プログラムにおける文学の存在は往々にして医療倫理を教える中でのサービスとして正当化されていた[2]。文学の物語(ストーリー)は，医療倫理における問題やジレンマを，激しい情動や錯綜した人間関係における力動によって複雑にされた特殊な人間の状況に埋め込んだ形で具体的に示す。これが倫理の教育に有益であることがしだいに明らかにされてきた。医師である作家の作品はそんな教育の主要素となり，ウイリアム・カルロス・ウイリアムズ William Carlos Williams[3] とリチャード・セルツァー Richard Selzer[4] は特によく知られ，頻繁に教えられた。

　医師の視点で回顧的に語られたものとして，ウイリアムズの有名な作品 *The use of Force*（力の乱用）[5] とセルツァーの作品 *Brute*（粗野な人）[6] がある。これらは，善行を行おうとする医師がなぜ自分の力に溺れて最終的には患者に害をもたらしてしまうのかという視点を提供してくれる。しかし，医療倫理の事例としてこのような物語を最初に使うことは，標準的な倫理原則となる人間の自律性や尊厳，善行，傷つけないこと，社会正義などの討論をするには多分限界があるだろう[7]。しばしば（原則主義と呼ばれる）原則に基づいた倫理の中においては，（一般的な原則から，特殊ないちいちの事実について推論する）演繹的分析が適用される。演繹的分析をすることが，症例についての問題やジレンマの論理的で最良な倫理的解決法を見つけることになるからである[8]。*The use of Force* と *Brute* の2つとも，医師は診断や治療のために患者に物理的な攻撃を加えてゆく。その倫理的問題は，医療現場でこのように強力な父権主義が果たして善行（すなわち，医師がしたことは患者のためであると主張する）として正当化されるかどうかという点にある。とはいっても，このような物語を医師が語ることによって，読者は想像力を喚起する豊富な言葉に出会うことになり，患者の自律性や医師の父権主

義以上のものについて学ぶ機会を持つことになる。また，時には性的誘惑や怒り，自尊心から引き起こされる非倫理的な行動を正当化するための理由付けとして，倫理的原則が利用されることがあることをも，読者は学ぶことができる[9-11]。

まだ議論のあるところではあるけれども[12-14]，原則主義の教育を補うためにこのような物語を文学的事例として利用することは，医療倫理において物語り(ナラティブ)が重要とされてきた最も基本的な方法論である。

よい人生をおくるための道徳指針としてのナラティブ

文学的物語り(ナラティブ)が医療倫理にとって重要であった第二の方法（道徳指針）は，ロバート・コールズ Robert Coles の作品『医療倫理と人生を生きる』[15]にうまく言い表されている。コールズは医療実践に限定しない広範な道徳的疑問に関心がある。彼はよりよく生きるとは何を意味するのか，と同時に医療を実践するとは何を意味するのかに関心を示している。彼が教え子たちの内面において発達させようとした倫理とは，専門的な医療倫理ではなく実存的すなわち道徳的倫理である。この目的のために，ジョージ・エリオット George Eliot の『ミドルマーチ』，シンクレア・ルイス Sinclair Lewis の『ドクター アロースミス』，スコット・フィッツジェラルド F. Scott Fitgerald の『夜はやさし』，ウォーカー・パーシー Walker Percy の Love in the Ruins（廃虚の愛）のような小説を読むことが分析的な倫理を学ぶよりも有効であるとコールズは信じている。

医療倫理を教えるための事例としてしばしば短い物語が使われるが，コールズの場合はより複雑な文学テクストを使い，しかもその主人公が医師であるものを選択している。換言すれば，彼が選択した小説は医療実践の世界をその主題のひとつとしている。よりよい人生を送るための道徳的指針として機能する物語り(ナラティブ)が，必ずしも医療をトピックとしている必要はない。このことは，アン・ハンサカー・ホーキンス Anne Hunsaker Hawkins が医学生にダンテの『神曲』を教材として用いたときに論じている[16]。このような大きな視点からみれば，よりよい人間であるとは，よりよい人生をおくるとは，倫理的方法で専門職を活かすとは何を意味するのか，について道徳的な反省を促すものであるならどんな物語り(ナラティブ)も，医療倫理にとって重要と考えることができるだろう。

証言としてのナラティブ

患者や家族，友人による自伝的記述もまた医療倫理にとって重要である[17]。このような作品は確固としたプロの文学者と同じように上質には書かれていないか

もしれないが，証言としての語り(ナラティブ)の価値は十分に保持している。このような語り(ナラティブ)のいくつかは，自律性と人間の尊厳，真実を語ると共に，インフォームド・コンセント，善行，ときに害悪（医師の怠慢），無能，誤診のような倫理的問題についてのコメントを患者の視点から提供する。このような語り(ナラティブ)がインターネット上に現れ始めたので，大勢の読者を得て，特定の医師・組織の実践により大きな影響を与える可能性を持つようになった[18]。医療倫理にこのような電子媒体を介した語り(ナラティブ)を導入することは今まさに推進されようとしているが，一部の医師たちは，これらを導入することは医師と患者間の秘密保持の原則を損ねる，と誤った主張をしてきた[19]。医師は倫理的に患者の秘密を保持することになっている一方で，患者が同様に医師についての秘密を保持する義務はないのである。

証言としての重要な語り(ナラティブ)を記述する者は，患者やその家族，友人たちだけではない。医師や他の医療従事者もまた，彼らの個人的な経験から得られた語り(ナラティブ)を記述することによって，倫理的問題の公的な討論に大きな影響を持つことが可能である。例えば，米国において医師が沈黙を破り，米国の医学雑誌で患者の自殺幇助についての討論を開始したのはそれを実行した医師の語り(ナラティブ)であった。1982年にリチャード・セルツァーが創作した，過剰なモルヒネを終末期患者に与えて死ぬのを助けようとした医師の小説 *Mercy*（ありがとう）[20] が出版された後，著者は抗議の手紙を受け取った。数年後，Journal of the American Medeical Association（*JAMA*）が匿名で癌終末期患者に患者の死を早めるために過剰の鎮痛剤を与えた医師の実話 *It's over, Debbie*（デビー，もう終わるよ）[21] を掲載したとき，クック Cook 国選弁護士は雑誌の編集者に著者を明らかにするよう法廷闘争を始めたが，その努力は無駄に終わった。そして数年後，自殺に使用することを承知の上で患者に処方箋を渡したことを堂々と記述した報告をティモシー・クイル Timothy Quill が出版した。そのとき彼は陪審員の前に連れ出されたが，起訴はされなかった。米国では医師の自殺幇助は一般の法律では禁止されているにもかかわらず，*JAMA* とクイルに対する法令が例証とされ，医師の語り(ナラティブ)が，この物議をかもす倫理問題の再検証を強いる手助けとなった。

文学批評と物語り(ナラティブ)理論の方法

過去10年間，学者は，伝統的な医療倫理のテクストと実践を検証するために文学批評とナラティブ理論を使い始めた。**医療倫理へのナラティブ・アプローチ**，または**医療倫理へのナラティブの貢献**として今言及されているのは，原則に基づ

いた医療倫理の実践を高めるために文学分析の技法を用いるということである。それとは対照的に，現在では**ナラティブ倫理**として知られる倫理が医療倫理の実践を再概念化し，原則主義をパラダイムが異なる実践に置き換えようと模索している。

医療倫理へのナラティブ・アプローチ

米国の医療人間性プログラムの創生期に，文学の存在は，その医療倫理へのサービスを基礎として正当化されたし[2]，または文学を読むことが学生に「感覚を研ぎ澄まして読むこと」を教える手助けになるという主張に基づいて正当化された[23]。そのような読み方は，筋書きと成因を持つ臨床症例のような物語を再構成し，語りなおすことと同じように，医療現場で学生が耳を傾けるための準備に役立つ[24]。感覚を研ぎ澄まして読むために，いくつかの基本的な文学的分析法を修得しなければならない。文学のテクストについて調べるために学んだと同様な質問が，倫理テクストの検証と実践の検証においてもまた用いられる。例えば，「誰が語り手か？」「語り手は信頼できるか？」「どんな視点から語り手は物語を話しているのか？」「物語り（ナラティブ）で語られていないのは何か？」「誰の声が盛り込まれていないのか，そしてその理由は何か？」「どんな言葉を用い，どんなイメージを語り手は用いたか？」「テクストから想像した意味付けのパターンを作り出すのに，言語が変わるとどんな影響を持つか？」といった質問である。

このような方法を医療倫理に適用する最良の例のひとつは，トッド・S・チャンバーズ Tod S Chambers の仕事である。彼は倫理学者が事例を組み立てるやり方にあらかじめ価値の偏りが潜んでいないかどうかを検証した[26]。倫理学者は，視点や方向，イメージ，スタイルの特徴などを最初に選択する時点から，著者の倫理観や価値観から生じた結論に故意に読者を向かわせるような事例を組み立てるということを，彼は示したのである。

リタ・シャロン Rita Charon は，医師や倫理学者が倫理的実践を検証するために文学批評とナラティブ理論を用いた際の最もよく知られた唱導者である。彼女の論文タイトルである「医療倫理への物語り（ナラティブ）の貢献：医療倫理実践における認知，形式，解釈，妥当性」は，それ自体が論文の要約であり，彼女の立場を総括している[27]。医療や倫理的実践において，医師や倫理学者がその物語り（ナラティブ）的な側面を自覚することが，彼らをより優れた医師や倫理学者にする，と彼女は論じている。物語り（ナラティブ）能力に優れた実践者こそが，倫理や価値観について患者と話し合いを持つことによって，医療現場における危機的状況下で予期しない倫理的ジレンマに投

げ込まれる前に，それを予防できるであろうと彼女は述べている。

物語り倫理(ナラティブ)

　医学知識における物語り(ナラティブ)的な構造についてキャサリン・モンゴメリー・ハンターが行った仕事は，医学教育と実践に含まれる精神過程の幾つかを明確にするのに役立った[25]。一般原則から特殊な事例へという，演繹的（デダクティブ：deductive）に仕事をするように訓練を受けた分析的哲学者とは異なって，医師はその反対に，特殊な事例を経験して，それに適用できる一般的な医学原則を模索するように訓練されている。医師が特殊な事例と科学的知識によって一般化された領域との間を行ったりきたりする，このような実践は帰納的（インダクティブ：inductive）ではなく蓋然的三段論法的（アブダクティブ：abductive）[25,28,29]であるとハンターは論じている（24章を参照）。この過程は倫理的実践において起こる詭弁のそれに類似している。この点については大きな影響力をもつジョンセン Jonsen とトールミン Toulmin の本の中で再度取り上げられている[30]。詭弁においては，倫理的検証は特殊な事例の特徴から開始され，それから，手元にある事例の都合のよい解決法についての知恵を与えてくれそうな類似の規範的事例を想像しようとする（23章を参照）。医学的思考と詭弁的思考の精神過程が類似しているため，医師は分析的原則主義において要求される演繹的過程よりも，訓練と実践を通して詭弁を弄しやすくなる[29]。詭弁はおそらく物語り倫理(ナラティブ)の一つの形式であるといえるだろう。

　しかしながら，物語り倫理(ナラティブ)は「詭弁には一枚も絡んではいない」という仮定の上に成り立っている。物語り倫理(ナラティブ)にあっては，真っ先に，患者の物語に属する倫理的選択を含め，患者自身の物語の語り手としての患者に焦点を当てる。ハワード・ブロディは物語り倫理(ナラティブ)を次のように記述している。物語り倫理(ナラティブ)の中で，病いと医学的ケアを結合した物語り(ナラティブ)を構成するために，医師は患者と共著者にならなければならないと[31]。この共著者であることの条件には，単に著者として患者の自律性を認める以上のことが含まれている。ブロディはこれを「関係性の倫理」と呼んでいる。このことをアーサー・クラインマンとアーサー・フランク Arthur Frank が医師と患者という別の視点から記述している[32,33]。しかしながら，両者は以下の点において一致している。第1に「物語り(ナラティブ)的な実践」（narrative practice）は関係性に基づいているということ。第2は，物語り(ナラティブ)的な実践は，医師に患者の苦悩への共感的な立会人となることを要請するということである。

　物語り倫理(ナラティブ)の理想的な形は，患者の物語は第一に尊重されるけれども[34]，それ

に加えて，多数の声が聞こえるようにし，その人生が事例の問題解決に関与している全ての人々の多数の物語が実を結ぶようにすることである[35,36]。例えば，患者，医師，家族，看護婦，友人，ソーシャルワーカーなど全ての人々が，対話の織り成すコーラス[37]の中でそれぞれの物語を共有できるであろう。それによって事例に関わる全ての人が尊重される機会がもたらされる[38]。

分析的哲学者の中に，物語り(ナラティブ)倫理に疑いの目を向け，強く反対するものがいるひとつの理由は，多くの声を聴いたり，意味の様式と切り離せない重要な細部を選んだり，論理や演繹的過程以外の何かで解決をもたらしたりするために必要な物語り(ナラティブ)の技法を，哲学者自身が持ち合わせていないところにある[39]。逆に考えると，倫理学者ではない者の方が，演繹的プロセスを用いることなく倫理問題を解決させるだけの道徳的能力を持つかもしれないと想像もされる。そのように想像することは，倫理的問題に責任を持って当たることに慣れていた人々には脅威になるかもしれない。物語り(ナラティブ)倫理が発展して次の段階に移って行くために，物語り(ナラティブ)倫理における能力をつけるための訓練がどのようになされるべきかを物語り(ナラティブ)倫理推進者は明らかにしなければならない[40]。複雑に記載された語り(ナラティブ)を読み，解釈することは確かに役立つし，このことは医学と文学とがこれまで25年間やってきたことの一部である[41]。しかしながら，これまでの専門訓練でこのような経験をしてこなかった医師も多い。そのような場合，特殊な物語り(ナラティブ)技法に焦点を当てるある種の継続的な教育モデルが役に立つだろう。より大きな物語り(ナラティブ)技法を身に付けることで，分析的な訓練を受けた倫理学者が物語り(ナラティブ)倫理の可能性を広げるようになるかどうかは，まだ見守る必要があるだろう。しかしながら，そのような訓練が害をもたらすとは思えないし，そうすることでむしろ，豊かな倫理的対話がもたらされると思うのである。

《文献と注》

1 Trautmann J. Can we resurrect Apollo? *Literature and Medicine* 1982; 1: 1-17.
2 Jones AH. Literature and medicine: traditions and innovations. In: Clarke B, Aycock W eds. *The body and the text: comparative essays in literature and medicine.* Lubbock: Texas Tech University Press, 1990, pp. 11-24.
3 Williams WC. *The doctor stories.* Coles R (comp). New York: New Directions, 1984.
4 Selzer R. *Letters to a young doctor.* New York: Simon and Schuster/Touchstone Books, 1982.
5 Williams WC. The use of force. In: Williams WC. *The doctor stories.* Coles R (comp). New York: New Directions, 1984, pp. 56-60.
6 Selzer R. Brute. In: Selzer R. *Letters to a young doctor.* New York: Simon and Schuster/Touchstone Books, 1982, pp. 59-63.
7 Bell BC. Williams' "The use of force" and first principles in medical ethics. *Literature and Medicine* 1984; 3: 143-51.

8 Beauchamp TL, Childress JL. *Principles of biomedical ethics,* 4th edition. New York: Oxford University Press, 1994.
9 Woodcock JA. Did Williams' doctor do the right thing? A disagreement between female and male medical students over "The use of force". *J Med Hum* 1992; **13**: 157-62.
10 King NMP, Stanford AF. Patient stories, doctor stories, and true stories: A cautionary reading. *Lit Med* 1992; **11**: 185-99.
11 Coles R. Introduction. In: Williams WC. *The doctor stories.* Coles R (comp). New York: New Directions, 1984, pp. vii-xvi.
12 Terry JS, Williams PC. Literature and bioethics: The tension in goals and styles. *Lit Med* 1988; **7**: 1-21.
13 Nelson HL ed. *Stories and their limits: narrative approaches to bioethics.* New York: Routledge, 1997.
14 Pickering N. Imaginary restrictions. *J Med Ethics* 1998; **24**: 171-5.
15 Coles R. Medical ethics and living a life. *N Engl J Med* 1979; **301**: 444-6.
16 Hawkins AH. Charting Dante: The *Inferno* and medical education. *Lit Med* 1992; **11**: 200-15.
17 Tovey P. Narrative and knowledge development in medical ethics. *J Med Ethics* 1998; **24**: 176-81.
18 McLellan MF. The electronic narrative of illness. PhD dissertation. University of Texas Medical Branch, 1997.
19 Bulkeley WM. E-mail medicine: Untested treatments, cures find stronghold on on-line services. Doctors fret the gravely ill may share information and skew drug testing. No miracles from Neurontin. *Wall Street J,* February 27, 1995, pp. A1, A7A.
20 Selzer R. Mercy. In: Selzer R. *Letters to a young doctor.* New York: Simon and Schuster/Touchstone Books, 1982, pp. 70-4.
21 Anonymous. A piece of my mind. It's over, Debbie. *J Am Med Assoc* 1988; **259** (2): 272.
22 Quill TE. Death and dignity: a case of individualized decision making. *N Engl J Med* 1991; **324**: 691-4.
23 Trautmann J. The wonders of literature in medical education. In: Self DJ ed. *The role of the humanities in medical education.* Norfolk, VA: Teagle and Little, 1978, pp. 32-44.
24 Charon R. Doctor-patient/reader-writer: Learning to find the text. *Soundings* 1989; **72**: 137-52.
25 Hunter KM. *Doctors' stories: The narrative structure of medical knowledge.* Princeton, NJ: Princeton University Press, 1991.
26 Chambers TS. The bioethicist as author: the medical ethics case as rhetorical device. *Lit Med* 1994; **13**: 60-78.
27 Charon R. Narrative contributions to medical ethics: Recognition, formulation, interpretation, and validation in the practice of the ethicist. In: DuBose ER, Hamel RP, O'Connell LJ eds. *A matter of principles? Ferment in U.S. bioethics.* Valley Forge: Trinity Press International, 1994, pp. 260-83.
28 Eco U, Sebeok TA. *The sign of three: Dupin, Holmes, Peirce.* Bloomington: Indiana University Press, 1988.
29 Jones AH. Literature and medicine: narrative ethics. *Lancet* 1997; **349**: 1243-6.
30 Jonsen AR, Toulmin S. *The abuse of casuistry: a history of moral reasoning.* Berkeley: University of California Press, 1988.
31 Brody H. "My story is broken; can you help me fix it?" Medical ethics and the joint construction of narrative. *Lit Med* 1994; **13**: 79-92.
32 Kleinman A. *The illness narratives: suffering, healing, and the human condition.* New York: Basic Books, 1988.
33 Frank AW. *The wounded storyteller: body, illness, and ethics.* Chicago: University of Chicago Press, 1995.
34 Churchill LR. The human experience of dying: The moral primacy of stories over stages. *Soundings* 1979; **62**: 24-37.
35 Jones AH. Darren's case: narrative ethics in Perri Klass's *Other Women's Children. J Med Philos* 1996; **21**: 267-86.

36 Jones AH. From principles to reflective practice or narrative ethics? In: Carson RA, Burns CR eds. *Philosophy of medicine and bioethics: a twenty-year retrospective and critical appraisal*. Dordrecht: Kluwer Academic Publishers, 1997, pp. 193-5.
37 Bakhtin MM. *The dialogic imagination: four essays*. Holquist M ed. Emerson C, Holquist M (trans). Austin: University of Texas Press, 1981.
38 Best PC. Making hospice work: collaborative storytelling in family-care conferences. *Lit Med* 1994: 13: 93-123.
39 Clouser KD. Philosophy, literature, and ethics: Let the engagement begin. *J Med Philos* 1996; 21: 321-40.
40 Jones AH. The color of the wallpaper: Training for narrative ethics. *HEC Forum* 1998; in press.
41 Charon R, Banks JT, Connelly JE et al. Literature and medicine: contributions to clinical practice. *Ann Intern Med* 1995; 122: 599-606.

第22章

人類学と語り(ナラティブ)

ヴィーダ・スカルタン＊

目の前で，弱った女性がハンモックに横たわる。
彼女の白い布が腿の内側にある。白い布は静かに動く。
病女の体が弱々しく横たわる。
彼らがムウの道を照らすと，液体があふれ，血のようになる。
液体がハンモックの下に，血のように真赤にしたたり落ちる。
内側の白い布は，地の底まで下っている。
女性の白い布の真ん中に，人間が降りてくる。[訳注1]

医療人類学の視座

今では古典となったクナ族のシャーマン治療に関するレヴィ＝ストロース Levi-Strauss の記述には，医療人類学の重要な原則がいくつも記されている。シャーマン（呪術医）の歌が，難産を切り抜けるために活かされており，胎児が子宮から産道を通って生まれてくる様子を，クナ——人々に信じられている神話的場所で，精霊たちが住んでいる世界——における探求の旅として捉えている。この歌によって妊婦の体内は，神話上の人物と獣で満たされる[1]。

個々人の病いの経験は，彼らが属している社会がどのように病いの意味づけと治療方法を把握し説明しているかによって，大きく左右される。医療従事者は，病状，病者の行為，治療に対する反応などについて，さまざまな文化集団のあいだに見られる違いの文化的背景を，徐々に理解するようになった。

クナの歌は，分娩中の妊婦の状況を伝えることから始まり，次に生理的な変化

＊Vieda Skultans：ブリストル大学の社会人類学者。「医療の人間的基盤」科目担当。著書に Routledge 社から出版された *The Testimony of Lives: Narrative and Memory in Post-Soviet Latvia.*（人生の証言——ソビエト崩壊後のラトビアにおける語りと記憶）(1997) がある。

に対して霊的・形而上的枠組みを与える。シャーマンの歌は妊婦の陣痛の経験と同調している。これは，医療者の病いの語り(ナラティブ)と一般人の病いの語り(ナラティブ)に大きな隔たりのあることが典型である西洋医学とは，対照的である。分娩中の妊婦は，シャーマンの歌によって，自分の痛みを訴える言葉を与えられるわけである——「治療は，したがって，もともとは感情的なレベルに存在する状況を明るみに出し，肉体が耐えることを拒む苦痛を，精神にとっては受けいれうるものとすることにある」[1] (p.197) [訳注1]

　この例から，患者の病いの語り(ナラティブ)は少なくとも2つのことを表していると考えられる。それらは，非常に個人的な病いの経験そのものと，そのもととなっている社会的ネットワーク，土着の慣例，神話，文化史などに基づいたさらに深い次元の語り(ナラティブ)である。この後者の文化的語り(ナラティブ)の中には，ある社会集団が，新たな環境において健康や心身のバランスを獲得・維持するための苦悩が語られていることもある。例えば，移民社会や被植民地文化についての記述には，彼らが共有する過去または現在の離別経験，喪失体験，身体的な苦難，差別，貧困，迫害などといった経験についてしばしば言及されている。このような経験は，その社会における病いの性質や進行の仕方に，決定的に重要な影響を与えうるものである。後に見るように，これらの記述は，苦難の経験に対する社会集団レベルの反応を明らかにすることもある。

人類学における語り(ナラティブ)の分析の歴史

　人類学は，経験主義的方法論——とくに参与観察を中心としたフィールドワークの伝統——をもとに発展してきた。にもかかわらず，少々矛盾した話だが，現場の情報提供者が人類学者の書くものに自分の声を反映させようとすると，しばしば苦闘を強いられた。なぜなら，人類学者たちは，理論的で抽象的な説明に照準する傾向があったからである。スペルベルSperber[2]はある本の中で，そのような主流派の人類学者に対し，架空の異端派人類学者に次のような問いを投げかけさせる——「しかし，もっとも学術的というにはほど遠い調査法が，もっとも学術的な著作を生みだすのは必然である，とでも言うのだろうか」[訳注2]。この残念な矛盾のもとは，遠くプラトンPlatoにまで遡ることができる。プラトンは，経験を表現する媒体として，理論的言説をより高度なもの，文芸をより低次なものであると明確に位置づけた。

　このプラトンの価値判断は，いまだに現代の人類学者の仕事に見てとれる。人

類学者は確かにフィールドに居たにもかかわらず、彼らの書いたものの中ではフィールドから姿を消している。フィールドワークの報告は間接話法で記されているだけでなく、著者の言葉がフィールドの人々の言葉よりも優先される。数々の議論を呼び起こしたクラインマン Kleinman の医療人類学的著作『病いの語り』でさえ、患者の語り(ナラティブ)をパラフレーズしてしまっており、その過程で、それらを精神医学における病歴聴取の方法論的枠組みに押し込んでしまう傾向が見られる。

しかしながら、人類学の分野で比較的最近行われている語り(ナラティブ)やライフストーリーの記録と分析は、ようやく以前よりも情報提供者に対して配慮されたものになってきている。1950年代から60年代にかけて、そのようなフィールドワークは男性たちが民族誌的データを収集するという「重要な作業」をしているかたわらで、そのパートナーである女性たちによってなされる傾向にあった[4]。ローラ・ボハナン Laura Bohannen によるライフストーリー収集についての自伝的著作 *Return to Laughter* などは、このような分業の一例だろう。この本は、エレノア・スミス・ボーエン Elenore Smith Bowen というペンネームで出版され、みずからフィクションであると公言していた[5]（訳注：人類学的民族誌とは恐らくみなされないことを予測していた）。

しかし、より最近の著作は、人類学者による代弁や翻訳よりも、生(なま)の語り(ナラティブ)の有効性を支持している[6]。言葉には、過去に他の文脈で使われてきたさまざまな意味が詰まっている。それはまた、人々が共有する意味と価値を吸収したものである。したがって、語り(ナラティブ)は文化の基層——観察できる行為を規定している[7]深層の心理体系や価値体系——に関する真実と、フィールドワーカーと情報提供者の関係に関する真実の双方を表している[8]。

これらの真実は、17章でグリン・エルウィン Glyn Elwyn とリチャード・グィン Richard Gwyn が示しているように、人々の心底に深く根づいており、精細なテクスト分析を経てはじめて明らかにされることが多い。よって、語り(ナラティブ)を扱うには、その言語に精通していることが前提条件となる。このような観点から、エヴァンス＝プリチャード Evans-Pritchard がヌアーランドに到着して数カ月後に、ヌアー人の通訳たちを解雇してしまったのを思い起こすとき、彼のフィールドワークへのアプローチが未熟であり、大きな失敗を犯していたと、今日の人類学者は解釈することだろう[9]。

人類学における語り(ナラティブ)の分析が始まった当初は、主にそうすることによってしか捉えようのないと考えられていた文化的側面を把握するために、生の語り(ナラティブ)が分析された。例えば、売春、犯罪、麻薬のやり取りといった世界が、個々人のライフ

ストーリーの記録によって明らかにされていった。より最近の理論的論文によると，現在の語り(ナラティブ)を使った文化分析では，記録された生の語り(ナラティブ)がなんの問題もなく正確に現実を反映しているとは考えられていないという。確かに，人々が生の語り(ナラティブ)に対して惹かれる理由の一つは，その多義性にある。生の語りは，ただ外観の現実を見せてくれるだけではない。その現実を語ろうとする行為そのものが，人々の経験やアイデンティティ，ときには物語的現実や神話的現実までも創造するのである。（例として，シャーリー・ブライス・ヒース Shirley Brice Heath[10] による米国カロライナ地方ピードモントに住む人々の話法の違いに関する研究と，ラボヴ Labov[11,12] による都心部で使われている言葉の演劇的な構造についての分析を参照のこと。）

病いという危機，語り(ナラティブ)という希望

理想と現実のあいだにギャップがあるとき，語り(ナラティブ)はとくに重要な役割を果たす[13]。それは，危機が人々を語り(ナラティブ)に駆り立てるからである。つまり，身心の危機である病いは，とくに語り(ナラティブ)と近い関係にあるのである。病いは，語り(ナラティブ)の筋を通して，また，ライフストーリーに埋め込まれることによって，道徳的な意味を獲得するが，逆に個々人の病いの経験は，苦悩する社会のような，広い意味を持つ隠喩ともなる。語り(ナラティブ)は，病いによって狭められた人生に，新たな可能性を呼び込む。バイロン・グッド Byron Good は，語ることが，慢性的な障害を抱えた人々に今までにない新しい道を人生のうちに切り開く可能性を与えることを，仮定化（subjunctivization）という言葉で表している[14,15]。また，フランク Frank は，疾病を患った身体が，語る声を必要としていることを著し，西洋の病いの語り(ナラティブ)——快復，探求，混乱，証言——における中心的な筋書きについて説明している[16]。

このような語り(ナラティブ)の存在は，もっとも個人的な回想でさえ，その人が属する社会にもともとあった語り(ナラティブ)のジャンルによって規定されていることを示している。私達一人ひとりの経験は確かに個人的なものには違いないが，それを他者にも理解できるようなものに置き換えるとき，人々が共有する要素をいくらか含めざるをえない。ひとりの医療従事者が，病いの経験の文化差とそれぞれの病いに付与された意味にどれほど敏感でいられるかは，この語り(ナラティブ)という社会的側面をどれだけ認知できるかによって，恐らく決まってくるのだろう。したがって，私達西洋人が保健教育の現場や，共感を得ようとする状況で使う典型的な病いの語り(ナラティブ)は，異文化の患者にとっては無意味なものかもしれないのである。

文化史としての病いの語り(ナラティブ)

　語り(ナラティブ)は記憶と密接に関係している。記憶は選択的で，その選択基準は各社会の力学によって規定されている。社会的記憶に関する研究の先駆者であるアルヴァックス Halbwachs は，次のように言う。

　　私達の記憶は集合的なものとして残っているのである……そして，たとえそれを経験したり見たりしたのが当の私達だけであっても，それを思い出させてくれるのは他者である。現実には，私達が完全に一人でいることなどあり得ないのだ。他者が物理的にそこにいる必要はない。なぜなら，私達はいつも心に多くの異なった他者を住まわせているからだ[17]。

　トンキン Tonkin は，過去についての語り(ナラティブ)は「経験を他者に伝える様式もしくはコードであると同時に，当人が自分の思うように利用できる過去についての一つの物語りである」[18]とし，独自のジャンルを構成していると言う。
　ラトビアにおける神経衰弱について最近私が行った研究では，歴史的・社会政治的文脈のうちに，病いの自伝的 語り(ナラティブ)を理解しようとしたものである[19,20]。この文脈では，フランクによる病いの語り(ナラティブ)のパラダイム（快復，探求，混乱，証言）が，共有された弾圧の経験と，集団としての運命に関する語り(ナラティブ)に置き換えられている。

　　森で仕事をしていたら，急性肺炎にかかってしまって，そのあとで気管喘息にもなりました。病気は冬になるとひどくなって，外では何もできなくなりました。家から7キロのところにある学校に，子ども達を送っていくこともできませんでした。料理や洗濯をしているときは，絶対に体が熱くならないようにしました。そうしないと，発作が起きてしまうからです。ほんとに息をするのも辛かったのです。動くたびにますます辛くなっていって，息は詰まるし，肺はゼーゼーいうし，息が吸えませんでした……私達は孤独な生活を送っていました。いちばん近くのご近所は国外追放されてしまっていたし，他のお家はみんな遠くて，冬になると私達の家の周りから，雪で道が消えてしまうのです。主人は職場，子ども達は学校へ，とぼとぼ歩いていくか，スキーで行くのです。お医者さんを家に呼ぶのもままなりませんでした。だって，主人が職場を離れることを監督さんが許可してくれないのですよ。こんなふうに私は18年間も病気でした。一つの発作から次の発作が起きるまでのあいだに，地域の総合病院や隣町の町医者のところに行ったりもしました。だけど，大抵は無駄に終わりました。バス停は7キロも先にあったし，もっといい医者に診てもらうには，20キロ先まで行かなければなりませんでした。長い道のりを行き，人であふれかえった病院の待合室で長いあいだ待たされると，また発作が起こるのです。だけど，もちろんすぐに

というわけではないのです……。筋肉に打つようなわりと簡単な注射は，主人にやってもらったり自分で打ったりしました。それから，蜂の毒を使って自分で治療もしました。蜂に体を刺させるのです。最初は少しだけにして，毎日だんだんと増やしていきました。すべてお医者さんの指示に従ってのことです。ハーブティーもたくさん飲みました。

　私達の村の病院では，お医者たちは私達労働者を，仮病を使う輩だとみなしていました。仕事をさぼって，病院で食事をただ食いしたいに違いないとみていたのです。彼らは私達に向かってあからさまに「あんたらが何を病院に望んでいるのかわからない」とか，そういうことを言うのです……。私はほんとに病気を治したくてしかたがなかったのに，逆に疑われてしまって，家族全員が苦しみました。だって，彼らはいつも私が賃金に見合う仕事をしていないってことを言い続けたのですから。私は厚生省に手紙まで書いて，一生懸命努力して，ついに短期間有効な医学診断書を発行してもらったのです。それは，私が寒くて湿気た天候では働けないことと，重労働ができないことを証明するものでした。

ヴィジーム地方出身の田舎に住むラトビア人女性マラの語り(ナラティブ)から

　もちろん，語り(ナラティブ)はあくまでも病いの個人的な経験を表している。しかし，この経験は人々に共有された文化的視点によって規定されている。この視点が人々を病いの語り(ナラティブ)に駆り立てる。ラトビア人の病いの語り(ナラティブ)は，社会批判という独特のジャンルを形成している。ラトビア人は，病いの原因，その後の進行と悪化，治療の成功や失敗，一連の出来事に関する個人の成り行きと家族の分裂などを，戦後のラトビア人が感じ取っているソビエト体制の失敗と密接に関連づけて捉えている。確かに，マラの語り(ナラティブ)は実際の病いの経験から始まって，彼女が住む社会のことにまで拡がっている。彼女は，社会的なことを語ることを通して，私達に医療の過程だけでなく，社会の過程までも明らかにしてゆく。私達は，充分に治療されない喘息について，その状況が目に浮かぶような記述を与えられるだけでなく，義務化された森林労働，農地の徴収，国外追放，地方の過疎化，極度の貧困と基本的な施設の不足といったことについて，知ることができる。

　マラの語り(ナラティブ)は，彼女の深い感情に基づいた私的なライフストーリーには違いないが，病いの原因が彼女達に対するソビエト社会の非人道的で矛盾した要求にあるとする，ラトビア的語り(ナラティブ)とでもいう独特なジャンルの一部でもある。したがって，この語り(ナラティブ)は人々に社会批判の手段を提供するだけでなく，語り手自身の人生や苦難を，同じような状況にいる無数の人々と分かち合うことも可能にするのである。

誰の語り？(ナラティブ)

　医療人類学における中心的な問題は——誰が病人について語る権利をもっているのか？——ということである。多くの文化では，病人自身ではなく，医療従事者か一般のケアする側の人間が病いについて語る権利をもっている。オーストラリアのダーウィンにあるアボリジニー社会で調査をしたベイジル・サンソム Basil Sansom によると，この社会では「病気だったときのことは，自分では口に出せないのだよ」と人々はいう[21]。むしろ，そのような病者役割とその必要条件とが，「物の所有の代わりに口約束に依拠するコミュニティに住む人たちに，長期間の貸借関係を永続」させるのである (p.183)。したがって，病人自身ではなく，病人を助けた人々が病いについて語り，そうすることで，病いの治療を可能にする社会的ネットワークを描写すると同時に創造するのである。

> 　　トミー・アトキンズの咳は，ストリキニーネ（訳注：マチン科植物に含まれる猛毒アルカロイド）のせいだよ，とビルは言った。何年か昔，ビッグ・ビル，トミー・アトキンズ，それと4人の者たちが，テナント川あたりで放牧するため，牛の群れを集めに家畜道を下っていった。夜が来たとき，彼らは川のよどみの側でキャンプすることにした。前に誰かがキャンプをしていたようで，彼らが置いていったらしい1クォート強（約1リットル）ほどの大きさのきれいな空き缶がいくつかあった。トミー・アトキンズは，これはいい缶だ，と言った。彼はフェンスのワイヤーをねじってそのうちの一つに取っ手をつけ，湯沸かしを作った。彼は，仲間と共に湯を沸かしにかかった。焚き火には，5つの煤けた湯沸かしの隣に，新しい缶が一つ並んでいた。トミーはお茶を飲み終わると，いきなり痙攣を起こした。ビッグ・ビルの説明によると，その缶は稼ぎを得るためにディンゴ（野犬）退治をしていた男たちが使っていたものだったという。つまりそれは，ディンゴの罠を作るために毒を入れていた缶だったのだ。

　残りの話は，トミー・アトキンズの仲間たちが協力して彼を救ったことの詳細である。全員が的確なことをした——トミーを吐かせ，体を温め，医師の手術に間に合うように，彼を馬に縛りつけて走らせたのだった。彼を発見した家畜商人は，病人が「非常に危険な」状態であると判断した。また，彼はトミー・アトキンズが「もう病気ではない」と診断されるまで彼のことを「心配する」人々で構成された地元コミュニティのメンバーだった。回復したトミー・アトキンズがキャンプに戻ってきたとき，人々は彼を見て，この試練が彼にどんな変化を及ぼしたのかを言い当てようとした (p.186-7)。

　この抜粋も，病いの語り(ナラティブ)が，いかに特定の地域性や社会関係の網の目に埋め込

まれる傾向があるかを示している。そして，それらはどのように人々が病いに対処したかという記述のうちに表されている。ザイールに関するジャンツェンJanzen の研究も，病いの語り(ナラティブ)を明確にし，的確な治療法を決定するための集団——彼が言うところの治療運営グループ（therapy management group）——の重要性を示している[22]。

　彼らの著作は，誰が病いについて語っているかを明確にすることの重要性を示唆している。誰が話を聴いてもらう権利をもっており，どのようにもめ事は収められてゆくのか……。トミー・アトキンズの例では，病者に沈黙するよう強制する社会に彼が属しているため，比較的問題が大きくない例と言えるだろう。しかし，それほど文化的コンセンサスが共有されていないような他の文化——西洋医療の文化を含む——では，相異なる声が聴いてもらおうと競い合うことになる。例えば，精神科医であり人類学者でもあるロブ・バレット Rob Barrett は，精神科の事例の語り(ナラティブ)が，精神科チームの相異なる語り(ナラティブ)をいかに統合するかについて，明解な分析を行っている。ケーススタディは，精神病院スタッフの分裂を反映する「分節化されたもの」である[23]。ケーススタディの相異なる各分節はそれぞれ，看護スタッフ，ソーシャルワーカー，精神科医に特有な語り(ナラティブ)を反映している。精神科医は，コメディカル・チームのリーダーとして，これらさまざまの語り(ナラティブ)を一つに統合してしまう権威をもっているという。

　近年，人類学の語り(ナラティブ)の分析でもっとも興味深い発展は，自己認識または自己再帰性の分析である。これらの研究は，文芸評論家のウォルフガング・イーゼル Wolfgang Iser[24]や，ジェローム・ブルーナー Jerome Bruner[25]，ジョン・ショッター John Shotter[26]，ケネスとメアリー・ガーゲン Kenneth & Mary Gergen[27] といった社会心理学者の仕事から影響を受けている。自分の語り(ナラティブ)や，対話の中で自分が語った部分を自覚することは，必然的に他者の語り(ナラティブ)を認識することが含まれる。この立場からすれば，エレノア・スミス・ボーエンが Return to Laughter の序文で強調しようとした，調査者と「単なる一人の人間」の二元化を，これ以上支持することはできない。彼女はその序文で，今では時代遅れになってしまった二元論を振り返りながら，次のように書いている——「私が社会人類学者として，その分野の基準に則って書くとき，私は別の名前で書いている。ここでは，私は単なる一人の人間としてものを書いた。そして，私が伝えようとした真実とは，他の見知らぬ世界に入り込むことによって起こった自己の変貌についてである」[5]。
　語り(ナラティブ)の中の「私」にまつわる多くの曖昧さは，テクストの書き手としての私，語り手の声としての私，人生のさまざまな段階にいる登場人物としての私など

色々あるが，いずれも語り(ナラティブ)の分析の過程で詳細に吟味されねばならない。

再帰的な一人称の語り(ナラティブ)は，病いの経験について独特の示唆を与えてくれる。病いは説明を要する変化を伴う。それまで当たり前だと思われてきた日々の活動や関係が乱され，思い通りにいかなくなる。ときには，これらの変化が，自己認識の仕方や自分のアイデンティティを根本的に変えることを余儀なくする。語り(ナラティブ)はそのような変化をもたらす手段である。なぜなら，自己について個人的に構成された語り(ナラティブ)は，自分の価値観を再び主張したり，新しい役割について説明したりする場を与えてくれるからである。語り(ナラティブ)は，ただ単に何が起きたかということだけでなく，語り手がどんな人間であるのかも教えてくれる。病人は，新しいライフストーリーの語り手になることで，新たに直面した状況をコントロールできるようになるのである。

語り(ナラティブ)は，以前の古い意味が通用しなくなってしまった状況において，新たな意味を求め，創造してゆくことを促す。しかし，それらは過去の出来事を率直に反映しているわけではない。キルケゴール Kierkegaard が思い出させてくれるように，私達は未来に向かって生きるが，振り返ることで理解するのだから，語り(ナラティブ)についての私達の理解は，石に刻まれた碑文のように不変的ではない。語り(ナラティブ)は流動的で，現在と過去，個々の語り手と彼らの文化などが永久に交錯し続ける可変的なものなのである。したがって，語り(ナラティブ)の理解は，人類学にとっての挑戦であるだけでなく，自分自身と他者を理解するための鍵でもあるのである。

《文献と注》

1 Levi-Strauss C. *Structural Anthropology*. New York: Basic Books, 1963.
2 Sperber D. *On Anthropological Knowledge*. Cambridge: Cambridge University Press, 1985, p. 7.
3 Kleinman A. *The Illness Narratives: Suffering, Healing and the Human Condition*. New York: Basic Books, 1988.
4 Langness LL. *The Life History in Anthropological Science*. New York: Holt, Rinehart and Winston, 1965, p. 20.
5 Bowen ES. *Return to Laughter*. London: Victor Gollancz, 1956.
6 Clifford J and Marcus GE eds. *Writing Culture. The Poetics and Politics of Ethnography*. Berkeley: University of California Press, 1986.
7 Smith BH. *On the Margins of Discourse. The Relation of Literature to Language*. Chicago and London: University of Chicago Press, 1979.
8 Fabian J. *Time and the Other. How Anthropology Makes its Object*. New York: Columbia University Press, 1983.
9 Evans-Pritchard S. *The Nuer*. Oxford: Clarendon Press, 1940, p. 14.
10 Heath SB. *Ways with Words. Language, Life and Work in Communities and Classrooms*. Cambridge: Cambridge University Press, 1983.
11 Labov W. The Transformation of Experience in Narrative Syntax. In *Language in the Inner City*. Philadelphia: University of Pennsylvania Press, 1972, pp. 354-96.

12 Labov W, Waletzky J. Narrative Analysis: Oral Versions of Personal Experience. In: *Essays on the Verbal and Visual Arts. Proceedings of the 1966 Annual Spring Meeting of the American Ethnological Society*. Croom Helm, 1974.
13 Riessman CK. *Narrative Analysis*. London: Sage Publications, 1993, p. 3.
14 Good BJ. *Medicine, Rationality and Experience. An Anthropological Perspective*. Cambridge: Cambridge University Press, 1994.
15 Good BJ, Good M-J DelVecchio. In the subjunctive mode: epilepsy narratives in Turkey. *Soc Sci Med* 1994; 38: 835-42.
16 Frank AW. *The Wounded Storyteller. Body, Illness and Ethics*. Chicago: Chicago University Press, 1995.
17 Halbwachs M. *The Collective Memory*. New York: Harper and Row, 1981 (first published 1950), p. 23.
18 Tonkin E. *Narrating our Pasts. The Social Construction of Oral History*. Cambridge: Cambridge University Press, 1995, p. 114.
19 Skultans V. A historical disorder: neurasthenia and the testimony of lives. *Anthropol Med* 1997; 4: 7-24.
20 Skultans V. *The Testimony of Lives. Narrative and Memory in Post-Soviet Latvia*. London: Routledge, 1997.
21 Sansom B. The Sick Who do not Speak. In: Parkin D ed. *Semantic Anthropology*. London: Academic Press, 1982, p. 184.
22 Janzen JM. *The Quest for Therapy in Lower Zaire*. Berkeley: University of California Press, 1978.
23 Barrett R. *The Psychiatric Team and the Social Definition of Schizophrenia. An Anthropological Study of Person and Illness*. Cambridge: Cambridge University Press, 1996, p. 39.
24 Iser W. *Prospecting. From Reader Response to Literary Anthropology*. Baltimore and London: John Hopkins University Press, 1989.
25 Bruner J. The Autobiographical Process. *Current Sociology* 1995; 43: 161-77.
26 Shotter J, Gergen KJ eds. *Texts of Identity*. London: Sage Publications, 1989.
27 Gergen M, Gergen K. The Social Construction of Narrative Accounts. In: Gergen M and Gergen K eds. *Historical Social Psychology*. New Jersey and London: Erlbaum Associates, 1984, pp. 173-90.

訳注1）C・レヴィ=ストロースの引用は,『構造人類学』(荒川幾男他訳, みすず書房, 1972) から。章冒頭のものは,訳書209-201頁の該当部を若干補筆修正。次頁の引用は,訳書218頁のものをそのまま抜粋した。
レヴィ=ストロースによると,クナ族はパナマに住む。引用した歌謡は,難産を助けるためのもので,ムウは胎児を作る霊のこと。「難産は,ムウがその任務を超えて,プルバすなわち将来の母の『魂』を捕えることによって起る」(訳書206頁) とクナ族は説明する。シャーマンはムウのこの行為を阻止するために,彼が木から彫った聖像のヌチュを助手にして,プルバの捜索とムウに対する戦いの旅に出る。歌の中の「彼ら」とはヌチュのことらしく,「内側の白い布」は陰門,「ムウの道」は子宮を表す (訳書210頁)。シャーマンの役割とは「その患者にいい表わされず,また他にいい表わしようのない諸状態が,それによって直ちに表わされることができるような言葉をあたえる」(訳書218頁) ことである。
訳注2）D・スペルベルの引用は,『人類学とはなにか』(菅野盾樹訳, 紀伊國屋書店, 1984) の18頁から (若干修正)。この部分は,架空の「正統派」と「異端派」の2人の人類学者が問答で,引用部分は,正統派の「ともあれ,人類学理論の目的はいわゆる人間主体の記述にあるよりも,むしろ文化がどのように構造化されているか,そして文化がどのように変形されるかを理解することなのである。もし人類学者がこうした点にかんし議論の余地のない進歩をとげたとするなら,それはまさにかれらの現地調査のおかげである」という主張に対する疑問である。

第23章

傷ついた語り手[1]
医療過誤における物語り(ナラティブ)の織り糸

ブライアン・ハーウィッツ

> どの医者も私に話してはくれませんでした。私の赤ちゃんに実際には何が起こったのかと私は尋ねました……。時には泣きながら、時には平静に、時には狂ったように尋ねました。それでも話してはくれませんでした[2]。

医療過誤について言及されるだけで医療者は身震いし、学生は熱心にノートをとる[3]。この用語を耳にすると、事がうまくいかず処置が失敗した状況とか、混乱、誤解、コミュニケーション不足といった状況が、あるいは恐怖さえも頭をよぎる。

どのようにこの種の訴訟を処理するかについて記してある弁護士の指導マニュアルは、ゴシック小説の雰囲気を醸し出すように始まっている。

> 私達は医者を、特に外科医を愛してもいるが恐れてもいるのである。病院の廊下は少し汚れているが技術と信頼の今の時代にも、医者にはまだわずかに魔術的空気がつきまとっている。それは白馬の騎士のような救世主の雰囲気であり、魔術師の雰囲気でもある[4]。

この状況は、『ジキルとハイド』の二重人格の話を連想させる。法律（とその代理者）の役割は、病気によって傷つきやすくなっていることに自覚のない人々に対して、遠慮なく力を行使する医師の危険な影響をチェックすることである。

治療の間に苦しみ被った損害に対する金銭上の賠償を得たいと期待して患者は医者を訴える。しかし、本当のところは次のような物語り(ナラティブ)の動機があって訴えに至ったのかもしれない。すなわち、法的手段をとることで治療の経過を公にすること、苦しんだり望みが打ち砕かれた話をすること、どこに障害の責任があるのか探すこと、正当な認識を得ること、医療スタッフと話し合うこと、謝罪を引き出すことなどである[5,6]。

訴訟の物語り(ナラティブ)を理解することは，医療と法律がどのように相互に作用するかを明らかにし，また，どうしたら法的手段への訴えが少なくなるかという臨床のアプローチを示唆する。すべての情報を与えられたいという欲求や誰かの命を巻き込んだ医療の物語り(ナラティブ)を理解したいという欲求は圧倒的に強くなるであろう。例えば，サンドラ・ギルバートは夫の死について感情を込めて描写している。「何度も何度も繰り返し私達は，それぞれ同じことを繰り返しつぶやく——『何が起きたの？』『何が起こったっていうの？』まるでこの言葉の連なりが呪文のように……『何が起きたの？』『何が起こったっていうの？』」[7]。なぜ起こったか知ること，そしてもしなぜかが誰にもわからないなら，せめてどのようにして特殊な状況が引き起こされたのかを（詳細に）はっきりさせることが，傷ついた患者や家族の痛切な願いなのである。そのようなニーズを強烈に感じた人の気持ちがかなわないままになっているときに，その人々は法的保障を求めるようになる。

過誤とは何か？

過誤という用語は，オックスフォード英語辞典では「なされるべきことへの注意の欠落」と定義されているが，これには常に物語り(ナラティブ)的な状況が示唆される。過誤行為とは，期待され，（社会的標準で）達成可能な行為を遂行できなかった場合に用いられる。結果的には最悪の事態となった医学上の出来事や人間の力の及ばない原因，最善の努力にもかかわらず起ったことが次第に明らかとなるような場合もある[8]。

医療過誤を申し立てる法的行動の中には，いくつかの物語り(ナラティブ)が織り込まれている。まず第一に，傷ついた患者の報告（出来事に関する原告側の報告）は，起ったと思われる出来事についての被告医師の物語り(ナラティブ)と争う。まず，論争は，語られ，語り直され，見直され，再編された記憶をまとめてひとつの物語り(ナラティブ)を作り上げることである。しかし，最初から個々の関係者の記憶は，医療の記録，追跡や調査の結果によって明らかにされた一連の出来事——起ったことの"確かな"記録（19章参照）——とは食い違う。

すべての法律の論争は，事実に基づいており，「それらの論争を解決する法律の様式にはすべて，それらの事実を詳しく話し，物語り(ナラティブ)を作り直すことが含まれる」[9]。どれほど原告のケースが最初にもっともらしく聞こえたとしても，訴訟の継続について原告が受けるアドバイスは，その時に書かれた診療記録に強く影響を受ける。司法手続きでは治療の間に何をして何をしてないかの証拠として，

書き残された記録に特権（この特権は変更されないものではないが）を与えている。裁判とは，裁判官が書かれた記録と最も一致していると考えるのは誰の物語り（ナラティブ）か，という点にかかっている。

　解決のための法廷の前に論争があり，その論争の前に公式な一連の手続きが整えられなければならない。英国では，召還状が提出されなければならず，それによって，原告と被告が決められ，申し立ての法律的問題が述べられる。**召還状**には，被告の過誤によってもたらされた個人的障害が定義されている必要があるが，必ずしも生じたことについての詳細は必要ない。そのような詳細は，**被告の陳述書**の中に含まれる。この陳述書は事実を発表し，過誤の申し立てを詳らかにする。これに対して被告は被告側からの立場に立って公式な反論を用意する。

　医療過誤の申し立てのケースでは，訴訟手続きが開始される前に，原告の弁護士は病院の見解や他の医療記録からの見解を求めるだろう（原告の勝訴の見込みを推察するために）。いったん訴訟が始まったら，訴訟の進行は，**中間審**と呼ばれる公判前の審議と，審議そのものとに分かれる。**中間審**は陳述書と被告の反論で始まる。高度に構造化され，儀式化された書面の交換が続き――**二次案件**，**審理請求**と言われる――，その中でそれぞれの弁護士は相手方のケースの明確化と詳述を要求する。同時に，どちら側も自分自身のケースのそれまでの詳細を明らかにし，明確な記録や文書のような証拠品の開示の過程もとられる。さまざまな論争が法廷に持ち込まれた時には，原告の元々の主張の詳細と詳しく語られた物語り（ナラティブ）は，結果として修正されているかもしれない。

　開示された治療の意義と妥当性について意見を述べるように委任されている専門家の知見報告とともに，その事件とは関係のない第三者の証人の陳述も取り交わされる。主張を精密にし，調整する過程と主張の詳細な弁護の過程で，患者によって起こされた賠償の50％以上は，立証が難しいとして破棄される[10]。

　法廷では，人の命の物語り（ナラティブ）は，法的構造により決められた論理の制約の範囲で医療者の物語り（ナラティブ）と交錯する。法律は，型通りの役割（原告・被告），支援の声（専門家の証言），結末（判決によって課せられた決議）を必要とする。以前，イギリスの医療過誤訴訟は，陪審の前での証言，聴取が含まれていた。アメリカのように陪審を他の管理区から雇ってきたのであるが，今日，陪審なしの訴訟過程をとることでこれは解決した。法廷の根本的な仕事は，証拠をすべて**聞き**ながら，疑問の最中にある事件の公式な描写をすることである――"事実"の描写である。何が起こったのか，どうして起こったのか，（種々の可能性を勘案して）結果はどうだったのか。

第 23 章 傷ついた語り手 243

　ジョン・ボラムは，重症のうつ病の治療のために 1954 年にイギリス，ロンドンのフリーン病院管理組合で受けた電気痙攣治療（ECT）後の障害について，1956 年に訴えを起こした。彼は，その治療の際に同意書を与えられたが，その時には治療により起こりうるリスクを警告されなかった。

　ボラムも医師もこれが後の範例となるような訴訟ケースとなるとは思ってもみなかった。フリーン病院での日常臨床の通りに，顎と肩を押さえる以外には抑制をしないままで彼に ECT が実施された。このようにして ECT が実施され，その結果おこった筋痙攣により，両臀部に「破裂」骨折を被った。これは，法廷論争で互いの陣営が認めた事実であった。

　ボラムは，病院管理委員会およびその代理人（医療スタッフ）が，弛緩薬を使わなかったこと，痙攣抑制の措置を施さなかったこと，ECT を受けることに合意する時に，どれくらいの危険性があるかの警告に不備があったことを訴えた。管理委員会はこれらの主張を否定し，彼の受けた治療は標準以下のものではなく，その当時の状況では，期待されるケアの標準に一致したものであると主張した。このように，出来事のたったひとつの物語りの糸を構成している一連の行為に二つの異なる意味づけがなされたのである。

　このケースは 1957 年の 2 月に法廷に持ち込まれた。専門家が，ECT を実施するときに，日常では種々な技術が用いられているということを証言した。その中には筋弛緩剤を用いるやり方や，人の手で強制抑制するやり方などが含まれていた。ECT での骨折の頻度は 10,000 分の 1 であることがわかり，裁判官は，筋弛緩剤なしで人が抑制するやり方を採用してからのフリーン病院での骨折の頻度が増加していたかどうかを知るめに，骨折数を再調査するよう要請した。

　ひとたび「事実」が確立されたなら，その**法律的意義**を決定するのは法廷の仕事である。物語りの観点からは，法廷の仕事は，聞き取った話の中に公式の結論を書き込むことである。もし物語られてきた出来事が，イギリスの慣習法が要求するさまざまな基準に合致し，特殊な論理構造──過誤の法律的論理──に合致するなら，原告は勝訴し，損害が査定されるであろう。しかし，物語が法的手段による公式な意思決定をする資格を得るためには，患者の物語りをいわゆる医療上の病歴に変換するということに匹敵するプロセスにより，まず原告に特有の物語りが再構成されなければならないのである。苦しんだ患者から相談を受ける弁護士は，患者から聞く言葉の中から重要な要素を識別しなければならない。過誤を証明するためには，原告（行動を起こしている人）は，次のことを示さなければならないのである。

・原告に対して被告医師は**治療の義務**を担っていた。
・医師は**標準的な当然の治療**の提供に失敗し，治療の義務に**違反**した。
・この失敗が実際に原告に被害を**与えた**。

この公式化された基本概念は，今日特別な法的意義を持つに至っているが，これは法廷で決定された今までのケースから作られ展開した議論から生じている。相手方の陣営の語る事件の物語り(ナラティブ)とも合わせ，この展開した法的議論は，医療過誤行動の物語り(ナラティブ)の織り糸の重要な要素を形作る。

治療の義務

慣習法では，ひとたび医師－患者関係が成立すると，医師は患者に対して**治療の義務**があるとされる。その義務の特性については鉗子分娩による外傷の事例を通して1925年に英国で詳しく説明されている。そして，裁判官はこう述べている。

> もし医師が自分自身を特別な技術と知識があると考えており，患者も医師がその技術と知識があると認めて受診したなら，その医師は患者に対して責任──治療するにあたって，努力し，ケアし，知識，技術を使うという責任がある。契約による関係が必要なのではなく，また，サービスが報酬によって報われることが必要なのでもない[11]。

このような定義によって，医師の治療義務が法律によって課せられる。個々の症例での義務の基準は，法廷で専門家の根拠を聞いたあとで決定される。

妥当な基準

患者に対する医師の治療責任の基準は，ボラムのケースでなされた決定に由来している。このケースで高等法院のマクネアー判事が述べた次の言葉はしばしば繰り返し引用されている。

> ある特別な技術または能力の使用に関係した状況では，過誤があったのかなかったのかについての基準は，全く普通の人の基準によるものではない。なぜなら，全く普通の人がこの特別な技術を持っているわけではないからである。基準は，特別な技術を習得するために修練しそれを職業としている技術者一般の標準である。最高の専門技術を持っている人である必要はなく，専門技術を修練する普通の能力の人の普通の技術で十分である。もし医師が，その特別な技術を磨かれた医療者の責任において適

切だとみなした行為に従って行動したならば，過誤という罪は問われないであろう[12]。

　これは，後に「ボラム判定」として知られるようになったものである。専門家の証言——その分野の医師の意見——は，特定のケースにおいて，何が許されることで，適切な医療行為はどれかを確かめる手がかりとなる。そして，このことは一般に，どこか他のところでできた基準ではなく，専門的に作られた臨床的な基準が適用されることを保証することになる[13,14]。

　いくつかの専門家の証言報告を聞いて，ボラムのケースの裁判官は，彼が治療を受けた時点では，ECTの間に筋弛緩剤の使用が望ましいかどうかについて，また患者を施行中抑制することの有効性については，専門家の間でも意見が分かれていたと結論付けた。判決によると，

　　……もし，そのような慣習に従って行動しているのなら，過誤ではない。単に，対立する意見があるだけのことである[15]。

　裁判官がボラムのケースで打ち立てた公式は，イギリスの法律が命じる医療の基準について最も影響をもつ声明となった。この声明は，現在でもイギリスの裁判所で医療過誤，特に診断と治療の点についてどのように裁定されるかに影響を及ぼしている。

因果関係

　過誤訴訟に勝訴するかどうかは，過失に依っている。すなわち，可能性のすべてを考慮したうえで，義務違反が**障害を起こし実質的に障害の原因になっている**ことを原告は証明せねばならない[16]。控訴院のデニング判事は，事実の因果関係を系統立ててこのように述べている。

　　特別な過失がなければその障害は起っていなかったと考えられるなら，過失それ自体が障害の原因である。過失があろうがなかろうが，全く同じように障害が起こっていたと考えられるなら，その過失は障害の原因ではない[17]。

　事実の中で因果関係を証明することに加え，法律の中で因果関係を証明することも求められる。これは，特定の行為または怠慢によって実際にもたらされた障害が，予見でき，かつ適切に回避可能であったと証明することを意味する[18]。

　1994年の，「アーリー対ニューハム健康省」のケースは，ボラムの場合とは全

く違った話の流れで，これらの概念の二つの運用を描いている。13歳の原告少女は，麻酔医が間違ったプロトコールを使っていて，挿管がうまくゆかなかったと訴えた[19]。ただ，その待機手術に臨む前に，麻酔チューブを気管に通すことは不可能であることが分かっていたが，その他の点では日常茶飯に行われている手術と変わりはなかった。麻酔医はこのような不測の事態に対して適用されるプロトコールに適切に従った。このプロトコールは，患者が意識を取り戻すまで，酸素の豊富な吸入麻酔剤を肺に送ることを推奨していた。この一連の処置の間，患者は覚醒していたが，麻酔で麻痺しており，その結果恐怖と苦悩に苦しんだのである。

このケースの事実については，両陣営とも論争しなかった。しかし，訴訟の中で，同意された物語りの解釈(ナラティブ)については原告と被告では全く違っていた。アーリーは，彼女の治療の際に使われたプロトコールは標準のものではなかったと主張したが，被告はこれを否定した。

裁判官は，プロトコールの出所，病院の麻酔科がとっているプロトコールの開発と方法の根拠を聞き，専門家の証言によりイギリスの他の病院でのプロトコールの使用について情報を得た。そして，プロトコールの作成者には責任を負う力と臨床能力を備えていたと結論し，医師にも健康省にも過誤はなかったと裁決した。

職務違反

アーリーのケースでは，麻酔医と患者の間の治療の義務を形式的に確定する必要がなかった。なぜなら，麻酔医が適切な技術を持っているという患者の医師に対する信頼関係があることは明白であったからである。このケースの核心は，職務違反があったかどうか，標準のケアを提供するのに医師の落ち度があったかどうかである。これは，この種の臨床状況で麻酔医がとる典型的な行為に関する根拠を聞き，必要に応じて，それに変わる一連の行為に含まれるリスクとのバランスを図って，裁判官が決定する。例えば，意識が回復したときに感じる恐怖のリスクと，麻痺が取れるまで麻酔剤を追加して麻酔を延長することに伴うリスクとを比較するのである。

アーリーのようなケースでたとえ義務違反が証明されたとしても，可能性のすべてを考慮して義務違反が実際に苦痛を起こしている障害の原因になっていることを原告が証明しなければ，原則的にその訴訟は負けるであろう。言い換えれば，麻酔医が標準以下のプロトコールを採用し，それゆえ義務違反が存在しているこ

とが評決され，次に"可能性の全てを考慮して，結果的に原告が身体的，精神的障害を受けたか"ということが法廷で明らかにされなければならないのである。もし，そのような状況の中でこの質問の答えが"イエス"なら，その訴訟は勝訴であり，被告は障害に責任を持たなければならない。答えが"ノー"なら（アーリーのようなケースではほとんど考えられないことだが），義務違反が明らかであっても，被告には障害に対する責任はないのである。

法廷は，議論の範例的（パラダイム的）な要素，つまり問題となっているケースが，今までの結審している過誤訴訟とどの程度似ているかを見極める努力をする。個々のストーリーと具体的な事実の，典型的な法的側面を抽象化し枠組みを与えることが，この作業の基本である。法廷はそして，以前に結審した訴訟の種々の「筋書(プロット)」とその結果を支持する法的原理を参照しそれとの違いをはっきりさせるであろう。

基本テーマのバリエーション

過誤の「複雑な計算」に基づいて，さまざまな筋書(プロット)の可能性があり得る[21]。1953年に争われたケースは，患者が期待するケアの標準を掲載している最新の文献知識を医師が持つ義務があるかを法律が認めるかどうかにかかっていた。「クロフォード対チャリング・クロス病院の管理者」のケース（1953年）では，原告は生まれながら左腕が不自由であった。52歳の時，彼は，定型的な膀胱手術のために入院した。手術の間，（点滴が止まらないように）よい方の右腕が伸ばしっぱなしの位置に置かれたため，重症の麻痺が右腕に残り，永久に右腕が使えなくなってしまった。

下級裁判所は，麻酔医の過誤を認めたが，その後，上告審では，その当時の慣習的な方法と同じように肩が固定されていたと認められ，判決が覆された。控訴法院のソマーベル判事の見解は，クロフォードが手術中受けた標準治療は，当時の慣習から逸脱したものであるという証拠はなく，よって過誤はないということであった。

ソマーベルの見解では，初めの裁判官が，もしクロフォードの手術時間くらい腕をその位置で保持されたら腕神経麻痺の危険性があると指摘した手術の6カ月前に医学雑誌 *Lancet* に掲載された論文を麻酔医が読んでいなかったというコメントに根拠を置いていること自体が誤りであるとしている。控訴院のデニング判事は同意し，こう続けている。

最近の医学雑誌に載っているすべての論文を読まなければならないというのは，大きすぎる負担を医師に負わせすぎるのではないかと思う．そして，手術する時に，ある投稿者あるいは他の人が医学雑誌でコメントしていることを考慮しなかったからといって，その医者に過誤があるとするのは，全く間違っていると言えよう．新しい勧告が証明され，よく知られ，受け入れられて，採用される時が来るであろうが，このケースではまだそうではなかったのだ[23]．

傍聴席

「バーノン対ブルームスバリー健康省」でそれと関連する問題が起こった．原告バーバラ・バーノンは，1982年に血液を培養しても細菌が検出されなかったが心内膜炎として，入院治療を受けた．彼女は，薬剤製品情報や英国処方書（BNF），*Monthly Index of Medical Specialities*（MIMS），マルチンダールの薬局外処方で推奨されているよりも高用量で，MIMSやマルチンダールが推奨するよりも長期間のゲンタマイシンの投与を受けた．当時推奨されていた容量は，体重1kgあたり5mgで7日間であったが，彼女は体重1kgあたり5.625mgの量を19日間にわたって投与されたのであった．この治療の結果，バーノンの内耳の平衡器官が障害されることになった．

公聴会では，1人を除き全ての専門家の意見が，バーノンと同じような状況の患者に出会ったならば，それと同容量の薬を自分達も処方したであろうというものであった．原告の専門家の意見では，そのような状況ではそんな高用量を自分は投与しないであろう，というものであったが，その専門家は充分な能力のある細菌学者ならそんな高用量を投与しないであろうとまでは言うことができなかった．裁判官の意見は以下のようであった．

> その容量は適切だった．その処方に関して医師の過誤はなかった．MIMSなどの機関によって作られたガイドラインは，保守的過ぎるし，慎重過ぎる，という被告専門家の見解を支持する．ソートン医師，リーブ医師，クック医師などいずれもこの薬を処方する臨床経験が豊富な医師の見解を採用する．特に，リーブ医師の見解を根拠にする．リーブ医師は，機関の推奨容量よりも高容量の処方をずっと続けており，他の医師にもこれをアドバイスしてきているのである[24]．

この判決書は，法的結論を論争となった物語り（ナラティブ）に適合させるときに，証言が聞かれ，審理され，検討され，はかりにかけられる傍聴席に裁判所が与える程度に注目している[25]．ひとたび裁判所が判決を下すと，両陣営を傍聴席に登らせたそ

の物語り(ナラティブ)は公式には終了し，法的に下されたその結論は，社会の市民の物語り(ナラティブ)の記録として年報紀要に公式に載せられるのを待つことになる[26]。

語られない物語り(ナラティブ)

　ここで描写された法の物語り(ナラティブ)には，終わりがない。裁判所の外の世界でボラムやアーリー，クロフォード，バーノンがどうなったか，我々は知らないし，また，決して知ることはできないであろう。ボラムのケースは，重要な法律原理を作ったので，ボラムの名前は法規則の中に響き渡りつづけている。彼の名前は，判決，症例報告，教科書，法理学上の見解，指針，法学データベースの中で延々と取り上げられてきた。また，多くのヘルス・ケア組織の公式政府文書にも現れており，リスク・マネジメント・マニュアルの中にも見られる。この意味で，ボラムの物語は，より大きな法的物語り(ナラティブ)の一部として，他の多くの人たちの不幸に関わりながら生きているのである。被告勝訴の判決がされたが，彼のケースで陪審員は，原告が受けた障害に同情を示し，その状況を緩和するのを手助けする何かの組織が見つかればよいとの希望を伝えた。

　医療過誤の裁判が終了しても起こる悲劇は，当然考えられる2つの結果から派生する。障害を受けた患者の代償と医師の不名誉（恥辱でさえもある），または，患者には何も残らず医師は完全に免罪される，というものである。この章で議論された4つの訴えは全て敗訴した。イギリスで起こった医療以外の個人的障害では85％が勝訴していることと比較すると，医療過誤の勝訴率は17％に過ぎない[27]。この解離の理由としていくつか挙げられている。不適切に法廷に持ち込まれている問題もあるだろうし，一方で，法廷外で処理されてしまう問題もあるだろう[28]。あるいは，勝訴する可能性のあるケースの多くが法廷に持ち込まれていないことも考えられる[29]。こういった要素が組み合わさって，医療過誤の多くのケースが水面下にとどまっている[30-32]。

　この種の問題を法廷に持ち込んでも，勝訴する可能性は少なく，被告有利のままである。というのは，医療過誤がほとんど表に出されないためであり，また，反論できない訴えについては，法廷審理の前に示談となってしまうからである。議論が法廷にたどり着くのに時間がかかり，両陣営が利用できる法的アドバイスの質が異なっていることが，法廷で公平な議論ができないことの原因でもある。英連邦では，その状況における妥当なケアは何かという医学的に支持される見解を優先させた，ボラムの法例に重きを置きすぎると言う意見も増えてきつつある[33-35]。法廷は，"た

る底のボラム少年（その当時の医学の常識を優先すること）"に簡単に影響を受け過ぎているかもしれない。識者の見解では，次のような証言を準備している。

> とてもレベルの低い医療行為であっても，（その当時は）評価の高い専門家により許容できるとみなされかねない。これらの専門家は自分自身がそのような行為を支持し採用するというのではない。（遺憾ながら）訴えられた医療行為はその当時の許容の範囲であると単に主張するだけである[4]。

結　語

　訴訟文化の加速は，医師と患者の間の信頼と協力を，相互の疑念と医師の防衛的態度に置き換える危険を冒している。防衛的な社会での教訓はいくらでもあるので，それを参考にしたリスク・マネージメントにより怠慢な行為を少なくすることはできるが[36]，多くの法的行為はただ，あるいは主として充分に聞いてもらえなかった物語を伝えたいという患者の単なる願いの結果起きているのである。受診の間に，傷ついた語り手の話に耳を傾ける時間を作ることは，患者と医師の問題を再解釈し，言ったこととおそらくまだ言ってないことを再確認し，取られた行動と取られなかった行動を再収集する機会を与えることである。そうすれば，混乱と不満足を患者と共有することで，法的行為に頼るという反射行動様式を減らす助けとなるであろう。

　我々の一連の訴訟手続きの中で聞くそのような患者の物語のいくつかは，過誤の結果であることは疑いのない事実であり，現在の法的枠組みにより代償が要求され，代償に値するであろう。また，そうでない話もあるであろう。どちらにしても，訴訟を起すかどうか考えているときに，傷ついた患者の話を注意深く聞くことは，起こった医学的出来事を再構成し，ヘルス・ケアの不足を確認し，見落とした要素を補い，誤解を修復し，傷ついた語り手に賢明な選択をすることを援助することになる。

謝辞：本章の解釈全体の責任はすべて私にあるが，草案にコメントしてくれた，Braian Leveson QC, Dr John Launer, Dr Paquita de Zulueta, Dr Trisha Greenhalgh, Dr Ruth Richardsonら，多くの同僚に感謝したい。

《文献と注》

1　Frank AW. *The wounded storyteller: body, illness, and ethics*. Chicago: University of Chicago Press, 1995.
2　Stanton S. What really happened to my baby? *Sacramento* Bee November 1993. Quoted In: Gilbert SM. *Wrongful death*. New York: WW Norton, 1997.

第 23 章 傷ついた語り手 *251*

3 Hurwitz B. *Clinical guidelines and the law: negligence, discretion and judgment.* Abingdon, Oxon: Radcliffe Medical Press, 1998, pp. 36-42.
4 Irwin S, Fazan C, Allfrey R. *Medical negligence litigation: a practitioner's guide.* London: Legal Action Group, 1995, pp. 1-2, 183.
5 Lord Woolf. *Medical negligence litigation: consultation paper.* Parts 1 & 2. Manuscript, London, 1995.
6 Medical Protection Society. *Information for members: guidance for good practice.* London: Medical Protection Society, undated.
7 Gilbert SM. *Wrongful death.* New York: WW Norton, 1997, p. 43.
8 Czarniawska B. *A narrative approach to organization studies.* London: Sage, 1998.
9 Klinck DR. *The word of the law.* Ottawa: Carleton University Press, 1992; p. 293.
10 Medical Protection Society. Facing the facts. In: *1997 Review.* London: Medical Protection Society 1998, pp. 6-7.
11 *R v Bateman.* Quoted in: Kennedy I, Grubb A. *Medical Law. Text and Materials.* London: Butterworths, 1994, p. 400.
12 *Bolam v Friern Hospital Management Committee.* 1957 2 *All England Reports,* 118-28 at 122.
13 Lord Scarman. Law and medical practice. In: Byrne P ed. *Medicine in contemporary society.* London: King Edward's Hospital Fund for London, 1987, p. 132.
14 Hurwitz B. *Clinical guidelines and the law: negligence, discretion and judgment.* Abingdon, Oxon: Radcliffe Medical Press, 1998, pp. 42-51.
15 *Bolam v Friern Hospital Management Committee.* 1957 2 *All England Reports,* 118-28.
16 Kennedy I, Grubb A. *Medical Law. Text and Materials.* London: Butterworths, 1989, pp. 426-46.
17 *Cork v Kirby Maclean Ltd* (Court of Appeal 1952). *Weekly Notes* 231.
18 *Bolitho v City & Hackney Health Authority.* 1997 3 *Weekly Law Reports,* 1151-61.
19 *Early v Newham Health Authority.* 1994 5 *Medical Law Review,* 215-17.
20 Klinck DR. *The word of the law.* Ottawa: Carleton University Press, 1992.
21 Fleming JG. *An introduction to the law of torts.* Oxford: Oxford University Press, 1985.
22 *Crawford v Board of Governors of Charing Cross Hospital* (Court of Appeal). *The Times,* 23 April and 8 December 1953.
23 *Crawford v Board of Governors of Charing Cross Hospital* (Court of Appeal). In: Mason J, McCall Smith RA eds. *Law and Medical Ethics.* London: Butterworths, 1991, p. 211.
24 *Vernon v Bloomsbury Health Authority.* 1995 6 *Medical Law Reports,* 297-310.
25 Goodrich P. *Languages of law.* London: Weidenfeld and Nicolson, 1990.
26 Goodrich P. *Languages of law.* London: Weidenfeld and Nicolson, 1990, pp. 1-11.
27 Dyer C. Justice on the never never. *The Guardian,* 17 October 1997.
28 Medical Protection Society. Facing the facts. In: 1997 *Review.* London: Medical Protection Society, 1998, pp. 6-7.
29 Lord Woolf. *Medical negligence litigation: consultation paper,* Part 1. Manuscript, London, 1995.
30 Myers AR. "Lumping it": the hidden denominator of the medical malpractice crisis. *Am J Pub Hlth* 1987; **77**: 154-8.
31 Localio AR, Lawthers AG, Brennan TA, Laird NM, Herbert LE, Peterson LM, Newhouse JP, Weiler PC, Hiatt HH. Relation between malpractice claims and adverse events due to negligence. *New Engl J Med* 1991; **325**: 245-51.
32 Vincent C, Taylor-Adams S, Stanhope N. Framework for analysing risk and safety in clinical medicine. *Br Med J* 1998; **316**: 1154-7.
33 Kennedy I. Negligence: breach of duty: responsible body of opinion. 1995 3 *Medical Law Review,* 195-8.
34 *Albrighton v Royal Prince Alfred Hospital* (1980) 2 *NSWLR* 542 (CA), 562. Quoted in: Kirby M. Patients' rights — why the Australian courts have rejected "Bolam". *J Med Ethics* 1995; **21**: 5-8.
35 Kirby M. Patients' rights — why the Australian courts have rejected "Bolam". *J Med Ethics* 1995; **21**: 5-8.
36 Medical Protection Society. *Information for members: guidance for good practice.* Medical Protection Society, London, undated.

第24章

根拠に基づく世界における物語りに基づく医療
（エビデンス・ベイスト・ワールド）
（ナラティブ・ベイスト・メディスン）

トリシャ・グリーンハル

> 科学が答えることのできる疑問と物語りの世界に属する疑問とは，区別されなければならない。仮にも物語りの疑問について答えなければならないのなら，科学の世界の代わりに物語りの世界に取り組まなければならない。
>
> ピーター・メダワー卿 Sir Peter Medawar[1]

根拠に基づく医療は"時代遅れ"か？

この本の2人の編者は，他の章の筆者とともに根拠に基づく医療（EBM）を支持する論文を今までに書いてきた。その中では，根拠に基づく医療の定義は「最近最新かつ最良の根拠を良心的に正しく明瞭に用いて，個々の患者のケアについての決定をすること」とされている[2]。ここで言う「根拠（エビデンス）」とは，普通は人間集団におけるリサーチ研究から得られたリスクや可能性のことを意味する。特に（例外がないわけではないが）ランダム化臨床試験やコホート研究の結果を指す。これらは，我々がかつて支持していた立場であり，経験的報告よりもより根拠がしっかりし信頼がおけるとされているものである[2]。では，この本はいかさまなのか，それとも新しい価値観に対する反乱なのだろうか？

私について言えば，そのどちらに対する答えも絶対にノーである。私は，この章を読んでもらうことによって，病い体験の物語り（ナラティブ）や臨床能力の主観的側面を吟味することが，なにも臨床疫学（またはEBM）の重要性を拒否することにはならないことを皆さんに分かってもらいたいのである。また，意思決定に際してランダム化臨床試験よりも個人の経験がより重要視されるべきであるなどという，

エビデンスの序列をひっくり返すようなことも必要はないと分かってほしいのである。さらに，真の根拠に基づく医療は，その中で患者が病いを体験し，医師と患者の出会いが演じられる解釈の世界を**前提**にしているのである，ということを議論していきたい。

臨床技法における客観性の限界

　哲学者カール・ポパー Karl Popper によれば，科学の関心事は，世界がどのように成り立っているのかについて普遍的な見解を述べることができるように，再現可能な方法を用いて**仮説**を公式化したり否定したりすることである[5]。伝統的な医学教育は，学生に対して医学は科学であり，医師は公正な科学者であると教えてきた。医師には科学理論をうち立てるように鑑別診断をうち立て，仮説を否定するような方法で他の診断の可能性を除外することが求められた[6]。そのような方法は**実証主義**パラダイムとされる。そこでは，観察者や観察の方法とは分離して外的な真実が存在し，その真実は測定と経験によって属性を決定でき（**経験主義**），またその真実の振る舞いは法則から予測され導き出される。

　医療従事者は1世紀以上にわたって臨床技法に経験主義的パラダイムを望んできた（15章参照）。この方法は，診断決定過程は科学的探究と同じプロトコールに従うといういくらか貧弱な憶測に基づいている。言い換えるならば，患者の病いについての"事実"の発見は，この世の中の新しい科学的真実の発見と全く同じである，というものである。かなり最近まで経験主義の枠組みは漠然と適用され，めったに議論されることはなかった。しかし，この15年前あたりから，より科学的な厳密さを医学に求める動きが現実化してきた。各国間の協力関係により「最良の根拠（ベスト・エビデンス）」——臨床所見や検査の精度と正確性，予後因子の強さ，特定の介入の効果についてのデータをシステマティックに集めたもの——として知られるようになっているものを確立（そして利用しやすい形で出版）するというはっきりとした目的を見据えたものがそうである[7]。そしてさらに，仮説から引き出される疑問をもとに患者の問題を考えるという枠組みを医療従事者が求める文化や，「最良の根拠」に一致する部分が多くなるように医療従事者が自分の臨床を批判的に省みる文化がめざましい早さで形作られてきた[3]。

　診断と治療面において科学的な方法の利用を形式化し改善するために根拠に基づく医療を行おうとする努力（それは患者ケアにおいて直接的で測定可能な利益を確かに持っている）は，かえって臨床技法は科学そのものなのかどうかという

重大で理論的な疑問をもたらすという皮肉な結果をもたらした。実際，この章は，(そして，そもそもこの本の着想が芽生えたのは) もし根拠に基づく臨床が純粋に容赦ない形で適用されたなら，臨床技法から何が「失われる」のかを知りたいという私の個人的な疑問から始まっている。この魅力的な問題に答えるために，まず本当の根拠に基づく臨床を多くの人たちがそうと思い込んでいるものから区別しておかなくてはならない。

臨床決断過程に根拠に基づく方法を導入するやり方は，臨床観察はすべて客観的ですべての科学的測定のように再現可能であるべきだという誤った憶測の上にしばしば立脚している。さらに（議論を進めると），もし医学診断が自然科学の説明過程と類似しているなら，同じ症状と所見を持つ患者に出会った2人の医師は，その患者の何が悪いのかの結論は同じところにたどり着かねばならないはずである（または，患者の悪いと**思われる**ところのリストがすべて同じで，その可能性の順序も同じとなろう）。もし私が患者の腹部をさわって反跳痛（反動痛）を認めたなら，その痛みは能力のある他の医師が同じ診察法で診察すれば同じように誘発できることが予測されるべきなのである。

サンドラ・タネンバウム Sandra Tannenbaum が1995年にこの件についてまとめている。「根拠に基づく医療は，専門家から専門技能を，識者から知識を分離しようとする原理を支持する。そして臨床状況の外に位置する医学的真実を抽出することによって，ヘルス・ケア市場の売り手と買い手の両方がそれぞれに独立してかつ合理的に行動できるようになるであろう」[8]。

しかし，根拠に基づく医療の多くの追従者たち（私はイギリスの National Institute for Clinical Excellence やアメリカ連邦政府の Agency for Health Care Policy に属する政治家や管理者も含まれると予想している）は，根拠に基づく臨床の持つこの実証主義を賞賛しているかもしれないが，根拠に基づく臨床の創始者たちはそのような客観主義を主張してはいないのである。実際，医師の臨床診断能力の研究をするといつもそれぞれの臨床家は偶然を超えた著しい不一致を示すということを，サケット Sackett 教授と彼のマックマスター大学の同僚たちは示している[9]。彼らが言っていることは，異なった状況における異なった医師の間の臨床判断の不一致を認め**把握**しておくべきであるということである。その不一致は経験不足や能力不足によるものではないのである。

偶然を排除した臨床的一致率は，統計学的にはカッパー値として表現される[9]。足の脈が触れるか触れないかとか，糖尿病性網膜症が軽度か重度か分類するとか，頚静脈の高さを評価するといった日常臨床での評価についてのカッパー値は

第24章 根拠に基づく世界における物語りに基づく医療　255

50％程度である。(ついでに, 患者の胸痛に関する**表現**から心臓専門医が狭心症を診断するときの一致率はもっと高い。一方で, 心電図のような「ハード」な事実の解釈をした研究ではそれよりも低い一致率であった。)

　臨床的不一致を研究している人たちは, 我々のように臨床現場において自分自身で実際に医療を実践している者が感じているのと同様に, 臨床判断というものははっきりと測定できる一連の「事実」の客観的分析とは普通は大きくかけ離れているということをよく知っている。医学万能という過ぎ去った時代にリチャード・アッシャー Richard Asher が言ったように[10], またサケットらが最近根拠に基づく医療という言葉で言い換えているように[11], 患者を診察したり検査したときに医師が見出す「事実」は, 医師が見つけるだろうと予想したり望んだりしたことによってあらかじめ形づけられてしまう。例えば, 「利尿薬」を先週使い果たしたと言った患者では, そうでない患者よりも医師は圧痕性浮腫を検出しやすくなるのである。

　経験主義の言葉では, そのような方法は**確認バイアス**と説明されるが, 社会構成主義の言葉では, 客観的事実でさえもすでに理論をあらかじめ付加されているという概念に通じる。2章でアンナ・ドナルドが示しているように, 理論そのものは圧痕性浮腫の「事実」を**予測する**一種の推論の物語り(ナラティブ)として理解することができるのである。そして精神が圧痕性浮腫のためにすでに準備されているのである。(ほとんどのランダム化臨床試験や疫学研究はそれらが計画され実施される政治的, 文化的, イデオロギー的背景により強く拘束される一連の物語り(ナラティブ)に影響を受けるということや[12], 大規模臨床試験を記述した論文は限定的で熱心な支持者に支えられ再構成された物語(ストーリー)を示すにすぎないということがますます認識されてきている。しかし多くの研究者たちはなおも氷のように冷たい公正さを追求しているのである[1,13]。)

　そういうわけで, これまでみてきたように, 医師は単に症状や身体所見を客観的に評価しているのではないとする主張を根拠そのものが支持するのである。すなわち医師は, 疑った疾患の公式な診断基準(いいかえれば, 標準的な教科書に記載されているように, その疾患が「典型的な」患者でとることが予想されること)と患者個人の物語の症例特異的な姿を統合することで, また医師自身の蓄積された専門家としての症例の知識を用いることで症状や所見を**解釈する**のである。ある著者は, この専門知識は, もっぱら「物語りの形式(ナラティブ)」をとると主張しており, また, 専門知識そのものはその医師がかつて同様のあるいは反対の物語として見たことのある患者の「病いの脚本(イルネス・スクリプト)」により成り立っているとも述べてい

る[14,15]。しかしながら，こうした専門知識や臨床思考過程の正確な本質についてはほとんど根拠がないのである（また，多くの論争があるのである）[14,16,17]。

診断における経験主義と物語り(ナラティブ)：根拠(エビデンス)か，解釈された物語(ストーリー)か？

　根拠に基づく医療という「新しい教義」では，いままでの医療の伝統的な材料であった逸話的な経験は「典型」例の代表ではなく[18,19]，さらにそれは意思決定に際してバイアスを生む可能性があると位置付けている[20]。しかし，この逸話的経験には20章でジェイン・マクノートン Jane Macnaughton が詳述しているように多くの興味深いものが含まれているのも事実である。根拠に基づく医療は，なにがしか直感的なものとは反対の方法を意味しており，ある集団での類似の数百，数千の症例の結果——これは臨床疫学者[21]やベイズ統計学者[22]が確率やリスクと表現しているものである——の集積から自分の眼前の問題を評価しようとするものである。

　それでは，妥当性があり一般化される真実は集団から導きだされると考える世界において，どうやって個々の物語り(ナラティブ)を支持することを浸透させることができるのだろうか。わたしは，そこに逆説はないように思う。粒子物理学では，ガス動態についての経験的観察から導かれる科学的真実（法則）は，ひとつの原子には適用されない。同様に（しかし違った理由で），盲検化比較試験やコホート試験での集団の経験的観察から導かれた「真実」を，個々の状況が全く異なる中で行動しなければならないそれぞれの患者に起こった特異的な病いの体験に対して機械的に適用することはできないのである。

　大規模臨床試験では，研究参加者の独特で多面的な経験は研究結果からできあがったグラフのちりばめられた点の一つとしてしか表現されない。我々は数学的方法を用いてそのグラフに描かれた全体の標本についての物語を作るのである。よって臨床研究から拾い集めようとしている**一般化される**真実とは，標本の（望むらくは，集団の）物語であり，研究参加者個々の物語ではないのである。とは言え，集団の物語を一般化することには危険を伴う。すなわち，ホワイトヘッド AN Whitehead が名付けて有名になった，「間違って具体化するという誤った考え」を犯すことになる。この危険性についてグールドは3章で，我々は「平均や中間値を間違いのない『現実』とみなし，変動を真実の一過性で不完全な測定値とみなす」傾向があると述べている。

第 24 章　根拠に基づく世界における物語りに基づく医療　257

「間違った具体化」はまた，研究結果の根拠を臨床へ適用しようとするときに起きる不調和として現れやすい。ハンターが示唆するように，医療が科学でありえないのは，医学がすべての症例に，また，たとえその症例が一つの疾患しか持っていないとしても，ある一つの疾患をもつすべての症例に無条件に一般的に適用できる法則を持っていないからである。（チューダー・ハート Tudor Hart が観察しているように，プライマリ・ケアの患者のわずか 10 ％だけが，標準的な根拠に基づくガイドラインでマネージメントできる単純な高血圧であるという事実がある[25]）。ゆえに，独自の臨床問題に対しては明らかに「間違った」答えはあるのだが，唯一の「正しい」答えを見つけるのはしばしば不可能なのである。ハンターは続ける。

> 臨床教育は，実践的，倫理的行動のための準備——最高の行動は何か，どのように行動すべきか，どのようにして充分な根拠を持った行動をとるか，どれが患者のための選択か——である。これらの選択は，決まりきった法則によっては左右されないが，さまざまな教訓の影響は受けるのである。法律家や文芸批評家，歴史家，その他の根拠を重視する学者たちはよく知っているように，テクストそのものは自分自身を説明しない。それゆえに，これらの教訓は必然的に文脈（コンテクスト）として作用するのである[24]。

コンサイス・オックスフォード辞典には，教訓とは「科学や経験から導かれる一般的真実」「行為の主義，法則」と定義されている。医学トレーニングについてさまざまな種類の教訓がある（例えば，「睾丸腫瘍は腹腔リンパ節に広がる」「微熱なのに痙攣をおこしたことのある者には百日咳ワクチンは禁忌である」「女性は（堕胎するかどうか）選ぶ権利がある」など）。医学教訓のいくつかは，きちんとした生物学的法則や，厳しい研究結果にもとづいている（その比率が増大していると思いたい）が，一方で，医学生や研修医に語り継がれるにしては独断以外のなにものでもないものも多い。

独自の症例で適切な決断をするために，それぞれ異なったどの教訓を頼りにすればよいのかは臨床技法の大きな問題のひとつである。例えば，医学生や研修医によく与えられる二つのアドバイスを考えてみよう。「頸部硬直は非特異的ウイルス感染でよくみられる」「頸部硬直の患者では細菌性髄膜炎を疑え」。どちらも間違いではない。また，双方が矛盾するわけでもない。前者はおそらく頻度観察研究で得られたものであろう。後者は怠慢な対応を漠然と恐れた医学的逸話から導かれたものであろう。しかしながらそうすると，頸部硬直のある一人の患者にこの二つの教訓のどちらを適用したらよいのかわからなくなる。乱立する教訓を熟

考し個々の臨床症例に適合する教訓を導き出すのが完璧な合理的プロセスであり，それは疫学的「法則」からは導くことはできない，とハンターは述べている。

統合された診断的判断：解釈された物語り(ストーリー)の中で形作られる根拠(エビデンス)

　Box 24.1 は，一般臨床の不思議な側面に関する講義の中でスコット Niegel Scott 教授が引用したカーディフ（訳注：ウェールズの首都）の一般医のコメントであり，それを私がジェンキンス医師についての仮説例として発展させたものである。ここで，髄膜炎菌性髄膜炎（この一般医は 96,000 人の受診中でわずか1例これを診たことがあった）は二つの非常に非特異的症状に基づき，「オッズ（掛け率）に反して」診断されたものであり，そのことは幸運な直感によるものであった。この症例での決断過程を考えてみよう。ジェンキンス医師は，受付係が電話で手短にとった病歴を熟考し，患者の家族についての詳しい知識を用いながらこの病い物語りをつなぎ合わせはじめるのである。

　この医師の行動のひとつの解釈は，医師は何年にもわたって経験してきた何千もの急病小児の「病いの脚本」(イリネス・スクリプト)のうちのせいぜい 10 程度の脚本を無意識的に比較し，その結果「何ともない」という定型脚本に一致しないと判断した，ということである。「何か妙だ」という言葉は，子どもの非特異的症状を表現するときに親はめったに使わない（例えば，よく使われる「顔色が悪い」「この子らしくない」「元気がない」「疲れている」などと比べてみる。これらの言葉は，「何か妙だ」という言葉とはちがった警戒感しか持っていない）。このひとつの言葉で

Box 24.1　ジェンキンス医師の直感

「わたしは，その娘の母親から，娘が下痢をして何か妙だという電話を受けた。私はその家族をよく知っており，その電話の内容は尋常ではないと思えたので月曜の朝の手術を中止して，私はすぐに患者の元へ駆けつけた」

この症例で考慮される可能性のある教訓
（a）援助を求める患者すべてにすぐに完全な対応をすることはできない。もしそうしたなら患者が殺到してトータルのサービスは低下してしまうであろう[61]。
（b）髄膜炎菌性髄膜炎を疑ったなら，医師は最優先で緊急対応しなければならない。そうしなければ怠慢である[62]。
（c）元気であった子どもの下痢は大概ウイルス性であり，自然寛解する[63]。
（d）髄膜炎菌性髄膜炎は特徴的な皮疹と頸部硬直を呈する[64]。
（e）髄膜炎菌性髄膜炎はプライマリ・ケアでは非特異的所見を呈する[65]。

医師は事態の重要性に気づいたのであろう。

　この話を考えるときに頭に浮かぶ医学教訓のうち，ジェイキンス医師は決断するために3つ（Box 24.1のb，d，e）の教訓に特に注目したのであろう。正式に測ることが特に難しいこの医師の技能は，良心的に選ばれた「最良の根拠」（早期髄膜炎菌性髄膜炎の非特異的症状についての観察研究データ）を「何か妙だ」という潜在的な意義を持つ言葉やこの家族についての医師の個人的知識（家族の訴えの記録，その母親の良識，病気になる前には全く普通であったというその子についての記憶）に統合することである。疫学的根拠だけでも，短いが普通でないストーリーに対しての直感的反応だけでも，いずれも単独ではこの患者を救うことはできなかったであろう。両方を統合して適用することではじめて，いつの日か臨床経験の中でもう一度繰り返すことができればと誇りに思うほどすばらしい診断を下すことができたのである。

　Box 24.2は，私が根拠に基づくプライマリ・ケアの本の中で書いたアハメド夫人の症例である[27]。アハメド夫人のそれらしい状態は逸話的によく描写され，質的に精査されている[28]。しかしアハメド夫人の興味ある一連の症状についての予後精度の疫学的データは全く存在せず，異なったマネージメント戦略の比較研究も存在しない。とは言えアハメド夫人のかかりつけ医であるフローリー医師は，夫人の話を聴く時間をもった。そして患者の文化的状況の中におけるその患者の苦境についての感情的な痛みについて多くのことを15分間のうちに知り得た。異文化間の結婚に関する恥の概念はフローリー医師自身の世界観とは相容れないが，イギリス系パキスタン人の文化についての想像と知識（本や映画，日常会話などから得られたもの）を働かせることによって，患者に共感することができ，「物語を分かち合う」ことが可能になったのである（22章参照）。

　研究論文から得られた根拠が，この多面的な診察の中で緻密にかつ巧みに用いられている。また，「特別な臨床所見がない場合は，器質的疾患を除外するために安静時心電図をとることは客観的価値が低く，身体化の問題を悪化させてしまうかもしれない」[38]とか，「非器質的胸痛を疑った患者では，心臓検査のすべてを実施しておくことが医師と患者双方の助けになる可能性がある」[39]といったような相対立するように思われる教訓がここで考えられる。フローリー医師は，患者に対して共感を示し，患者の目線にたって援助しているように見られるために，この症例での適確な方法として後者の教訓を選択した。この検査が正常であったことで，「沈んだ心臓（気の滅入り）」というストーリーが支持され，心臓専門医を受診する必要はないというフローリー医師の考えが支持されたのであった。そ

Box 24.2 アハメド夫人の症例　サリバン Sullivan とマクノートン Macnaughton によって適用されたペンドルトンの一般臨床コンサルテーションの課題に基づいた分析を用いて [66,67]

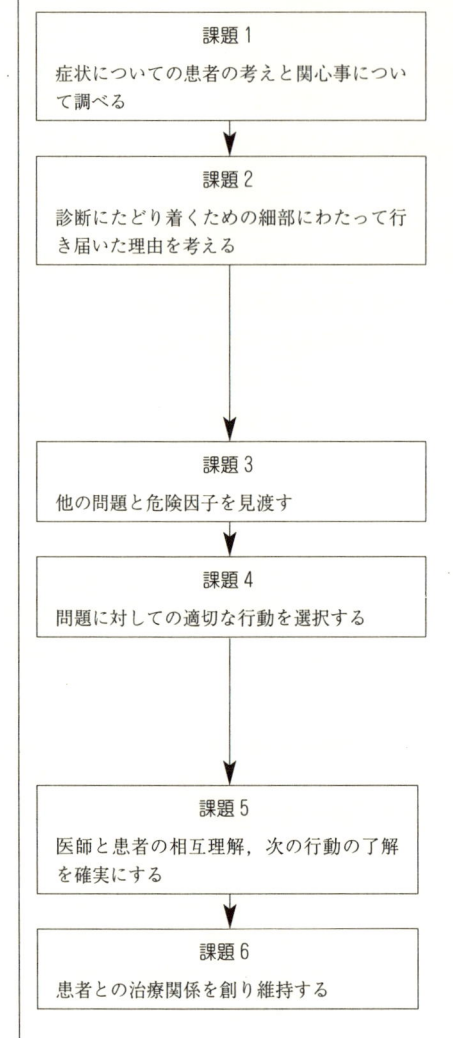

課題1	症状についての患者の考えと関心事について調べる
課題2	診断にたどり着くための細部にわたって行き届いた理由を考える
課題3	他の問題と危険因子を見渡す
課題4	問題に対しての適切な行動を選択する
課題5	医師と患者の相互理解，次の行動の了解を確実にする
課題6	患者との治療関係を創り維持する

アハメド夫人は53歳のパンジャブ人で，今までに病気をしたことはない。彼女は胸が沈むような感じを訴え，彼女はそれを心臓が弱っているからであると思っていた。

詳細に病歴をとったところ重大な心臓の問題はないと思われた。検査も正常であった。アハメド夫人の娘は最近他の民族出身の男性との結婚を予定しており，そのことを家族は恥じていた。考えられる診断は「沈んだ心臓症候群（気の滅入り）」であり，これはパンジャブ人の中のある集団でみられる，精神的ストレスとその文化に特有の恥の感情の表現である [28]。

医師は偶然にアハメド夫人が過体重で高血圧を最近指摘されており，糖尿病の家族歴があることを知った。

非特異的胸痛と心臓病を鑑別するのには感度が低いことは知られているが [29]，アハメド夫人を安心させるために心電図がオーダーされた。行動医学的カウンセリングを勧めたが断られた。この段階では，医師は食事指導と糖尿病に関するスクリーニングについては延期することにした。

医師は，アハメド夫人の文化特有の恥の感情を認め，共感を示した。そして，症状に関して全体的な説明をし，心臓は大丈夫と安心させた。

そして，1カ月後にチェックのために来院するよう指導し，そのときに心臓血管系のリスクについて言及することと，もし患者が来院しなかったらこちらからコンタクトをとることを確認した。

して，見せ掛けの検査を追加するためではなく，患者の心の問題を扱うために再診する準備がなされたのである。

この症例で考えられた二つの教訓は，「冠動脈疾患の大きなリスクをいくつか

持つ患者では，予防的アドバイスが優先されるべきである」[32] というものと，「健康増進が成功するかどうかは文化的基準と文化的期待がどの程度のものかに依っている」[28,33] というものである。冠動脈疾患予防のためのさらなる精査と指導は将来において明らかに優先されるべき課題であるが，肥満や運動，脂肪制限食について質問することは，せっかく分かち合った個人の話の親密さを紛らせてしまい，その受診を根拠ばかりを重視したものにしてしまうのである。フローリー医師の行動（冠動脈疾患についての問題は次の機会に言及するということと，患者が来診しなければこちらから呼びかけることを書き留めたこと）は，病いとして解釈された物語の中に根拠を上手に統合したもうひとつの例である[34]。[原注]

解釈学：診断と介入のための分析的枠組み

解釈の研究は**解釈学**として知られている。この言葉は，もともとは旧約聖書の分析に関して用いられたものであるが，その後，書かれたもの，話されたもの，描写されたもの，上演されたものなどさまざまなストーリーの分析を含むまでに拡大された。そういうわけで，解釈学は虚構のテーマ，夢，知覚，地図，人生，そしてまた病い体験，神学の細かな点についても指すのである。現代医学は経験主義的科学により創られる理論的基盤に立脚したまま長く留まっているが，明らかに科学以外の要素を組み込んでいる，と医療の解釈学のレビューの中でアメリカの哲学者ドルー・レーダー Drew Leder は述べている[36]。科学以外の要素で最も顕著なものは実践的方法と直感的技術の専門的統率力であり，それをマックウイニー McWhinney は「医学の技巧」と表現し，ハンターは（アリストテレスのニコマコス倫理学から引用して）**フロネーシス（健全な精神）**または「臨床思考」と呼び（1章参照），またタネンバウムは *New England Journal of Medicine* 誌の

原注）アハメド夫人の話は決断分析といった別の形で示されるかもしれない（Thornton JG, Lilford RJ, Johnson N. Decision analysis in medicine. *Br Med J* 1992; 304: 1099-103）。この方法では，量的な評価は単に「事実」（器質的疾患の事前確率，検査の予測的中率，偽陽性，偽陰性の危険の確率）のみについてされるのではなく，患者の価値観や好み（例えば，心電図検査をしてほしいという強い希望）や社会的に制限された選択（他の患者の健康問題よりもこの検査に資金を投入したいという納税者の意志）についても行われる。その評価は決断分岐図の中で数学的要素として表現される。この複雑で高度に構造化された方法はドビーにより詳細に研究されたものであるが（Dowie J. "Evidence-based", "cost-effective", and "preference-driven" medicine: decision analysis based medical decision making is the pre-requisite. *J Health Serv Res Policy* 1996; 1: 104-13），労力を要し，時間がかかり，その割には臨床にあまりなじんでいない。とは言え根拠に基づく医療の動きにより，「根拠に基づく」臨床決断により広い物語り（ナラティブ）を統合するために新しい枠組みが早急に必要であるという認識が明らかにされた。

中の "What physicians know"（臨床医は何を知っているか）という論文でそれを賞賛している。

臨床的な理解の解釈学的本質を認めるためには，純粋な客観性という観念を捨てざるを得ない。というのは，解釈の可能性があることそれ自体が主観性やあいまいさを必要とし，不一致の余地があるからである。しかし，臨床状況のすべての解釈が同じように価値があるのではないことは明らかなので，臨床的判断の個人的で主観的側面を受け入れることは相対主義的な無秩序と必ずしも同じではないのである。文学の世界で発達したもの，あるいは臨床における出会いの研究に応用されるものとしての解釈学は，いずれも「教えることのできる方法や良い解釈・悪い解釈の基準や共通理解の基準に到達する手段を備えた，構造化された学問の分野である」[35]

医師と患者の出会いは非常に構造化された交流空間で起こり，そこでの両者の行動は両者の社会化された期待に沿って決定される。レーダーの見解によれば，診断のための医師・患者の出会いを構成する「テクスト」，あるいは，それを他の人間の物語り，またはコミュニケーション様式と区別するものとは，**病める者としての個人**についての物語りである。これは，4つの分離した二次的テクストを交互に統合するものでもある[38]。

・**経験的**テクスト　病人がさまざまな症状にあてがう意味，医師を受診するまでの準備段階での考えや素人判断。
・**物語り的**テクスト　患者が告げた話から医師が「問題」として解釈したもの。——古典的な病歴。
・**身体的，知覚的**テクスト　患者の身体診察から医師が得たもの。
・**器械的**テクスト　血液検査やレントゲンが意味するもの。

一番目の経験的テクストは，病気である人物による「現実認識」を間違いなく含んでいる。これは，別の言葉で言うなら，倦怠，苦悩，不幸，悲嘆などに関しての解釈とは一線を画した，症状の物語りへの**医学的**意味付けのことである[35,39,40]。解釈学の原理によれば，解釈学の中では物事は言葉にされたときに意味を持つとされ[41]，まさに経験的テクストを告げることで病いはさらに深くはっきりとした意味を病者にもたらす。特に巧みな治療的傾聴によって援助されたときはそうなりやすい。癌患者のジョン・ダイアモンド John Diamond はこれを生き生きと描写している[42]。

私は彼（専門家）にその話——痛み，耳下腺，血液検査，腫れ——を最初からもう一度した。そしてそれを初めて全て話したあとで，私はたまらない心配におそわれた。主治医に別々に届けられるまとまりのない医学分冊のように，これまでの私の話はあいまいで鑑別のための症状のカタログにすぎなかったように思えてきた。ひとつの物語り（ストーリー）となって初めて，それは何か違ったもの，単に腫れた耳下腺以上のもっと大きな可能性を持つ物語り（ナラティブ）になったのである[43]。

本書の何人かの著者が言っているように（6章，8章，10章，18章参照），また，他の作家もかつて述べたように[35,44,45]，自分の病いの話をすることは描写の意義と同時にしばしば治療的意義をもつのである。（ところで，このことは根拠に基づく医療におけるナラティブの研究の新たな次元を示すものである。すなわち，物語りに基づく治療（ナラティブ）が他の医療介入と同様に扱うことができない理由はなく，集団標本での効用についてのランダム化臨床試験を実施することができない理由もないのである。）

物語りのテクスト（ナラティブ），あるいは病歴は，二人の著者がつづったストーリーなのである。すなわち自分の言葉で病い体験を語る患者とその話の専門的な解釈を構成しカルテに記録する医師（または医療従事者）である。経験的テクストと語られる主題の間にはいつもミスマッチがあり，それについてはいくつもの逸話的事例[46,47]や出版された質的研究もある[48,49]。本書の中でホームズHolmesとローナーLaunerはともに，患者自身が自分の病い物語り（ナラティブ）（これはおそらくまだ治療者自身の物語り（ナラティブ）と違っているであろう）を構成し解釈するのを助けるときの専門的治療者の役割について述べている。

知覚的テクストは，おそらく論理的分析を避ける実際的理由がもっとも容易に証明できる分野である。レーダーは，「音楽の素養のある聴衆において音楽は違って聞こえるように，経験ある医師は1年目の学生にはわからない心雑音を聞き，胸骨下の振動を感じるのである」と述べている[35]。アンナ・ドナルドはこの本の2章でこの議論を展開している。初心者または無能な医師と能力ある医師とを区別するこの認知的「知識」は実践的な徒弟制度の中で学ばれる技能なのである。この理解しにくい専門的知識は教科書で探しても見つからない。というのは，これは「身体の中にある」ものだからである。

レーダーの「器械的テクスト」では，「機械はより完全な話を共作するために用いられる」[35]。インドへの海外旅行から帰ってきた19歳学生のX線写真の影と，スウェーデンから出たことのない56歳の喫煙者のX線写真の影は客観的には同じかもしれない。双方とも血痰があるとしよう。そこで，X線写真を見た放射線

科医は，一方を結核，もう一方を癌の可能性が高いと「みなす」のである。レーダーによると，診断テストの「客観的」分析をすること（例えば，臨床的，社会的背景なしにレントゲン写真を見ること）は，解釈するということからはかけ離れており，失敗を運命づけられている。

レーダーの予見は，根拠に基づく仲間たちからの声と強く共鳴した。彼らは，器械テクストの「真実」（すなわち診断検査結果）を絶対視せず，検査の精度と再現性と切れ味（偽陽性と偽陰性）を考慮に入れてやや緩和して考え，その検査に病歴と身体診察によって決められるベイズの事前確率を思慮深く用いるのである[51]。

Box 24.3 は，複雑な病いを解明する筋書きの中で，診断テストの位置付けについて逸話的に描写したものである。これは高度な技術を要する検査がどんなに適切に使用されようとも「燻製にしん」になる可能性があることを暗示している。器械テクストは読み違えられ，臨床家は誤った方向へ導かれることがあるのである。

診断過程でのさまざまな物語り(ナラティブ)についてのレーダーの分析は，単に臨床的問題のうちのほんの最初しか言及していない。その先に治療的物語り(ナラティブ)もまた存在するのである。これは，次に何をするかの計画の公式であり，その物語り(ナラティブ)の実演なのである[52]。医師はさらなる検査をオーダーすべきなのか，治療すべきなのか（もしそうなら何を），専門家に紹介すべきなのか，はたまた経過をみるべきなのか。これらの決断は医師と患者の間での情報を共有した対話の中から生まれてくるべきであるという認識の高まり[53]により，互いに決断を分かち合うという物語り(ナラティブ)[54]——これは次の数年間に間違いなく拡大すると思われる医学の中の物語り(ナラティブ)分析の側面である——の中にさらなる研究の必要性が明らかにされたのである。

結語：物語り(ナラティブ)的解釈の世界における根拠に基づく医療(エビデンス・ベイスト・プラクティス)の実践

サケットらを純粋な経験主義者と批判する者に対する反論としてよく引用されるサケットらが1996年に主張した内容は以下のようなものである。

> 根拠に基づく医療実践の意味するものは，個々の臨床専門知識・技能と，利用できる最良の外的な臨床根拠とを統合することである。……我々が言いたいのは，個々の臨床専門知識・技能とは，臨床経験や臨床実践を通して個々の臨床家が獲得した熟練，判断を意味するということである[2]。

> **Box 24.3　診断的な"筋書き"**
>
> 　40歳の男性が言語障害と"いつもと違う"ということで救急室を受診する。原因はすぐにはわからないが，特に彼の姉が40歳の時に脳卒中を患ったことがあったので，彼の場合も脳卒中が強く疑われる。核磁気共鳴検査（MRI）により脳の増強陰影が見つかり，神経内科医が呼ばれる。この症例を担当した3年生の学生は神経学に関してはほとんど知識がないが，実習の初めに心臓内科医の指導を受けたことがあった。彼は患者のカルテにレジデントが書いた無害性の収縮期駆出性雑音とは違うやわらかな心雑音を聞いたように思った。いくつかの臨床規則が適用されよう。たとえ家族負荷が濃厚であっても家族歴について懐疑的になること，脳卒中の可能性が高くても別の病気を探すためにシステムレビューをするという教訓などである。認識論上の教訓もまたもちだされる。医学逸話をどこまで重要とみなすか，MRI検査は脳卒中にどのくらい特異的なのか，学生自身の未熟さにどこまで信頼をおくべきか，などなど。シマウマの法則（「馬の駆ける音を聞いた時には，シマウマと思うな」）までも考えるかもしれない。馬の駆ける音であるが，しかしそれは何を意味するのか？　その症例に対する学生の理解は科学的なのか？　アートなのか？　彼はⅡ度の心雑音を聴取する。彼の診断作業仮説は，病変は脳卒中ではなく，心臓から脳に播種された感染の結果であるというものである。その後すぐに患者が熱を出し，症例に関するたくさんの解釈がなされる。学生の考えが取り上げられ，患者は心臓超音波検査に送り出され，感染性心内膜炎の診断がされ，治療がすぐに始まる。
>
> 　文学研究では，そのような時系列に沿った展開は筋書きとして表現される。そしてその筋書きのアウトライン，筋書きの限界，筋書きの認識と解釈について聴衆が抱く期待はすべて，多かれ少なかれ筋書きのジャンルについて読者が理解していることの中に暗示されている。この症例は精神状態の変化をきたしているが，繰り広げられる物語りはあてにならず，家族歴は誤って導かれ，MRIでさえいくらか燻製にしんのようである。少し先まで展開しないと「真の」筋書きは明らかにならないだろう。もっと時間が，もっと手がかりがそして，いろいろな解釈が必要である。我々はさらに，若くて技術があり，部分的に無知であることが幸運である解釈者を手に入れる。症状が示すようにそれは脳出血なのか，それとも，3年生の学生以外だれも疑っていない微かに雑音のある心臓弁膜から脳へ播種した疣贅なのか。これは臨床医学の症例に基づくサスペンスである。診断に至る解釈的な筋書きを読む努力の中で，症状を疾病分類にあわせるプロセスや患者を最適に治療するにはどうするかの決断をいろいろな教訓が支配するのである[24]。
>
> 　　　　著者とKluwer Academic Publishers社の許しを得て再現した。文献24参照のこと。

　しかし，サケットらはその時点で，客観的測定の「科学」と臨床判断の「技法」との不協和音を取り除くパラダイムの特長を探り続けることはしなかった。

　もし根拠に基づく医療が，経験的に得られた科学的真実の単なる機械的適用よりもむしろ臨床判断における解釈的行為を扱うのなら，臨床疫学での序列の中で根拠はどこに当てはまるのだろうか。10章でジョン・ローナーは次のようにコメントしている。

> 物語る手法は，実証主義者の「客観的」見地による概念と激しく衝突するかもしれない。……物語の世界と類型化の世界の交点，解釈学の役割とWHOの国際疾病分類（ICD-10）の交点に立つ臨床家は，彼らの立場はほとんど不可能であることを充分に感じるであろう。

11章で示された,「ヒルダ・トムソンの関節変化,怒りの様子,いつになったら回復するのかわからない夫の健康,『ちっぽけな人間』に対して社会が関心を示さないという不満は,どう考えればひとつに収まるであろうか?」とマーシャル・マリンカーは自問し,「医師に疾患の言語や文法の知識だけでなく人間神話に関する知識を要求する全人的医療の概念と深く関わる想像力を働かせればよい」という答えを導き出す。ヒルダ・トムソンのリウマチ反応の血液検査結果は,夫を「ちっぽけな人間」と感じるという事実と同等に,彼女の病いの物語りのまさに一部分なのである。だからこそ関節痛患者における鑑別診断検査の切れ味の正確な知識は思考過程に(病いとともに)統合できるし,また統合されるべきなのである。

クーンが鋭くも予告したように[55],パラダイムは他のものを通じて理解することはできない。実際,他のものを通じてパラダイムを理解しようといかなる努力をしても,理解の光明を見出すよりもかえって摩擦を生じ熱を発生させることとなり,すべてが欲求不満となる[56]。結局,「部分的物語り主義(パーシャル・ナラティビズム)」が我々皆が望むべき妥協であることを,どれだけ多くの人がわかってくれるであろうか(18章参照)。経験主義のパラダイムでは明らかに「ちっぽけな人間」の意義を取り上げることができない。そして一方で,極端なポスト経験主義のパラダイムは,外的な再現性のある「最高の(経験主義の)根拠」である「真実」を認めることを拒否する。しかし現実には,医師も患者もひとつの臨床問題を扱う時でさえ,異なったパラダイムの間を簡単に行き来するのである[57]。

人間の理解は,本来的に解釈的なものであるから,経験を積んだ医師であればヒルダ・トムソンの血液検査の結果を,純粋な論理的レベルでは疾病分類とは相容れない彼女の個人的ストーリーの全く別の側面と統合することができる。実際,他の情報がないまま提示される血液検査の結果は腐敗な一般化だけが可能なつまらない産物でしかない。検査結果は,ヒルダ・トムソン独自の物語の光の下で解釈された時にはじめて,臨床決断に影響を与える意義と正当性を持つのである。

同様に,10章でジョン・ローナーが描いている「多動性」の子ども,シェリルに対して全人的(あるいは,この症例では家族全体への)アプローチをとるということは,注意欠陥多動性症候群の薬物治療についての研究根拠を採用すべきではなく,無視しなさいということではない。むしろ,必要とされるアプローチは,その根拠を,「遺伝,家族,社会的影響,そしてさらに倫理的選択,運命をも一緒にしたマトリックス」のなかに編み込まれた複雑な物語りの観点から解釈

することである。

　健康にかかわる専門家，とりわけプライマリ・ケアに関わる者には，「根拠に基づく」研究結果を実生活の症例のシナリオに適用しようとして，しばしば欲求不満を感じることだろう[58-60]。これは，プライマリ・ケア医が解釈的枠組みを捨て，「根拠」だけでやり過ごそうとする時に，もっともしばしば起きていると思われる。もしマリンカーが臨床判断を先延ばしにし，研究熱心であるがゆえに血清学的陽性のリウマチのマネージメントについての「ガイドライン」にだけ従おうとしたならまさにこの葛藤に直面するだろう。臨床の知の，他のものでは代え難い，症例に基づいた（すなわち物語り(ナラティブ)に基づいた）特性とは，まさに，自分の前にあるその問題を前後関係の文脈の中で捉え，個人的なものとして扱うということである[34, 67]。臨床における医師と患者の出会いの中で，主観性の必要性を取り除くことなく，経験的な根拠(エビデンス)を妥当に適用するためには，物語り(ナラティブ)に基づいた世界の大地にしっかりと根を下ろすことが必要である。

　謝辞：この章の改訂前の原稿にコメントしてくれた多くの同僚と，特に，Dr Brian Hurwitz，Dr JA Muir Gray CBE に感謝する。本稿で主張されている見解の責任は，全て著者にある。

《文献と注》

1　Medawar P. *The limits of science*. Oxford: Oxford University Press, 1984.
2　Sackett DL, Rosenberg WMC, Gray JAM, Haynes RB, Richardson WS. Evidence-based medicine: what it is and what it isn't. *Br Med J* 1996; 312: 71-2.
3　Sackett DL, Richardson WS, Rosenberg W, Haynes RB. *Evidence-based medicine: how to practice and teach EBM*. London: Churchill Livingstone, 1997.
4　Greenhalgh T. *How to read a paper: the basics of evidence-based medicine*. London: BMJ Publications, 1997.
5　Popper K. *Conjectures and refutations: the growth of scientific knowledge*. New York: Routledge and Kegan Paul, 1963.
6　Wulff HR. The foundation of clinical decisions. In: *Rational diagnosis and treatment: an introduction to clinical decision making*, 2nd edition. Oxford: Blackwell Scientific Publications, 1981, pp. 5-17.
7　Chalmers I, Sackett D, Silagy C. The Cochrane Collaboration. In: Maynard A, Chalmers I eds. *Non-random reflections on health services research*. London: BMJ Publishing Group, 1997, pp. 231-9.
8　Tannenbaum S. Getting there from here: evidentiary quandaries of the US outcomes movement. *J Eval Clin Pract* 1995; 1: 97-103.
9　Sackett DL, Haynes RB, Guyatt GH, Tugwell P. *Clinical epidemiology — a basic science for clinical medicine*. London: Little, Brown & Co., 1991, pp. 19-35.
10　Asher R. *Talking Sense*. London: Churchill Livingstone, 1986.
11　Sackett DL, Haynes RB, Guyatt GH, Tugwell P. *Clinical epidemiology — a basic science for clinical medicine*. London: Little, Brown & Co., 1991, pp. 35-9.
12　Hart JT. Response rates in south Wales 1950-96: changing requirements for mass participation in research. In: Maynard A, Chalmers I eds. *Non-random reflections on health services research*. London: BMJ Publishing Group, 1997, pp. 31-57.

13 Landau M. Human evolution as narrative. *Am Sci* 1984; 2: 262-8.
14 Schmidt HG, Norman GR, Boshuizen HPA. A cognitive perspective on medical expertise: theory and implications. *Academic Medicine* 1990; 65: 611-21.
15 Custers EJ, Boshuizen HP, Schmidt HG. The influence of medical expertise, case typicality, and illness script component on case processing and disease probability estimates. *Mem Cogn* 1996; 24: 384-99.
16 Tannenbaum SJ. What physicians know. *N Engl J Med* 1993; 329: 1268-71.
17 Sheldon M, Brooke J, Rector A eds. *Decision-making in general practice*. London: MacMillan Press, 1985.
18 Kahneman D, Slovic P, Tverskey A. *judgment under uncertainty: heuristics and biases*. Cambridge: Cambridge University Press, 1982.
19 Plous S. *The psychology of judgment and decision making*. New York: McGraw-Hill, 1993.
20 Dawson NV, Arkes HR. Systematic errors in medical decision making: judgment limitations. *Med Decision Making* 1987; 2: 183-7.
21 Sackett DL, Haynes RB, Guyatt GH, Tugwell P. *Clinical epidemiology — a basic science for clinical medicine*. London: Little, Brown & Co., 1991.
22 Freedman L. Bayesian statistical methods. *Br Med J* 1996; 313: 569-70.
23 Whitehead AN. *Science and the modern world*. New York: The Free Press, 1925.
24 Hunter K. "Don't think zebras": uncertainty, interpretation, and the place of paradox in clinical education. *Theoretical Medicine* 1996; 17: 225-41.
25 Tudor Hart JT. Hypertension guidelines: other diseases complicate management. *Br Med J* 1993; 306: 1337.
26 Osgood C, May WH, Murray S. *Cross-cultural universals of affective meaning*. In: May WH, Miron SM eds. Urban, IL: University of Illinois Press, 1975.
27 Greenhalgh T, Young G. Applying the evidence with patients. In: Haines A, Silagy C eds. *Evidence-based practice — a guide for primary care*. London: BMJ Publications, 1998.
28 Krause I-B. Sinking heart — a Punjabi communication of distress. *Soc Sci Med* 1989; 29: 563-75.
29 Pozen MW, D'Agostino RB, Selker HP *et al*. A predictive instrument to improve coronary care unit admission practices in acute ischaemic heart disease. *N Engl J Med* 1984; 310: 1273-82.
30 Tate P. *The doctor's communication handbook*. Oxford: Radcliffe Medical Press, 1995, pp. 90-5.
31 Baldi F, Ferrarini F. Non-cardiac chest pain: a real clinical problem. *Eur J Gastroenterol Hepatol* 1995; 7: 1136-40.
32 Lawrence M, Neil A, Fowler G, Mant D. *Prevention of cardiovascular disease: an evidence-based approach*. Oxford: Oxford University Press, 1996.
33 Douglas M. *Natural symbols — explorations in cosmology*. Penguin: London, 1973.
34 Greenhalgh T. "Is my practice evidence-based?". *Br Med J* 1996; 313: 957-8.
35 Leder D. Clinical interpretation: the hermeneutics of medicine. *Theor Med* 1990; 11: 9-24.
36 McWhinney IR. Medical knowledge and the rise of technology. *J Med Philos* 1978; 3: 293-304.
37 Hunter KM. Narrative, literature, and the clinical exercise of practical reason. *J Med Philos* 1996; 21: 303-20.
38 Daniel S. The patient as text: a model of clinical hermeneutics. *Theor Med* 1986; 7: 195-210.
39 Heath I. Nature of Medicine. In: *The mystery of general practice*. London: Nuffield Provincial Hospitals Trust, 1995, pp. 17-21.
40 Helman CG. Disease versus illness in general practice. *J Roy Coll Gen Pract* 1981; 31: 548-52.
41 Rorty R. The contingency of language. In: Goodman RB ed. *Pragmatism — a contemporary reader*. London: Routledge, 1995.
42 Williams G, Wood P. Common-sense beliefs about illness: a mediating role for the doctor. *Lancet* 1986; ii: 1435-7.
43 Diamond J. *C: because cowards get cancer too*. London: Vermillion Books, 1998, p. 21.
44 Scarry E. *The body in pain*. Oxford: Oxford University Press, 1985.

45 Kleinman A. *The illness narratives: suffering, healing, and the human condition*. New York: Basic Books, 1988.
46 Ventres WB. Hearing the patient's story: exploring physician-patient communication using narrative case reports. *Fam Pract Res J* 1994; 14: 139-47.
47 Marcus L, Marcus A. "Cross-cultural medicine" decoded: learning about "us" in the act of learning about "them". *Fam Med* 1988; 20: 449-57.
48 Stein HF. The case study method as a means of teaching significant context in family medicine. *Fam Med* 1983; 15: 163-7.
49 Helman C. The explanatory model. In *Culture, health and illness*, 3rd edition. Oxford: Butterworth-Heinemann, 1994, pp. 111-14.
50 Merleau-Ponty M. *Phenomenonology of perception*. London and Henley: Routledge and Kegan Paul, 1962.
51 Sackett DL, Haynes RB, Guyatt GH, Tugwell P. *Clinical epidemiology — a basic science for clinical medicine*. London: Little, Brown & Co., 1991, pp. 69-152.
52 Mattingly C. The concept of therapeutic emplotment. *Soc Sci Med* 1994; 34: 811-22.
53 Stewart M, Brown JB, Dorner A, Weston WW et al. *Patient centred medicine: Transforming the clinical method*. Thousand Oaks, California Sage Publications, 1995.
54 Elwyn GJ. *Shared decision making in primary care*. Cardiff: Welsh Office, 1997.
55 Kuhn TS. *The structure of scientific revolutions*. Chicago: University of Chicago Press, 1962.
56 Hodgkin P. Medicine, postmodernism and the end of certainty. *Br Med J* 1996; 313: 1568-9.
57 Rogers S. *Explaining health and illness: an exploration of diversity*. Hemel Hempstead: Harvester Wheatsheaf, 1991.
58 Grimley Evans J. Evidence-based and evidence biased medicine. *Age Ageing* 1995; 25: 461-4.
59 Asch DA. Why some health policies don't make sense at the bedside. *Ann Int Med* 1995; 122: 846-50.
60 Greenhalgh T. Evidence-based medicine. In: Hall M, Dwyer D, Lewis T eds. GP *Training Handbook*, 3rd edition. Oxford: Blackwell Scientific Publications, 1998.
61 Tate P. *The doctor's communication handbook*. Oxford: Radcliffe Medical Press, 1995, p. 37.
62 Strang JR, Pugh EJ. Meningococcal infections: reducing the case fatality rate by giving penicillin before admission to hospital. *Br Med J* 1992; 305: 141-3.
63 Modell M, Mugahl Z, Boyd R. *Paediatric problems in general practice*, 3rd edition. Oxford: Oxford University Press, 1996.
64 Cartwright K ed. *Meningococcal disease*. Chichester: John Wiley, 1995.
65 Granier S, Owen P, Stott NCH. Recognising meningococcal disease: the case for further research in primary care. *Brit J Gen Pract* 1998; 48: 1167-71.
66 Pendleton D, Schofield T, Take P, Havelock P. *The consultation: an approach to learning and teaching*. Oxford: Oxford University Press, 1987.
67 Sullivan FM, Macnaughton J. Evidence in consultations: interpreted and individualised. *Lancet* 1996; 348: 941-3.

第25章

臓器(オルガン)が奏でる音楽

ルース・リチャードソン*

私はかれこれ150年ほど,この医学博物館で聞き取り調査をしてきました。そのやり方は,今風にいうと現代的な口述史料研究者や民俗学者たちが用いる標準的な面接技術,といったところでしょうか。もちろん,多くのインタビューはテープレコーダーが発明されるずっと前に行われたものですから,手元には過去の会話を記した手書きのノートしか残っていません。それらを見返してみると,あちこちに速記号があることに気づきますが,今となってはその意味をはっきりとは思い出せません。1世紀以上の時の流れにさらされ,記憶は遠いかなたにあります。また,ところどころノートの表紙は朽ち,ページの端々がネズミや虫に齧られ,なかには検死室で生標本を保存するための薬液のシミがついているものまであります。私はいつも無一文だったので,ノート紙もあまり上質のものではありません。そのことを考えるととても悲しくなります。そのため,多くは日にやけ,年とともに縁が固まってしまいました。残りのものも日にさらされ字がかすんでいたり,染みが付いていたり,全部そろってないところもあります。その上,標本が残っている場所が,今も私が仕事をしていた頃と同じ場所にあるのかもはっきりしません。いくつかの戦争が続いて起こりましたし,最近の情勢も不安定ですから……。思いつくままに書き連ねましたが,この後に続く,私のノートにある切れ切れの記録にこの前書きを捧げることにします。

最初のケースレポートは当然,私自身です。私は皆からページェット夫人と呼ばれています。私の病気(ページェット病)は私の骨と生涯の契りを結び,その

---

*Ruth Richardson:ロンドン大学解剖学教室招聘研究員。医学史を専攻。彼女の著書 *Death, dissection and the destitute*(死,解剖と貧困)(Penguin, 1989)はルネッサンスから現代にいたる,解剖学に供された遺体の出所を明らかにしている。本章執筆の題材となった研究中には,英国と欧州の医学博物館のスタッフの協力を得た。

ために私は二つ折れになってドアのそばのガラス・ケースの中に立っています。私は長い間，老教授の掃除婦をしていました。私の折れ曲がった背骨を見たら，皆さんは私が若い頃はすてきな踊り子だったなんて夢にも思わないことでしょう。でも気にしません。だって私は年をとってからは優秀な掃除婦でしたから。頭が下をみる恰好できつく固定されてしまうと，博物館のフロア中の隅っこや割れ目にとても注意深くなれるものです。私は棚の掃除にはむいていませんでしたが，私なりにベストをつくしました。

教授は私を信頼され，私は彼の大切な標本の手入れをすることになりました。何年間もこれらの瓶や壺や箱を丁寧に磨いてきました。長いことそうしているうちに彼らをよく知るようになり，彼らが奏でる音楽が聞こえるようになったのです。

結局私は，教授が解剖学的に新奇なものや病理学的に特異なものをとても大切に手入れしておられたので，彼とその弟子に私の病気の最終的な受益者になってもらおうと（つまり病理解剖を受け，私の体で勉強してもらうことを）決心しました。こうして肉体の監獄から解き放たれ，私は今，若い頃と同じ背丈になりました。秋の夕暮れに私達の弦楽カルテットが演奏を始めると，私は昔のように華やかに踊り出すのです。これ以上の喜びはありません。

私は納得して臓器を博物館に寄付した，数少ない一人です。もしあなたが公式カタログだけを携えてきたのなら，ガラスの瓶やケースの中にあるものの多くが寄贈品ではなく，流用されたものだということには気づかないことでしょう。多くは外科手術の際に切除されたものか，たまたま検死の際見つかったものです。物言わぬ一種の解剖学的代償物が，手術により摘出されました。もちろん手術は治癒を目指して行われたのですが，その代わりに病気や奇形が現れた臓器が見つかると，それは暗黙のうちに没収されました。そこに同意が求められたとは思えません。医師の権威に逆らうなど思いもしなかった患者や親族は，きっと心の中に持っていたはずの，医師には不愉快な質問を全く口にできなかったに違いありません。

大きな古い標本の多くには，その臓器の持ち主にとって，悲嘆のみが慰めとなった時の日付が記されています。彼らの身元は，ロンドン近郊や郊外の墓地から彼らを運び出し，大きな危険を犯して医学校へ周旋した荒くれたちにしかわかりません。新しすぎてどこにも名前が記されておらず，花と涙が絶えないようなお墓の場合，遺体泥棒でさえ彼らの名前を知り得ませんでした。

施設由来の臓器標本が多いので，これを見た注意深い人々は，数々の病気（副

腎の癌など)は狂気を引きおこしたり、そうでなければ多分貧窮のあまり（臓器を提供したのだ)、と考えたりしたかもしれません。しかしこれは、たいていは臓器を入手しようとする努力の結果なのです。世界大戦前にとても誠実な病理学者たちのグループ（私の教授の弟子の方々だったのですが）がありました。彼らはこの博物館は臓器標本が少ないという弱点を知っており、標本を調達することを決意しました。そうして1人はメトロポリタン精神病院会を利用し、残り2人は7つの救貧院附属診療所で穴埋めしたのです。墓泥棒や検死を経てここに来た貴族も何人かいますが、数では私達一般人に及びません。ここでは皆が平等です、だって誰も王様の癌と乞食の癌を区別できませんもの。

　もちろん彼らの多くは、体の一部が了解なくここにあることをとても嫌がっていますし、親類縁者たちに囲まれて静かな教会の墓地で休むことを切望しています。しかし、私達は皆自分達の新奇な点の重要さをわかっていますから、抜き取られた臓器が私達を巻き込んだこの苦難を受け入れることにしたのです。もし私達が体験した運命の恐怖が、同じような不幸を予防することにつながるのなら、なによりです。

　いつの日か、もちろんその時はトランペットが鳴り響くでしょうが、今は乾燥されたか瓶詰めにされたかあるいは博物館地下室に埋められているかしている全ての臓器は、ケースから飛び出て彼らの正しい所有者を見つけます。本来の身分証明を。しかしそのすばらしい最後の審判の日には、私自身もまた私の失った部分を見つけるのにかなり忙しいだろうと思います。ひどいヘルニアで失った私のお臍、胎盤（これは赤ちゃんに属するかも？)、切除されたパピローマなどなど……。抜け落ちた歯や髪はまたつくでしょうか？　いずれにしても、今言ったように私はその時、その新しい経験に夢中になって、私の周りでいくつものアイデンティティが合体することにはちゃんと集中できないと思います。たぶんこんなところから、見聞きしてきたことを記録することに関心を持つようになったのです。この博物館の中で誰がだれなのか、せめていくらかの手掛かりが得られればと思って。

　例えば、第2ギャラリーにある脂肪肝をとりあげてみましょう。その下葉はまるでアフリカの地図のようです。この特殊な肝臓はボールズ・ポンド・ロードに住んでいた、ある美しい女性のものです。彼女は1852年、7番目の子どもを宿している時に病気になり、不幸な状況で早くに亡くなりました。彼女の子どもは生き残れず、彼女の夫は気が動転していて検死を拒む余裕もありませんでした。そうして彼女の内臓は夫が知らない内に摘出され、ここで瓶づめにされたのです。

病院の葬儀屋は苦心して見苦しくない遺体を作りましたから，そのあわれな夫が悲しみにくれて樅の棺に眠る妻とその腕の中の赤ん坊を見た時，その中に白布が詰められているとは思いもしませんでした。夜中になると第2ギャラリーで彼女の子守歌が時々聞こえますし，彼女の編まれた長くて赤い髪を見かけます。

その標本の傍，女性の体がきつい紐でどのようにして整えられたかを示す図の隣に，競ってきついコルセットを付けていた，図表と同じような時代にブライトンに住んでいたある御婦人の，2つに裂けた肝臓をみることができます。彼女は理想とする砂時計のような体型を作り上げ，その挙げ句死んでしまいました。彼女の恋人はいわゆるしゃれ者で，似たもの同士の彼女に流行を追うよう強いたのですが，彼の払った代価は大きいものでした。棚の上の彼女の傍には，チングフォードにいた2歳に満たない子どもの肝臓，1910年に義理の父親に殴られて裂けてしまった，もろくて小さな肝臓が見えます。夜になると，子どものない彼女とこの子がお互いに慰め合っています。

博物館の棚は丈夫にできています。厚いワックスで密封された幾つもの古いガラス瓶はその中に柔らかい標本を湛え，棚の中で鎮座しています。近代的なプラスチックの箱でさえも貴重な標本と保存液で重たくなっていますが，瓶詰めよりは軽く見えます。腎臓，肝臓，脳，脾臓そして他の臓器は，時にはその軽さを演出するために細い糸でガラスの添え棒に精巧につながれて，透明な液や，不透明な液や，あるいは琥珀色の液体の中に浮いています。それらは，病理学的過程，例えば「止まった成長」「無臭の膿」「麻痺した痛み」「先んじてある腐敗」などの恰好の実例として，縣濁液の中に保存されています。

長いこと放置された，病に侵され，解剖された体も蠟モデルの中に固定されています。鋳型は最初ワックスで，次いで金属で，そして今日ではプラスチックで作られるようになりました。それらは，遠い昔に全てなくしてしまった，肺や腎臓あるいは精巣などを養っていた血管のサンゴのような形を維持しています。

博物館の技術者たちの仕事の精巧さは，本当にすばらしいものです。18世紀に博物館が開館する以前から始まった，専門職の人々の技術が脈々と連なっているのです。しかし，今ではその多くは廃れてしまいました。彼らの保存室の中での神秘的な仕事，秘密のレシピと秘伝の知識は，病気の際に一時的にみられる体のわずかな異常をも今日まで正確に伝えています。それらは病気のもつ本質的な特徴を明らかにし，最も重要な部分を表示し，それを永遠に固定しているのです。

これら献身的な技術者たちの声が博物館の展示場に時々こだまし，師匠の声と

混ざり合います。彼らの偉大な書き記されない知識の体系は世紀を越えて発展し，それによりこの大きな博物館の医学的価値を，目録の乏しい記述と，棚に並んだ人間の儚さを示す不幸な証拠を越えて，世代から世代へと知らしめるところとなりました。

　生徒たちの声もまたここでこだましています。それはもちろん，私達のプライバシーに関する開けっぴろげな会話や，びっくり仰天するような思いつきなどです。実際，死に至る残酷で知られざる原因を目の当たりにして，気の毒に思わない人がいるものでしょうか。例えば，第2ギャラリーの同じ棚に一緒に陳列されている，ある父子の巨大な泡のような海綿状腎の瓶詰めのように。2人はこの20年間に，どちらも尿毒症性昏睡で亡くなりました。それも数カ月間の呼吸困難による衰弱息の後に，ぴったり同じ年齢で亡くなったのです。あるいは第6ギャラリーに展示されている，ある女性の大腿骨。それは癌細胞の増殖による骨髄への浸潤を示すために切開いた形で展示されています。この癌細胞は待ち望まれた生後3週の子どもから母親を，そして喪に服している夫から愛しい妻を奪ったのです。その若い母親は，最初は妊娠による悪性貧血と診断されていましたが，急性白血病による多発性脳出血で亡くなりました。今はお互い魂となって再会した父と子は，夏の午後になると，時々ここで仲良く並んでデュエットします。そして彼女は，父子の歌声にあわせて悲しいメロディを口ずさみます。

　ある腕の良い女性仕立職人の場合も同じです。彼女の視力の衰えは後になって下垂体腫瘍によるものであるとわかりました。その腫瘍は，第4ギャラリーにある，柔らかくてコーヒー色した卵大の標本です。それは彼女の視神経を萎縮させ，痴呆も悪化させたので，彼女は貧窮してしまい，ハンウェル精神病院に監禁されました。そしてそこで1924年に亡くなったのです。

　例えば第5ギャラリーにある窒息シリーズのような展示物のいくつかは，人間存在のはかなさの教訓物語として展示されています。ここにある様々な人たちの舌と喉は，活気に満ちた人生がいとも簡単に絶やされることを示しています。赤子の喉のボタン，吸い込まれたオレンジのかけら，ぶどう，タマネギのピクルス，ペンのキャップ，誕生パーティーの風船。それぞれに語るべき物語りがあります。警告なしに中断された人生の，とてもつらい，決して癒されることのない悲しい物語りが。

　教授や彼の先輩や弟子たちが興味を持った病気が，実は死因とはまったく異なるものだったというケースもありました。第3ギャラリーにいる，とてもウィットに富むおばあさんのホルモン非産生型甲状腺癌は，とても興味深いものとされ

ましたが，彼女は大動脈の破裂で亡くなりました。彼女の笑い声はすばらしく，ボトルの中で美しくこだましています。

　第3ギャラリーに入ってすぐのロビーにあるケースにいる別のかわいいご婦人は，足の痛みを訴えてその病院に入院したのに，舌を抜かれて埋葬されたことを変に思っていました。彼女の足の急な痛みは息切れの明らかな原因であり，肺の塞栓で彼女は亡くなりました。彼女の塞栓は検死室（剖検室）のベテランにとっては大して興味をそそるものではありませんでしたが，甲状腺腫は違いました。彼女の舌と気管支に至るまでの付属器官全ては，それらを包み込むようにして広がっているできものの増殖ぶりを示すために瓶詰めにされています。公式カタログには，この甲状腺腫による生活の不自由さはなかったと書かれています。しかし，彼女は，のどの瘤をじろじろ見られることに困惑していたことや，古い音楽堂の歌が歌えなくなって悲しく思うと言って先生を煩わすのは不作法なことだと考えていたことなどを，私に語ってくれました。彼女は1882年，ハットン・ガーデンでの宝石鑑定人の職を失いました。その時はもはや顎をひくこともできず，目は仕事台に届きませんでした……もちろん，腫瘍の成長にあわせた服を着ることや，のぞき込むような視線からそれをわかりにくくさせるためにスカーフをまくことの大変さなどは言うまでもありません。今それは全ての人に見えるようにむき出しのまま展示されていますが，彼女は今も歌を歌っています。

　ある陽気な男が，生前のようにここでラグタイム・アコーディオンを弾いています。彼は1934年に埠頭そばで事故にあい，お腹に損傷を受けて亡くなりました。剖検の際，彼には頭の古い傷からできためずらしい嚢包性の硬膜下出血があることがわかりました。何年も前に彼の体は傷そのものを閉じこめて，膜の内側で害のないものにしていたのです。その血の固まりと，膜とそれが付着していた頭蓋骨の一部は，第4ギャラリーで見ることができます。彼のダンス曲には，時に感傷的なリズムが伴奏としてつきます。ある黒人船員がスプーンをバチ代わりにして鳴らすのです。彼のほとんどそれとはわからない大きな足は，象皮症に見られる腫れと奇形の典型例として，ちょうど第7ギャラリーの外側に瓶詰めにされています。彼は船を降りた後，たばこの選別人と結婚し，2人の子どもの父親となり，ワッピングで1912年に亡くなりました。

　もちろん私達の幾人かは，医学の限界を語る代表としてここにいます。例えば第5ギャラリーにある，人工血管の白い螺旋状の金網と紫色の血の固まりで詰まった初期の心臓弁シリーズのように。あるいは新しい自動車バスに轢かれた少女の右腎のように。この子は，外科医が当然あるものと思っていたもう片方の腎臓

を生来持ち合わせていなかったことが，死後わかりました。さらには神経系コレクションの中に保存されている，おそろしい神経鞘の悪性腫瘍のように。それは，私達の病院にいた，ナイチンゲールのようにすばらしい看護婦さんの鎖骨の上のほんの小さな塊から大きくなり，当時できうるあらゆる積極的な治療にも関わらず，ついには彼女の耳から第一肋骨，そして右へ横切って肩の先まで広がったのです。

第7ギャラリーのそばの，皮膚科の廊下にある棚を仲良く分け合っている3人の幸運な男たちのように，感謝している患者たちが朗らかな曲を歌うのはごく当然のことと思います。彼らはそれぞれ仕事をしていて炭疽病に罹りました。一人は毛皮切り，もう一人は臨時の漆喰塗り，三人目は毛皮の着付け係でした。そしてどのケースもすばやく吹き出物を切除することで助かったのです。この3人は自ら床屋のコーラスを結成し，喜びのハーモニーで博物館中を元気づけてくれます。

以前言いましたように，博物館の住人のほとんどは名前を持ちませんが，私達の内臓に現れた病気にはその特徴をよく捉えた，わかりやすい名前がつけられています。例えば，「ナツメグ」肝，あるいは「スポンジ」肝，「馬蹄」腎や「鹿角状結石」，そして1階ギャラリーに永遠に浮いている，悲しくも奇妙に美しいモンスターのような胎児たちも格調高い名前を授かりました。例えば，ハーレクイン（胎児性魚鱗癬），キュクロプス（単眼症）とセイレニフォルムズ（人魚体），ミクロメロス（小肢体），トラコパギュース（胸結合体），クラニオパグス（頭蓋結合体），アナジディムス（複体奇形：身体下部が結合したもの）。これら小さな被造物の小さな手は，子宮にいた時と同じく，保存液の中で皺が残ったままです。彼らは私が通り過ぎるたびに挨拶してくれます。彼らの小さな顔は，生まれ落ちた時の寂しそうな表情のまま固まっています。一つの体に二つの頭，一つの頭にくっついている二つの体，真ん中に一つだけ目をもつ物静かな頭，あるいは一本の不格好にくっついた足。彼らは個人的な苦悩と，自分達がこの世に生まれ出ることで起こるであろう恐怖について語ってくれます。

しかし，命名と展示についての博物館側の慎重な計画によって，彼らの悲しみは和らぐのです。このような脱線は神の世界創造という大事業の一部を担っているのだということが，かろうじて彼らを元気づけるのです。同じことは私達の病気全てに言えます。ここを訪れた人たちは皆，私達を通じて，全て眼にしたものは自分達の未来であることに気づかずにはおれません。そして，同時に奇形という哀しみは，普通であることがいかに完璧で奇跡的なものかを知らしめるのに役

立つのです。

　奇形児の傍らには流産した赤ちゃんたち，そして痛々しい母親たちがいます。彼女らの破裂した子宮は残された子ども達を孤児にしてしまいました。この博物館で聴かれるメロディの中でおそらく最も痛切なものは，望まれず愛されなかったこの者たちのものでしょう。生を生きる前に死んだ者たちである，堕胎児や絞め殺された幼児たちにしてもそうです。あるものは川の入り江で腐敗しているのを，またあるものは沼地の中で布にくるまれた状態で，あるいは屋根裏部屋でひからびた状態で発見された子ども達です。そして大人たちも同様です。哀れな世捨て人のように孤独の内に死んでいったある男の頭部は，解剖示説者のドアの外側の大きな棚の上にまるごと保存されています。キノコのような癌によって顔の半分を喰われた状態で，保存液の中を漂っているのです。あるいは第8ギャラリーの浮浪者。のたれ死にした彼は，発見される前に死蝋の典型例となりました。そうして彼はようやく終の棲家をみつけたのです。こちらには別のなりゆきで，今の自分に感謝している人たちがいます。腫瘍を取り除かれたある老女は，昔のようにとても社交的になりました。ある浮浪者は手回しオルガンがとても上手いところをみせて，我々を驚かせました。彼は第1ギャラリーの小猿をパートナーとして，滑稽な身振りを加えて何時間も私達を楽しませてくれるのです！

　さて私は博物館の住人の話をまだ始めたばかりですが，最初考えていたのとは随分ちがってきて，実際にはとても沢山のノートを持っていることに気付きました。私は仲間のことをほんの少し語り始めたにすぎません。私はギャラリーの半分は話しそこねましたし，私に語ってくれた沢山の人生の物語もみなさんに紹介しきってはいません。いつかもっとゆっくりとお話する機会があるかもしれません。あるいはあなた自身がここを訪れる運命にあるかも。

　博物館の入り口に来たら，あなたに必要なのはただ聴くことだけです。貝殻に耳をあてて，潮騒の音を聴く時のように。暖かい心を持つ人には，やがて彼らの奏でる音楽が聞こえてくるでしょう。私達はそれをずっと見てきたのですから。

付録

推薦図書

トリシャ・グリーンハル，ブライアン・ハーウィッツ

　文学作品が学生や医療従事者の教育におけるコア・テクスト（core text）になりうるかどうかについては，常に意見が分かれるところである。医療に関する主題を含んだ文学作品は，必然的に脆弱さ，危険性，予測不能性，疾病，失望，苦しみ，そして死といったテーマに触れるものである。マクレラン McLellan MF が述べているように[1]，「コア・テクスト」には，いくつかの階層，すなわち字義的な（文字どおりの）レベル，象徴的なレベル，隠喩的あるいは寓意的なレベルにおいて読まれる内容を含んでいることが要求される。それらは，医療の実践，歴史，認識論についての何らかの示唆を私達に与えてくれるものでなければならない。またそれらは，病いの体験，親であること，障害を持つこと，あるいは「他者性」を照らし出し，社会要因の重要性を明確にし，医療従事者の人格，教育，日常生活あるいは決断のための技能についての洞察を提供するものでなければならない。

　ウッドコック Woodcock J は，思慮深い読者がこのようなテクストから何を得ることが期待できるかについて，以下のように要約している。「人格と状況の複雑さに対する感受性，自己と他者への気づきを高めること，対立とあいまいさを保ち続け，多面的な現実を想像しそれに共感する能力，感情の発散を助け意味を授ける力，そして真実の価値と物語り(ナラティブ)には避け得ない虚構性とをどちらも尊重すること」[2]。

　ロビン・ドウニー Robin Downie は，文学は共感的な想像力を認知的に形成し，医療従事者を病いや死に深く関わる際に伴う強い情動に慣れさせ，そして健康管理の対策（と自制）についての倫理的な疑問を創りだし，それに意味を与える，ということを付け加えている。さらにドウニーは，多くの医師は，彼ら自身が笑い者として，例えば傲慢で，しかめ面をして，身勝手で，どん欲な姿をした者と

して描写されるのを見るという屈辱的な経験が役に立つと述べている³。一般教養（文学だけでなく，哲学，美術，人類学，法学，音楽，演劇など）がいかにして医学生に人間性をもたらし得るかについての総説において，クリス・マクマヌス Chris McManus は，本や，映画や，劇における登場人物は，広い範囲にわたる現実の人々の代理人として劇を演じているのであるということを強調している。彼はT.S.エリオットの言葉を以下のように引用している。「私達は，十分に多くの人を知ることができないがゆえに，たくさんの本を読むのである」⁴。マクレランは医療に関する文学のコア・テクストとして，個人的に以下の作品を選んでいる。Middlemarch（George Eliot）：ジョージ・エリオット著『ミドルマーチ』，The Death of Ivan Ilyich（Leo Tolstoy）：トルストイ著『イワン・イリイッチの死』，The Plague（Albert Camus）：カミユ著『ペスト』，Cancer Ward（Aleksandr Solzhenitsyn）：ソルジェニツィン著『ガン病棟』。British Medical Journal による，最近の読書調査によって選出された，より現代的な作品としては，以下のようなものがある。1984（George Orwell）：ジョージ・オーウエル著『1984年』，The Little Prince（Antoine de St Exupery）：サンテグジュペリ著『星の王子様』，To Kill a Mockingbird（Harper Lee），Les Miserables（Victor Hugo）：ビクトル・ユーゴー著『ああ無情』。

　詩人で医師でもあるダニー・アプス Danie Abse は，以下の作品を推薦している⁵。Private life of Islam（Ian Young），Dr Glas（Hjamar Soderberg），Light up the Cave（Denise Levertov による自伝），Beyond Bedlam（Smith と Sweeney の編集による詩集），Poems from the Book of Hours（リルケ Rilke による詩集）。

　脳外科医で医療倫理の教授でもあるグラン・ジレ Grant Gillet と生命倫理学者のバーバラ・ニコラス Barbara Nicholas は，以下のテクストがニュージーランドの医師に対するナラティブ倫理の一連のワークショップにおいて有用だったと報告している⁶。The Citadel（AJ Cronin）：クローニン著『城塞』，Women Fly When Men Are'nt Watching（Sarah Maitland）（ヒュー・チェンバレン Hugh Chamberlain 医師が産科鉗子を使用しはじめたことに関して小人の女性が語るという形式による歴史小説）。

　本書の13章において，スチーブ・ラックマン（Steve Rachman）は，上記のいくつかに加えて，以下の作品を勧めている。Elsie Venner（Oliver Wendell Holmes），The Yellow Wallpaper（Charlotte Perkins Gilman），The Conduct of Life：戯曲（Ralph Waldo Emerson）。医療倫理の理解のために，アン・ハドソ

ン・ジョーンズ Anne Hudson Jones は，21 章において，以下の作品を推薦している。*The Use of Force*（William Carlos Williams），*Brute*（Richard Seltzer），*Tender is the Night*（F. Scott Fitzgerald）：スコット・フィッジェラルド著『夜はやさし』。

　文学と医学の教育コースのための，いくつかの本格的な選集が編集されている。ニューヨーク大学医学部によって維持されている，文学と医学のためのオンラインデータベースには，800 以上の注釈付きの参考図書と，医学人間学のシラバスが掲載されている。このデータベースには，以下のインターネット URL でアクセスが可能である。

　　　http://endeavor.med.nyu.edu/lit-med

　物語り(ナラティブ)を批判的に理解すること，患者の述べることを尊重しつつ，真実であるかどうかを評価できることは，最も基本的な臨床技能である（21 章を参照のこと）。実際，良質の医学的な物語り(ナラティブ)は，古典的な意味での「文学」の中だけにあるのではなく，正統的な医学教科書の中にもしばしば見つけることができることはありがたい。ある種の専門分野，特に神経学や精神医学の教科書では，とりわけ魅力的な物語が載せられていることがある。例を挙げれば，ヘンリー・ヘッド Henry Head の *Aphasia and kindred disorder of speech*（全 2 巻）（Cambridge University Press, 1926）は，言語の生成と表現の障害に関する堂々たる研究である。その中では，感覚と知覚のねじれが，いかにして患者の体験の物語り(ナラティブ)の中に織り込まれていくかということについて焦点が当てられている。第 2 巻においては，たくさんの非常に詳しい臨床病歴が，言語的な対話や，描画，精密な臨床的あるいは認知的な評価試験の結果とともに記載されており，それらの多くは，優れて物語り(ナラティブ)的な内容を含んでいる。臨床神経学における人民主義的な著作は，現在でもこの伝統を保持している。ハロルド・クラワンズ Harold Klawans の *Toscanini's Fumble* と *Newton's Madness*（両者はそれぞれ，1988 年と 1990 年に，Bodley Head により，ロンドンで出版された）および，オリバー・サックスの一連の出版作品を参照されたい。

　医学や他の健康科学の教育を充実させ活気づけるために，私達が個人的に推薦する文学作品（今までに述べたものや，本書の他の章において取り上げられているものに加えて）を以下に示す。このリストは決して，読者をうんざりさせることを意図しているのでもないし，医学や健康学の学生のための「最高の」文学選集であるなどと言おうとしているわけでもない。むしろこのリストは，正式の

物語り分析の教育を受けてもいなければ，文学と医学に関する特別な卒業後の教育訓練を受けたわけでもない，極く普通の2人の臨床医の雑多な愛読書から選んだものであることをお断りしておく。

A Country Doctor's Notebook (Mikhail Bulgakov 著。Michael Glenny によりロシア語から翻訳されている，Chollins Harvill, 1995)：1916年に農村部のロシアで，小作農の診療に従事する一般医としての経歴から始めた著者の自伝的な作品。彼が出会った，患者，家族，疾病，苦しみ，そして地域社会の心と身体の風景が，万華鏡のように鮮明に描写されている。著者により描写されている，著者自身の自己認識の発展と，自身に課せられた役割への気づきの深まりは，読者の心をつかんではなさない。

A Fortunate Man: the story of a country doctor (John Berger and Jan Mohr; Penguin Books, 1967)：1950年代の一般診療医（GP）の自伝的な小説。一般医療の本質に関する内省的な考察が含まれている。

Awakings (Oliver Sacks, Hamondsworth: Pelican Books, 1976)（オリバー・サックス著『レナードの朝』）：パーキンソン症候群の体験と，新しい薬物治療に対する希望と失望が描かれている書籍。本書はおそらく，臨床現場での医師と患者の出会いにおける，物語り的な本質と人間性の重要性を，一般の人々と医療従事者に広く知らしめることにおいて，第二次世界大戦後発行されたどの本よりも大きな貢献をした。

Before I Say Goodbye (Ruth Picardie; Penguin Books, 1998)：急速進行性の乳癌により32歳で死去した若い作家／ジャーナリストの遺稿集（新聞のコラム，個人的な電子メール，手紙などから集録されている）。彼女の2歳になる双子の子息にあてた，手書きのノートのコピーを含んでいる。

Because Cowards Get Cancer Too (John Diamond; London: Vermillion Books, 1998)：著者自身の喫煙によって引き起こされた喉頭癌についての，若いイギリスのジャーナリストによる力強く鋭い記述。

Dr. Chekov: A study In Literature and Medicine (John Coope; London: Cross Publishing, 1998)：臨床医，疫学者，そして社会批評家としてのチェーホフChekov に焦点をあてた伝記。チューダー・ハート Tudor Hart は，書評において，「チェーホフは，限りない才能と，完全な誠実さをもって，理論と実践を統合した，短くも偉大で有益な人生を送った」と述べている[7]。

Frankenstein (Mary Shelly 著。1818年に匿名で発表され，後に1992年にPenguin より再出版された)（シェリー著『フランケンシュタイン』）：21世紀

に向かって我々すべてが駆り立てられている今日，益々力強く響きわたる呪われた物語である。シェリーは「私達が生得的にもっている神秘的な畏れの感情に話しかけ，スリルに満ちた恐怖を目覚めさせること」に着手したのである。この作品では，フランケンシュタイン博士が，死体安置所や解剖室から集めたバラバラの破片を組み合わせて作り上げた屍体に，いかにして魂を吹き込んだかについて詳述されている。その結果として誕生した無名の怪物は，博士のもとを脱出し，世界中をさまよい，複雑な感情に満たされ，ついには生みの親である博士と彼の世界を破壊することによって怨みを晴らしたのである。

Illness as Metaphor (Susan Sontag; London: Allen Lane, 1979)（スーザン・ソンタグ著『隠喩としての病い，エイズとその隠喩』）：著者は，結核と癌にそれぞれ結びつけられた，文化的に規定されたイメージとファンタジーを対比し述べている。著者は，自然，個人的な体験，文学，社会構造などが全て交錯する文化的なポイントにおいて，複雑な病いの意味を発見している。

Letter to Daniel: Dispatches from the heart (Fergal Keene; London: Penguin Books, 1996)：BBCの国外特派員である著者による著述集。本書には生まれたばかりの彼の息子への，名付け親としての手紙が含まれており，その中で彼は，彼自身が父親となることに対する深い考察と，戦争と飢饉にあえぐ地域で特派員として彼が目の当たりにしてきた子ども達の苦しみに対する新たな内省を記している。また，アルコール依存のために彼の家族を捨て，孤独のうちに死んだ父親への手紙も載せている。

Montaillou (Emmanuel Le Roy Laduire; Harmondsworth: Penguin 1980)：13世紀末から14世紀にかけてのフランスの小作農の複雑な精神的，情緒的そして社会的な世界の再構成である。County Life 誌において，ジェフリー・グリソン Geofferey Grigson は以下のように書評を述べている。「ここには，明らかに，今までかって，おそらく将来においても提供されたことのない，最も視野の広い，最も深く焦点を合わせた，最も鋭い詳細な，中世の農村における生活が明らかに示されている」

Oranges Are Not The Only Fruit (Jeanette Winterson; London: Grove, 1977)：厳格な長老派協会の養家に育った同性愛の女性が，セクシュアリテイの目覚めとその抑圧について語った自伝的な小説。

Regeneration (Pat Barker; London: Penguin Books, 1995)：第一次世界大戦時に，有名なクレイグロックハート病院において，ウィルフレッド・オーウェン Wilfred Owen とジークフリート・サスーン Sigfried Sassoon を含む戦争神経症

に陥った兵士たちを治療した，進歩的な精神科医であるリバース博士 Rivers WHR の業績に基づいた小説。戦争における心理学的な恐怖，より一般的に言えば，post-traumatic stress disorder (PTSD) についての感動的な描写である。

Some Lives! A GP's East End (David Widgery; London: Simon and Schuster Ltd, 1993)：ロンドンで開業する一般診療医 (GP) による，高度の貧困と欠乏が渦巻く人種のるつぼのようなロンドン中央部の一地域における，彼の人生と仕事についての記述。著者は本書が出版された直後に自殺した。

The Diving Bell and the Butterfly (Jean-Dominique Bauby; London: Fourth Estate, 1998)：重篤な脳卒中に引き続く「閉じ込め症候群」の状態についての記述。著者である患者は，左目を動かすことを通じてのみコミュニケーションが可能であり，本書はたいへんな労力を費やして書かれた。著者はこの小説が完成してまもなく死去した。

The Foot of Clive (John Berger; London: Methuen 1962, Penguin にて 1970 年に，さらに Writers and Readers より 1979 年に再版された)：過ぎ去った時代の男性外科病棟を舞台とした小説。その時代の病棟では，患者たちはお互いの人生の物語を冗談まじりに語り合うのに十分なくらい長い間入院していた。このさまざまな階層・文化が混在している集団の中へ，1人の緊急手術を必要とする患者が運び込まれるが，その男は実は殺人犯であることが，しだいに明らかになり……。

The Man with a Shattered World (Aleksandr Romanovich Luria; Harmondsworth: Penguin 1972)：26 年間にわたって，銃弾により脳損傷を受けた男の主治医を勤めた脳外科教授の編年史。本書では，患者自身の日記と著者による病状の記録とを合わせることにより，患者の精神機能統合の破綻と，その一部が回復していく経過の，印象的な物語が記述されている。

The Healing Arts (Robin Downie 編; Oxford: Oxford University Press, 1994)：挿し絵付きの，詩，観察記録，随筆，印象的な抜粋からなるアンソロジー。伝記的，哲学的，文学的，そして歴史的な医療と癒しの真実について述べられている。

When a Doctor Hates a Patient (Richard Peschel and Enid Peshel; Berkeley and Los Angeles: University of California Press, 1986)：医師である夫と，エール大学の医学人文学教室の副主任である妻による共著。本書は，夫である医師が率直に彼の臨床経験を自伝的な流れに沿って述べ，それを妻である学者が，文学的な文脈の中に位置づけることによって，平行して述べられた短文を集めたもの

である。

Wit and Fizz（Ruth Holland の選集；London: BMJ Publications, 1998）：ルース・ホランド（Ruth Holland）による，散文と短い戯曲の集録。彼女は1996年に列車事故で死去するまで，*British Medical Journal* 誌の書評編集者であった。多くの小文は，医療の専門家を少し茶化しながら，彼らの役割に内在する曖昧さに対する理解を示している。「あなた自身が傲慢で，しかめ面をして，どん欲で，自分勝手な姿として描かれているのをどうぞごらんなさい」という，ドウニーの招待状を受けて立つ勇気のある医師や医学生が選ぶのには，適切な本であると思われる。

《文献と注》

1 McLellan MF. Literature and medicine: some major works. *Lancet* 1996; **348**: 1014-16.
2 Woodcock J (quoted by McLellan, Ref. 1). Teaching literature and medicine: theoretical, curricular and cultural perspectives. In: Clarke B, Aycock W eds. *The body and the text: comparative essays in literature and medicine*. Lubbock: Texas Tech University Press, 1990, 41-54.
3 Downie RS. Literature and Medicine. *J Med Ethics* 1991; **17**: 93-8.
4 McManus IC. Humanity and the medical humanities. *Lancet* 1995; **346**: 1143-5.
5 Abse D. More than a green placebo. *Lancet* 1998; **351**: 362-4.
6 Nicholas B and Gillett G. Doctors' stories: a narrative approach to teaching medical ethics. *J Med Ethics* 1997; **23**: 295-9.
7 Tudor Hart J. Doctor Chekov: a study in literature and medicine (book review). *Br Med J* 1997; **315**: 1243.

監訳者あとがき

　本書は 1998 年に BMJ Books から発行された，"*Narrative Based Medicine: Dialogue and discourse in clinical practice*" の全訳である．本書の存在はすでにいくつかの文献や講演により本邦に紹介されてきたが，今回監訳を担当した3名（斎藤，山本，岸本）は，それぞれ別個の経緯を経て本書に遭遇する幸運を得た．山本は，著書『医療における人間学の探究』（ゆみる出版，1999 年）において示したように，総合診療医の立場から患者中心・人間中心の医療／医学のあり方を探求するなかで本書と出会った．斎藤，岸本は，それぞれ独自の立場から，物語り（ナラティブ）の重要性に注目し，その成果を医療の領域に取り入れようと努めてきた．岸本は『癌と心理療法』（誠信書房，1999 年）において，患者の物語り（ナラティブ）を縦糸に，治療者自身の物語り（ナラティブ）を横糸にして一つのテクストを紡ぎ出そうと試みた．斎藤は『はじめての医療面接』（医学書院，2000 年）において，医療面接の実践，教育における物語り的な観点の重要性を指摘し，ナラティブ的な技法を取り入れることについて論じた．このような流れの中で，意味のある偶然や出会いに導かれ，本書は3名の監訳者と延べ18名の翻訳者の協力によって，この世に生まれ出たものである．

　本書で述べられる内容は多岐にわたり，一言で要約することは難しいが，最初に医療における個別性の尊重ということについて触れる必要があろう．

　『生命はその生涯を描く』（S. Bach 著，誠信書房）にはウルス君という8歳の男の子が描いた絵が紹介されている．庭に咲く花に水をやっている男の子の絵だが，男の子が持つホースから出ている水は，なぜか赤く塗られている．この赤く塗られた水を見てどう思われるだろうか．水は青いと教えてやらねばならないと思うだろうか．それとも精神的におかしいところがあると思うだろうか．この絵を描いたウルス君は，白血病で治療を受けていた．輸血と抗癌剤治療が繰り返される中で，彼は毎日のように「赤い水」を見ていたことだろう．命をつないでくれる水の色は，彼にとって赤かったのだと思う．

　統計をとれば，水を青く塗る人が圧倒的に多いに違いない．統計的には，水は青い，ということになるだろう．とすれば，水を赤く塗った彼の精神は異常なのだろうか．統計的な調査の結果は，しばしば，青い水が正常で，赤い水が異常だ，というように置き換えられてしまいがちである．しかし，統計処理によって得られる結果は，あくまで集団の傾向を述べているに過ぎないのであって，一人ひと

りの背景については何も語らない。「大規模臨床試験では，研究参加者の独特で多面的な経験は研究結果からできあがったグラフのちりばめられた点の一つとしてしか表現されない。我々は数学的方法を用いてそのグラフに描かれた全体の標本についての物語を作るのである。よって臨床研究から拾い集めようとしている一般化される真実とは，標本の（望むらくは，集団の）物語であり，研究参加者個々の物語ではないのである」(24章)。彼が白血病で治療を受けていたという背景を知れば，水を赤く塗る気持ちも理解できるし，彼の精神が不健康だと簡単には言えなくなるだろう。一人ひとりの人生が物語りである。医療を豊かなものにするためには，個々の物語りを知る必要がある。

わが国では，心理臨床の領域で，河合隼雄らが，上記のような統計的な方法の限界をよく認識した上で，一人一人を尊重するための方法論として，事例研究を臨床心理学の中心的な方法論と位置付けて，熱心に取り組んできた。医学・医療の領域では，事例研究（case study）はもはや研究とはみなされず，症例報告（case report）という名が示すように，報告にすぎない。しかし，物語り(ナラティブ)を尊重する医療の立場にたつならば，一例一例の検討こそ，中心に据えていかねばならない。その際，心理臨床で熱心に行われてきた事例研究のあり方から学ぶところも多いと思われる。

ここで，現代の医療全体が置かれている状況に目を転じてみよう。現代の医学は昔に比べて高度になり，それが逆に専門化しすぎてしまって，自分の専門領域のことにしか目の届かない医師が多くなっているのは確かである。このような専門分化による弊害は医療界に限定された問題ではない。機械論を基本としたこれまでの「科学的」アプローチそのものに異議が唱えられている。ところが専門化した医師はまったく生物医学モデルを捨てていない。大学ではそのような医師集団が生身の人間を対象としない医学研究を主体としながら，片手間に医療と教育を担っているのが日本の現状である。知識のみを偏重する医師は，千差万別な患者の抱える問題には対応できない。しかしながら，彼らはそのような患者・住民を多数抱える臨床の現場を，専門化された医療の方法論のみで対処できると考えている。そのため，患者を中心とした医療を展開するための知識・技能は教えられず，それに対する情熱や興味はほとんど伝達されない。そのようにして，これまで日本の臨床医学は軽視されてきたのである。

医療にとって重要なことは知識を修得することのみならず，患者・住民の病気に対する信念に迫ることであると認識する者にとっては，病む者の語り(ナラティブ)に言及している本書に出会えたことは幸運であった。そして，翻訳する機会に恵まれ，熟

監訳者あとがき　287

読することにより測り知れない糧を得ることができたが，翻訳することの難しさも痛感した。他者の語り(ナラティブ)に迫るためには，信念にアプローチすることになるが，そのためには様々な現代思想の底流を熟知していなければならない。少なくとも，社会をどのように見る立場があるかを知る必要があった。そのためには，構造主義などという言葉が頻出する医療社会学的教養が必要となる。医療社会学の立場は二つに分かれ，ひとつは「病気という状態は存在する」という立場であり，もう一つは「病気という状態は社会的に構築される」とする立場である。前者は「医学は，病気と原因・機序・対処法を発見する理論である」と考えるが，後者は「医学は，病気と原因・機序・対処法を発明する理論である」と考える。近代医学は，実在論的立場に立つ生物医学モデルということになる。これを実在論的立場とすると，後者のような立場は「近代医学の理論は社会的に構築されている」という考えから，構造（構築）主義的立場と呼ばれている。本書はこのような点は理解しているという前提で書かれている。できれば，記号理論を創始したソシュールや哲学者パースの本を紐解く必要がありそうである。必然と構造人類学のレヴィ＝ストロースや『知の考古学』のフーコーも知らなければならない。徹底を極めようとすれば，フロイト，フッサール，ニーチェ等々果てしなく広がってゆく。

　哲学者であるクワインは，「二つの言語の『正しい翻訳』はただ一つに決まらず，複数の対立するような，しかしどれを使っても相互理解が可能であるような，複数の翻訳の仕方がある」と翻訳の不確定性に言及している。そう考えると，碩学な医師が訳すと全く違った本ができるような気もするし，もう少し哲学的な研鑽を積んでから翻訳したいという叶わぬ気持ちにもなった。ともかく自分の浅学を思い知らされた場であった。

　とは言え，原著が哲学・文学・社会学等々の幅広い内容を包含していることを考えると，本書は各翻訳者の努力により大変読みやすい翻訳になっていると自負している。本書を通読することにより，必ずや読者のこれからの診療に貴重なものをもたらすものと確信するものである。

　本書の翻訳において，用語の統一に関してのいくつかの議論があったので，ここにその経緯を記しておきたい。まず，何と言っても，本書における最大のキーワードは"narrative"である。"narrative"とはもちろん「物語」を意味するが，この言葉は「語られるものとしての物語」という名詞的なニュアンスと，「物語を語ること」としての行為的なニュアンスの双方が含まれ，この両者は共に重要である。前者を強調すると「物語」が，後者を強調すると「語り」が，ふさわし

い訳のように思えてくる。しかし，「物語」という日本語にしても，「物語」「物語り」「もの語り」「ものがたり」などの異なる表記が考えられ，これらは文法的，語法的観点からはいずれが正しいとも言えないが，それぞれが微妙に異なるイメージを醸し出す。また，いずれの訳を採用するにせよ，その日本語そのものに以前から付着しているイメージによる汚染は避けられないという意見もあり，いっそ「ナラティブ」あるいは「ナラティヴ」とカタカナ表記に統一することにより，外来語であることを明確にしてはどうかという意見もあった。ちなみに，医療人類学あるいは，家族療法などの翻訳書では，「ナラティヴ」という用語がすでに使われているが，日本語にはない発音である「ヴ」という表現が一般的であるかという疑問もあった。

　さらにもう一つの問題は，本書に頻出する"narrative"と"story"の区別の問題である。本書は20名を超える著者による分担執筆であるということもあり，各章における"narrative"と"story"の使い分けも，必ずしも統一されているものではない。例えば第1章の"what is narrative"という項においては，「"story"は比較的単純な"narrative"であり，多くは事実経過を順に述べるに過ぎないが，"plot"は，因果論的な意味付けを含む"narrative"である」と説明されている。しかし，他の章の著者は，必ずしもそれと同じような区別は採用していないように思われ，"narrative"と"story"をほぼ同じ意味で互換的に用いている著者（第9章など）もいれば，"story"は名詞性を強調し，"narrative"は行為性あるいは関係性を強調するというニュアンスで使い分けている著者（第17章など）もいるように思われる。前者の場合，そもそも"narrative"と"story"を訳し分けることが正しいかどうかが疑問になる。

　上記のような色々な点を考えあわせ，一種の妥協の産物ではあるが，本書では以下の原則に従って"narrative"と"story"の訳し分けを行った。"narrative"は，その章の文脈に応じて，「物語り」あるいは「語り」と訳し，いずれの場合にもカタカナで「ナラティブ」のルビをふることにした。またカタカナで示すことが適切である場合は，「ナラティブ」を用いた。物語を意味するそれ以外の英語（そのほとんどはstoryであるが）については，送りがなをつけない「物語」を用いることにした。このような原則を採用することによって全ての問題が解決されたわけではないが，少なくとも原書で"narrative"という用語が用いられている箇所は，日本語訳においても明確になるようにしてある。日本語の文章としては，（この後書きにもみられるように）「物語り」と「物語」が混在するという問題が残ったが，この不統一は以上のような原則にしたがったためである。

次に，本書のタイトル"Narrative Based Medicine"をどう訳すかという大きな問題が残った．直訳すれば「物語りに基づく医療」であるが，"Evidence Based Medicine"の日本語訳が必ずしも普及しておらず，カタカナ表記か，EBMという略号が普及していることも考え合わせ，メインタイトルはカタカナのままとした．原著のサブタイトル，"Dialogue and discourse in clinical practice"は，臨床における医師と患者の対話の重要性を非常に強調した表現であり，本書ではサブタイトルを，「臨床における物語りと対話」とすることにより，原著のタイトル全体の意味するところを補足する表現とした．

「ナラティブ・ベイスト・メディスン：NBM」の概念およびその実践が，今後本邦においてどのくらい浸透していくかはこれからの問題であろう．本書で扱われている内容は非常に多岐にわたり，真の意味で学際的である．「NBMとは何か」という質問に一言で答えるのは難しい．そもそもNBMとは，医療／医学におけるさまざまな異なった考え方や，仮説，主張などを，すべて「物語り」として理解するという性質をもつ．またNBMは，それぞれの異なった複数の物語りの併存，あるいは共存を許容する．したがって，NBMは本質的に「多神教的な」パラダイムであり，多数の異なるナラティブを容認するメタ・ナラティブであると言えよう．NBMという物語りは，決して先験的に存在しているのではなく，私達が多くの医療／医学に関する物語りを語り合い，対話を重ねていくなかから，新たに生まれでてくる新しい物語りなのである．

企画以来，異例のスピードで本書を完成させることができたのは，各章の翻訳者と金剛出版編集部山内俊介氏の努力に負うところが極めて大きい．本書が，本邦の医療／医学のあり方を自省し，新しい臨床実践・教育・研究の分野に一石を投ずる助けとなれば望外の喜びである．

　　　　　　　　　　富山医科薬科大学内科学第3講座　　斎藤清二
　　　　　　　　札幌医科大学医学部地域医療総合医学講座　　山本和利
　　　　　　　　　　静岡県立総合病院心療内科　　岸本寛史

項目索引

■あア行■

アート 51, 119
ICD →国際疾病分類
愛着
　安定した— 191
　—研究 186
アゴニー 86
アザラシ肢症 212
新たなの物語への書き換え 7
アリストテレスの徳の概念 161
アリットの質問表 161
アルコール依存匿名者の会 23
アルツハイマー病 103
安全な物語り 25
アンチ・ナラティブ 189
EBM →根拠に基づく医療
医学
　—的思考 viii
　—的な識別能力 94
　—の技巧 261
　—の芸術 216
医学教育 16
　—カリキュラム 14, 139
胃癌 86
イザヤ 35
医師—患者関係 131, 139, 146, 167, 180
医師中心
　—性 171
　—の医療 7
一般教養 279
一般診療 90, 97, 114, 115, 165
　—医（GP） 90, 98, 102, 106, 114, 148, 165

—の使命 115
—の中核 115
逸話 11, 208, 256
　医学的— 257
　—的な根拠 209
　支持的な— 212
　症例の— 8
意味の洞察 11
癒しの技 204
医療過誤 240, 249
医療実践の形而上学 133
医療人文学 138, 143
医療人類学 230, 236
医療と文学 139
医療の声 177
医療面接の研究 180
医療倫理 221
　—学 163
　—へのナラティブ・アプローチ 225
因果関係 245
因果論的 13
インフォームド・チョイス 95
隠喩→メタファー
　—的なシステム 25
うつ 113
　—状態 178
　—病 25, 88, 104, 105, 113, 122
エイズ 48
　—ウイルス 46
HIV陽性 48
SOAP 199
n＝1試験 213
NHS → National Health

Service 47, 97
NLP →自然言語処理
演繹的 226
　仮説—パラダイム 143
　—分析 222
横隔膜下膿瘍 85
お母さん鏡 186
おとぎ話 185

■かカ行■

カーンバーグ派 184
解釈 11
解釈学 261, 262
　—的 107
蓋然的三段論法的 226
会話による治療 101
会話マーカー 175
書かれた記録 198
書くことを通じて交流するグループ 52
確認バイアス 255
過誤 241
画像 200
家族療法 101
　—家 102
語り→「ナラティブ」「物語り」も参照
　安定した—自律的な— 187
　一人称の— 238
　筋道のない— 187
　治療技法としての— 189
　生の— 232
　不安定な—拒否的な— 187
　不安定な—とらわれた— 187

文化的— 231
　夢の中の— 189
語るという行為 5
カッパー値 254
家庭医 148
仮定化 233
考える自分 186
看護 155
患者自身の物語 108
患者中心 160
　—性 171
感情的識別能力 94
冠状動脈血栓症 111
寒冷沈降物 48
緩和ケア 51, 54
技術オタク 120
記述療法 50
記述論理学 203
帰納的 226
詭弁 226
QOL →生命の質
共感 120, 157
狂牛病 25
教訓 257
　医学— 259
狭心症 86
共有された物語 90
共有された文化的視点 235
虚血性心疾患 25
距離と親密さの弁証法 6
記録媒体 194
くびき語法 132
クモ膜下出血 82
クライン派 184
クリオプリシピテート→寒冷沈降物
燻製にしん 61, 264, 265
ケアの連続性 165
経験主義 253
　—のパラダイム 266
傾聴 122, 146
経鼻胃管→ライル管
ケーススタディ→事例研究
ケースヒストリー 150
外科 117

—医 117
欠神発作 62, 63
血友病 43
　—協会 44
現実の模写 221
ゲンタマイシン 248
高血圧症 103
口承伝統 14
構成主義論 102
構造化されたデータ入力 200
構造主義 101, 196
行動科学 113
行動主義 184
口頭による記録 198
コード化された記録 199
コギト→考える自分
国際疾病分類 25, 26, 107, 265
コクラン・ライブラリー 217
コフート派 184
コホート研究 252
コホート試験 256
コミュニケーション形式 171
根拠
　最良の— 253, 259
　—に基づく医療 27, 150, 171, 252, 256
　—に基づくプライマリ・ケア 259
コンサルテーション過程 171
コンテクスト→文脈
コンピュータ 193, 198
コンプライアンス不良 159

■さサ行■

最小限侵襲手術 118
サイバネティクス 101
サリドマイド 213
参与観察 231
C型肝炎 49
自我心理学 189
資源 141
自己再帰性の分析 237
自己実現的予言 105
自己同一性の自覚 75
自己認識 237

自己の物語 186
自殺幇助 224
指針 139
沈んだ心臓 259
自然言語処理 200
持続する試練 67
疾患 92
　—の物語 92
実証主義
　—者 107
　—パラダイム 253
実存的な訴え 13
実存的な感情 12
質的研究 13
疾病概念 112, 114
疾病失認 131
疾病分類学 112
死の受容 36
自分を支える物語 178
死別と悲哀の研究 167
シャーマン 230
社会構成主義 107
宗教的な自伝 152
修辞 132
修辞学的構造 173
十二指腸潰瘍 85, 86
出血性梗塞 37
召還状 242
小説の利用 162
象徴形成能力 20
象徴と物語生成のプロセス 20
証明された事実 6
症例報告 212
書簡医療 147
書記療法 53
職人芸 119
職務違反 246
書籍療法 53
事例研究 130, 237
心筋梗塞 86
人生の声 177
身体化 21
身体的識別能力 94
人文科学 161
人文学 135

心理的な健康　191
心理療法　183, 188
人類学　231
神話　14, 22, 185
スティグマ→恥の意識
　―コーチ　62
スプラット卿（ランスロット）
　124
精神医学　13, 100
　―診断　104
精神科　195
　―医　106
精神分析　150
　―的技法　183
精神分裂病　105
精神保健メンタル・ヘルス
　100
性的虐待　122
生物医学的な物語　107
生命の質　12, 202
説明モデル　65, 100
全人的医療　115, 266
想像　157
　―する能力　160
創造的空想力　155
想像力　157, 266
　―の地平　115
訴訟　241

■タ行■
代替医療　11
代替療法家　150
第Ⅷ因子　43, 46
　―製剤　48
対話的パラダイム　143
対話分析　173, 174, 180
タスク指向性　143
脱構築　102, 196
多動性障害　107
妥当な基準　244
血が止まらない子ども　44
中医学　25
注意欠陥多動性症候群　266
中央値　31, 34
中間審　242

中間値　256
治療運営グループ　237
治療者の役割　192
治療的ふるまい　143
治療の義務　244
罪の意識　75
Database of Individual Patient
　Experience（DIPEX）　217
テクスト　173, 257
　器械的―　262
　経験的―　262
　コア―　278
　身体的―　262
　―世代　201
　知覚的―　262
　物語り的―　262
てんかん　61, 74
　全般性―　62
電気痙攣治療　243
電子記録カード　7
電子診療記録　193
伝説　14, 22
統計学　31
統計的分布　36
同情　157
道徳
　―教育　161
　―指針としてのナラティブ
　223
　―的想像力　14, 155, 158,
　161, 163
　―的対応　155
　―の麻痺　158
動脈硬化性狭窄　87
栃の実　78
ドメスティック・バイオレンス
　94

■ナ行■
National Health Service　47,
　97
ナラティブ→「語り」「物語り」
　も参照
　―セラピスト　102
　証言としての―　222, 223

ナラティブ学（narrativics）
　196
ナラティブ学（narrativistics）
　195
ナラトロジー　195
人間医学　113
人間学派　184
脳卒中　37, 40, 125

■ハ行■
敗者の物語　104
恥の意識　62, 72, 75
恥の行動　62
パラダイム的　103
　―モデル　101
バリント・グループ　15, 16
半構造的な面接　63
判断学　12
POMR→問題指向型診療記録
否定的な丁寧さ　176
美徳　156
比喩　132
ヒューマニティ　51
病院医療の勃興　148
評価　141
描画　63
病者
　―の経験　216
　―役割　131
病跡　130
病歴　vii, 81, 88, 172
　医学的―　14
　臨床―　6, 14, 15
ピロクテーテス　94
フィールドワーク　232
腹膜中皮腫　32
プライマリ・ケア　6, 257, 267
　実地医療―　100
フリーテクス　195
プリオン　20
プロット　5
フロネーシス　158, 261
文学　129, 135, 162
　医学における―の機能　130
　―作品　278

—的分析法　225
文化
　　—的識別能力　94
　　—に架橋する物語　95
文脈　173, 257
　　—的な情報　174
平均値　31, 34
ヘザキア　35
ヘルス・ケア　204
ヘルニア　214
ヘロイン中毒　105
変形性膝関節症　214
変動　34, 256
法律的意義　243
ポスト経験主義のパラダイム　266
post traumatic stress disorder（PTSD）　25
ポストモダン　101
ホスピス　51
　　—ケア　50
ボディ・ランゲージ　81, 86
ボラムの物語　249
ボラム判定　245
ホリスティックな配慮　51
ポルフィリア　82

■まマ行■
マーキング　187
まなざし　20
慢性関節リウマチ　110
慢性胆嚢炎　85
慢性疼痛　25
右偏り型　35
右（大脳）半球の卒中　77
無作為割り付け臨床試験　53
メタドン　105
メタファー　24, 75, 132
盲検化比較試験　256

物語り→「語り」「ナラティブ」も参照
　医師の—　100, 150
　医療の—　241
　患者の—　92, 147, 100
　感染症の—　20
　現在進行形の—　53
　実演された—　4
　自伝的な—　4
　社会的に構成された—　18
　推論の—　255
　世界としての—　19
　互いに決断を分かち合うという—　264
　治療的—　264
　忍耐と生存という—　93
　複雑な—　13
　部分的—主義　185, 266
　—形成能力　20
　—的構造　190
　—的な形式　103
　—的な実践　226
　—的な診療記録　197
　—に基づく治療　263
　—に基づく治療体勢　103
　—の構造　20, 23
　—の構築　22
　—の創造　21
　—の素材　7, 193, 197
　—分析法　16
　病いと疾患の—　26
　病いの—　8, 18, 130, 231
　理解可能な—　23
　—倫理　226
物語りの物語り
　病いの—　25
物語る機能　189
物語ること　129
物語を語る能力　19

問題指向型診療記録　199, 204

■やヤ行■
薬物治療　68
役割遂行　155
病い　92, 172
　—の脚本　11, 210, 255, 258
　—の経験の文化差　233
　—の物語　92
ユーモア　36
夢解釈　183, 189
抑圧された言葉　104

■らラ行■
ライフストーリー　232
ライル管　83
ライルのチェックリスト　85, 87
ラカン派　184
ラッセル・クサリヘビ毒　46
ランダム化臨床試験　252
理解可能な共同体　24, 25
臨床
　—技法　253, 257
　—教育　211
　—決断過程　254
　—思考　261
　—の知　267
　—判断の不一致　254
臨床医学
　—教育　112
　—的手法　113
倫理
　関係性の—　226
　原則に基づいた専門家—　221
レジデント　54
話素　197, 204

人名索引

Abse, D 279
Ahokas, T 54
Alexander, L 54
Anderson, H 101
Aristotle 158, 261
Asher, R 10, 255
Austin, J 203, 204

Bacon, F 33
Balint, M 15, 16, 150, 167
Barrett, R 237
Barthes, R 194
Bateman, D 11, 42
Bayliss, R 14
Belloc, H 32
Berger, J 6, 95, 168
Berlin, I 91
Bohannen, L 232
Bollas, C 189
Bolton, G 11, 50
Bonney, V 123
Bowen, ES 232, 237
Bowlby, J 187
Brody, H ix, 130, 162, 226
Bruner, J 184, 237
Burck, C 101
Byng-Hall, J 101

Camus, A 279
Canin, E 136
Cawsey, A 202
Chambers, TS 225
Charon, R 130, 225
Chatman, S 200
Chekov, AP 281

Coles, R 163, 223
Coulthard, M 198
Cronin, AJ 120, 279
Culler, J 196

Dante, A 223
Darwin, C 152
Descartes, R 186
Diamond, J 262
Dickens, C 123
Donald, A 5, 18, 255, 263
Downie, RS 162, 163, 278
Drazba, J 54
Drife, JO 117

Eisenhauer, J 54
Eliot, G 130, 223, 279
Eliot, TS 279
Elwyn, GJ 16, 91, 171, 232
Emerson, RW 130
Evans-Pritchard, S 232

Fitgerald, SF 223, 280
Forster, EM 5
Foucault, M 20, 110-112
Frampton, D 54
Frank, AW 130, 226, 233, 234
Freud, S 101, 183

Geerts, C 18
Gergen, K 237
Gergen, M 237
Gergley, G 186
Gill, P 11, 61
Gillet, G 279

Gilman, CP 130
Gogol, NV 165
Good, B 233
Goolishian, H 101
Gordon, R 124
Gould, SJ 10, 31, 256
Greenhalgh, T xi, 3, 125, 252, 278
Griffin, AP 159
Grigson, G 282
Gwyn, R 16, 91, 171, 232

Hacking, I 27
Halbwachs, M 234
Hart, T 257, 281
Hawkins, AH 223
Head, H 280
Heaney, S 95
Heath, I 90
Heath, SB 233
Herxheimer, A 217
Hogarth, S 14, 146
Holland, R 284
Holmes, J 118, 183, 263
Holmes, OW 130
Hopff 44
Hopkins, A 62
Howie, J 97
Hugo, V 279
Hume, D 157
Hunter, KM viii, 8, 12, 130, 210, 212, 226, 257, 261
Hurwitz, B xi, 3, 7, 14, 240, 278

人名索引 *295*

Iser, W 237
Ishiguro, K 38
James, H 158
Janzen, JM 237
Jones, AH vii, 13, 279
Jonsen, AR 226

Kant, I 157
Kay, S 7, 193
Kierkegaard, S 238
Killick, J 54
Klawans, H 280
Kleinman, A 25, 130, 226, 232
Kuhn, T 114, 266
Kundera, M 38

Labov, W 233
Lacan, J 189
Landa, JAG 195
Launer, J 13, 263, 265, 266
Leder, D 261, 262, 264
Levi-Strauss, C 230
Lewis, CS 195, 223
Lown, B 88

Macfarlane, RG 46
MacIntyre, A 184, 186
Mackenzie, J 211
Macnaughton, J 11, 121, 208, 256
Main, M 187, 188, 191
Marinker, M 12, 16, 93, 110, 266
Marks, L 14, 146
Martineau, H 152
McCrum, R 10, 37
McLellan, MF 202, 278
McLoughlin, D 54
Mcluhan, M 194
McManus, C 279
McPherson, A 217
McWhinney, IR 201, 261
Medawar, P 33

Milne, AA 4
Mishler, E 177, 180
Monk, G 54
Mosely, E 54
Murdoch, CJ 15
Murdoch, I 156, 159, 163

Nesbitt, E 53
Nicholas, B 279
Nussbaum, MC 161

Onega, S. 195, 196
Orwell, G 279

Papadopoulos, R 101
Pappenheim, B 101
Percy, W 223
Perry, J 199
Pilkington, P 50
Plato 34, 162, 231
Platt, R vii
Poirier, S 130
Popper, K 253
Price, M 161
Purves, I 7, 193

Quill, T 224

Rachman, S 12, 279
Reading, P 50
Richardson, R 270
Rilke, RM 279
Robertson, J 45, 124
Rosenberg, C 129
Rousseau, G 152
Rutherford, J 149
Ryle, J 83, 88

Sackett, DL 254, 255, 264
Sacks, O 26, 131, 280, 281
Sansom, B 236
Scambler, G 62
Scott, AP 14, 155

Scott, N 258
Searle J 203, 204
Selzer, R 222, 224
Shelley, M 281
Shotter, J 237
Skultans, V 14, 96, 230
Soetikno, RM 202
Solzhenitsym, A 279
Sontag, S 24, 26, 132, 282
Sophokles 94
Spence, D 185
Sperber, D 231
Squier, H 12, 162
St Exupéry, de A 279
Stock, F 215
Suchman, L 199

Tannenbaum, S 254, 261
Temkin, O 132
Tolstoy, L 130
Tolstoy, L 279
Tonkin, E 234
Toulmin, S 226
Trautmann, J 162, 163
Twain, M 31

Virchow, R 132

Warnoch, M 157
Watson, J 186
Weed, L 199
Weil, S 156
Weinbren, H 11, 13, 61, 63
Welsh, I 123
Whitehead, AN 256
Whorf, B 7
Williams, WC 132, 222
Winnicott, D 186
Wolf, V 130
Woodcock, J 278
Woodruff, M 119

《文献＆注》で翻訳されている主なもの

Balint M. The doctor, his patient and the illness. London: Tavistock Publications, 1957. (池見酉次郎ほか訳『プライマリ・ケアにおける心身医学―バリント・グループの実際』診断と治療社, 1957)

Canin E. We are nighttime travelers. From Emperor of the air. New York: Harper & Row, 1989. (柴田元幸訳『エンペラー・オブ・ジ・エア』所収, 文藝春秋社, 1989)

Clifford J and Marcus GE eds. Writing Culture. The Poetics and Politics of Ethnography. Berkeley: University of California Press, 1986. (春日直樹ほか訳『文化を書く』紀伊国屋書店, 1996)

Evans-Pritchard S. The Nuer. Oxford: Clarendon Press, 1940, p. 14. (向井元子訳『ヌアー族』平凡社, 1997)

Foucault M. Birth of the Clinic. An Archaeology of Medical Perception. London: Tavistock Publications, 1974. (神谷美恵子訳『臨床医学の誕生』みすず書房, 1969)

Foucault M. Discipline and punish: the birth of the prison. London: Allen Lane, 1977, pp. 184-92. (田村俶訳『監獄の誕生―監視と処罰』新潮社, 1977)

Freud S. The Complete Letters of Sigmund Freud to Wilhelm Fliess: 1887-1905. Cambridge, MA: Harvard University Press, 1985, p. 160. (J・M・マッソン, M・シュレーター編, 河田晃訳『フロイト　フリースへの手紙 1887-1904』誠信書房, 2001)

Gadamer HG. Truth and Method. New York: Seabury Press, 1975. (轡田収ほか訳『真理と方法』法政大学出版会, 1986)

Goffman E. Stigma. Notes on the Management of Spoiled Identity. Harmondsworth, Middlesex: Penguin Books, 1968. (石黒毅訳『スティグマの社会学』せりか書房, 1980/2001)

Hume D. A treatise on human nature, 2nd edition. (Text revised by P. Nidditch.) Oxford: Clarendon Press, 1978. (大槻春彦訳『情緒に就いて』岩波書店, 1951)

Hume D. An enquiry concerning the human understanding and an enquiry concerning the principles of morals. Oxford: Clarendon Press, 1902. (木曾好能訳『知性について』法政大学出版局, 1995／渡部峻明訳『道徳原理の研究』晢書房, 1993)

Keller H. Story of My Life. New York: Doubleday, 1991. (ヘレン・ケラー自伝)

Kleinman A. Patients and healers in the context of culture: an exploration of the borderland between anthropology, medicine and psychiatry. Berkeley: University of California, 1980. (大橋英寿・遠山宜哉・作道信介・川村邦光訳『臨床人類学―文化のなかの病者と治療者』弘文堂, 1992)

Kleinman A. The illness narratives. New York, USA: Basic Books, 1988. (江口重幸・五木田紳・上野豪志訳『病いの語り―慢性の病いをめぐる臨床人類学』誠信書房, 1996)

Kübler-Ross E. On Death and Dying. Collier Books, 1997. (鈴木晶訳『死ぬ瞬間―死とその過程について』読売新聞社, 1998)

Kuhn TS. The structure of scientific revolutions. Chicago: University of Chicago Press, 1962. (中山茂訳『科学革命の構造』みすず書房, 1971)

Lacan J. The Four Fundamental Concepts of Psychoanalysis. New York: Norton, 1978. (小出浩之ほか訳『精神分析の四基本概念』岩波書店, 2001)

Levi-Strauss C. Structural Anthropology. New York: Basic Books, 1963. (荒川幾男ほか訳『構造人類学』みすず書房, 1972)

Lown B. The Lost Art of Healing. Boston: Houghton Mifflin, 1997. (小泉直子訳『治せる医師・治せない医師』『医師はなぜ治せないのか』築地書館, 1998, 邦訳は2冊に分冊)

McNamee S, Gergen K eds. Therapy as social construction. London: Sage, 1992. (野口裕二, 野村直樹訳『ナラティブ・セラピー――社会構成主義の実践』金剛出版, 1997)

Milne AA. The house at Pooh corner. London: Methuen & Co, 1974 (first published 1928). (石井桃子訳『クマのプーさん』岩波書店, 1968)

Plato. The Republic. Translated by Lee D. Harmondsworth: Penguin, 1974. (藤沢令夫訳『国家』岩波文庫, 全二巻, 1979)

Reiser SJ. Medicine and the reign of technology. Cambridge: Cambridge University Press, 1978. (春日倫子訳『診断術の歴史―医療とテクノロジーの支配』平凡社, 1995)

Sacks O. A leg to stand on. New York: Summit Books, 1984. (金沢泰子訳『左足をとりもどすまで』晶文社,

1994)
Sacks O. The Man Who Mistook His Wife For a Hat and Other Clinical Tales. New York: Harper & Row: 1985. (金沢泰子訳『妻を帽子とまちがえた男』晶文社，1992)
Sontag S. Illness as Metaphor and AIDS and its Metaphors. New York: Anchor Books, 1990. (富山太佳夫訳『隠喩としての病い――エイズとその隠喩』みすず書房，1993)
Sperber D. On Anthropological Knowledge. Cambridge: Cambridge University Press, 1985. (菅野盾樹訳『人類学とはなにか』紀伊国屋書店，1984)
Vincent D. Bread, knowledge and freedom: a study of nineteenth-century working-class autobiography. London: Methuen, 1981. (川北稔，松浦京子訳『パンと知識と解放と――19世紀イギリス労働者階級の自叙伝を読む――』岩波書店，1991)

本文中で挙げられている本の邦訳
アリストテレス『ニコマコス倫理学』(高田三郎訳，岩波文庫，全二巻，1971/73)
エリオット『ミドルマーチ』(工藤好美・淀川郁子訳，講談社文芸文庫，全4巻，1998)
オーウエル『1984年』(新庄哲夫訳，早川書房，1972)
カミュ『ペスト』(宮崎嶺雄訳，新潮文庫，1969)
カラー『ディコンストラクション』(富山太佳夫・折島正司訳，岩波書店，1998)
クローニン『城砦』(中村能三訳，新潮文庫，全二巻／竹内道太郎訳，三笠書房)
ゴーゴリー『死せる魂』(平井肇，横田瑞穂訳，岩波文庫，1977，全3巻)
サックス『レナードの朝』(石館康平訳，晶文社，1993)
シェリー『フランケンシュタイン』(山本政喜訳，角川書店，1994)
ソルジェニツィン『ガン病棟』(小笠原豊樹訳，新潮社，1971)
トルストイ『イワン・イリイッチの死』(米川正夫訳，岩波文庫，1928)
フィッツジェラルド『夜はやさし』(谷口陸男訳，角川書店，1960)
ユーゴー『ああ無情』
ルイス『ドクターアロースミス』(内野儀訳，小学館，1997)

3章の執筆者スティーブン・ジェイ・グールドの邦訳本
『ダーウィン以来――進化論への招待』(浦本昌紀・寺田鴻訳，ハヤカワ文庫)
『パンダの親指――進化論再考』(桜町翠軒訳，ハヤカワ文庫，1996)
『ワンダフル・ライフ――バージェス頁岩と生物進化の物語』(渡辺政隆訳，ハヤカワ文庫，2000)
『人間の測りまちがい――差別の科学史』(鈴木善次・森脇靖子訳，河出書房新社，1998)
『干し草のなかの恐竜――化石証拠と進化論の大展開』(渡辺政隆訳，早川書房，2000)

訳者一覧

斎藤　清二（富山医科薬科大学内科学第3講座）序文，謝辞，1章，2章，付録
矢崎　敏之（富山医科薬科大学内科学第3講座）3章，4章
木村　真司（札幌医科大学地域医療総合医学講座）5章，12章
斉藤かおり（静岡県立総合病院緩和ケア病棟）6章
別處　力丸（京都市桃陽病院小児科）7章
粕田　晴之（自治医科大学中央手術部，麻酔科）8章
古屋　聡（塩山診療所）9章
宇野　史洋（在モンゴル日本国大使館）10章，11章
岸本　寛史（静岡県立総合病院）13章，「栃」，「トムへ」
西村　史朋（京都大学医学部）14章，15章
川畑　秀伸（札幌医科大学地域医療総合医学講座）16章，19章
北　啓一朗（富山医科薬科大学内科学第3講座）17章，25章
待鳥　浩司（かなまち慈友クリニック）18章
大中　俊宏（自治医大附属大宮医療センター総合医学1（心療内科））20章
山本　和利（札幌医科大学地域医療総合医学講座）21章
山崎　浩司（京都大学大学院人間・環境学研究科）22章
宮田　靖志（札幌医科大学地域医療総合医学講座）23章，24章
大西　基喜（関西空港検疫所検疫課）「死者の記録」「患者の個人的体験のデータベース」

監訳者略歴

斎藤清二（さいとう・せいじ）1975年新潟大学医学部卒業。富山医科薬科大学医学部内科学第3講座助教授。主な編著書に『はじめての医療面接――コミュニケーション技法とその学び方』（医学書院，2000），『内科臨床とこころのカルテ――患者中心の内科診療と教育の実際』（メディカルレビュー社，1999）など。

山本和利（やまもと・わり）1978年自治医科大学医学部卒業。静岡県の地域医療に従事した後，総合医学の確立を目指す。札幌医科大学医学部地域医療総合医学講座教授。著書に『医療における人間学の探究』（ゆみる出版，1999）など。

岸本寛史（きしもと・のりふみ）　1991年京都大学医学部卒業。静岡県立総合病院心療内科。主な著訳書に『癌と心理療法』（誠信書房，1999），バーカー著『児童精神医学の基礎』（監訳，金剛出版，1999）など。

ナラティブ・ベイスト・メディスン
臨床における物語りと対話

2001年10月10日　印刷
2001年10月20日　発行

編　者　　トリシャ・グリーンハル
　　　　　ブライアン・ハーウィッツ

監訳者　　斎藤清二，山本和利，岸本寛史

発行者　　田中　春夫

印刷・太平印刷　製本・越後堂製本

発行所　　株式会社　金剛出版

〒112-0005　東京都文京区水道1-5-16
電話 03-3815-6661　振替 00120-6-34848

ISBN4-7724-0706-5　C3047　　Printed in Japan　©2001

文化精神医学序説
病い・物語・民族誌
酒井明夫・下地明友・宮西照夫・江口重幸編
A5判　250頁　定価（本体3,500円＋税）

　20世紀後半、近代科学、そして医学は高度に発展を遂げたが、その一方日常の臨床の場で、治療者と患者や家族間での臨床的リアリティのギャップに愕然とする。本書は、近代医療が内包するさまざまな問題点を真摯に受け止め、文化と心のフィールド・ワークの場で培ってきた知識を生かし、次代の医療文化を、そして精神医療を築く一つの歯車を動かす力となる。

●価格は消費税抜きです●

ナラティヴ・セラピー
S・マクナミー、K・J・ガーゲン編　野口裕二・野村直樹訳　社会構成主義と呼ばれる新しい考え方のもとに精神療法のあり方に根底から変革を迫る。　2,800円

精神疾患の早期発見・早期治療
マクゴーリ、他編著　鹿島晴雄監修　精神疾患の前兆や初回エピソードの早期発見と適切な介入の医学的エビデンスと具体的プログラムを詳細に示す。　6,800円

新訂 精神科治療薬の上手な使い方
中河原通夫著　最新の知見をもとに、好評の前著を大幅に書き改めた最新処方マニュアル。研修医、薬剤師や看護職、精神薬理学の研究者にも必読の書。3,400円

精神鑑定実践マニュアル
林幸司著　鑑定作業の基本的知識、疾患別責任能力の平易な解説、多数の鑑定事例を提示し、またわかりやすい法廷での証言マニュアルを公開する。　4,200円

精神障害リハビリテーション学
蜂矢英彦・岡上和雄監修　その考え方と枠組みを呈示し、ニーズに対応した合理的かつ効果的な援助技法と治療・支援プログラムの全体像を示す。　3,800円

治療としての面接
鈴木二郎著　面接がいかに治療的意味を持つか、また時に用い方を誤ればいかに有害にはたらくか。職業人としての治療者の心得と役割を書き下ろし。　2,600円

「治療不能」事例の心理療法
ダンカン他著　児島達美他訳　「治療不能」とみなされたクライエントに、いかに対応するか。困難な事例にかかわる治療者に新たな可能性を示す。　3,400円

ミルトン・エリクソン子どもと家族を語る
ヘイリー編　森俊夫訳　本書は、ベイトソン、ヘイリー、ウィークランドの三人がエリクソンを囲んで、家族と子どもの治療について語り合った記録。　3,200円

思春期と家庭内暴力
川谷大治著　家庭内暴力、社会的ひきこもり、虐待を受けて育った患者、境界例等、子どもたちの暴力への治療的対応と援助方法の実践的臨床書。　3,400円

ひきこもりケースの家族援助
近藤直司編　ケースに向き合う第一線臨床家による、ひきこもりへの理解、家族援助、危機介入法などの原則を提示し、予防的観点にいたる。　3,400円